ROLF HEISTER
Lexikon
medizinisch-wissenschaftlicher
Abkürzungen
2. Aufl.

Lexikon medizinisch-wissenschaftlicher Abkürzungen

Von

Dr. med. ROLF HEISTER

Zweite, überarbeitete und wesentlich erweiterte Auflage

Mit einem Anhang:
Abkürzungen medizinisch-naturwissenschaftlicher Zeitschriftentitel

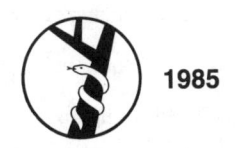

1985

F. K. SCHATTAUER VERLAG · STUTTGART - NEW YORK

CIP-Kurztitelaufnahme der Deutschen Bibliothek

Heister, Rolf:
Lexikon medizinisch-wissenschaftlicher Abkürzungen :
mit e. Anh.: Abkürzungen medizinisch-naturwissen-
schaftlicher Zeitschriftentitel / von Rolf Heister. –
2., überarb. u. wesentl. erw. Aufl. – Stuttgart ;
New York : Schattauer, 1985
ISBN 3-7945-0984-6

NE: HST

In diesem Buch sind die Stichwörter, die zugleich eingetragene Warenzeichen sind, als solche nicht besonders kenntlich gemacht. Es kann also aus der Bezeichnung der Ware mit dem für diese eingetragenen Warenzeichen nicht geschlossen werden, daß die Bezeichnung ein freier Warenname ist.
Alle Rechte, insbesondere das Recht der Vervielfältigung und Verbreitung sowie der Übersetzung in fremde Sprachen, vorbehalten. Kein Teil des Werkes darf in irgendeiner Form (Fotokopie, Mikrofilm oder ein anderes Verfahren) ohne schriftliche Genehmigung des Verlages reproduziert werden.
© 1980 and 1985 by F. K. Schattauer Verlag GmbH, Stuttgart, Germany.
Printed in Germany.
Satz, Druck und Einband: Allgäuer Zeitungsverlag GmbH, 8960 Kempten

ISBN 3-7945-0984-6

Vorwort zur 2. Auflage

Die unerwartet gute Aufnahme, die dieses Buch fand, die vielen positiven Kritiken und Zuschriften und nicht zuletzt die Tatsache, daß seit der 1. Auflage fast vier Jahre vergangen sind, in denen sich zahlreiche neue Abkürzungen in Medizin und Naturwissenschaft eingebürgert haben, haben uns veranlaßt, eine 2. Auflage in Angriff zu nehmen, obwohl wiederum mühevolle und zeitraubende Kleinarbeit dazu erforderlich war. Es wurden über 3000 neue Abkürzungen eingefügt, so daß dieses Lexikon nun mehr als 12000 Abkürzungen enthält.

Auf vielfache Anregung wurde außerdem eine Liste von über 400 Titeln der wichtigsten Fachzeitschriften samt deren Abkürzungen (s. S. 245) angefügt, da gerade auf diesem Sektor Unklarheiten zu bestehen scheinen.

Danken möchte ich all jenen Kollegen, die sich die Mühe gemacht haben, dem Verlag oder mir zu schreiben. Darunter gab es auch sehr vereinzelt Stimmen, die sich negativ über den „Aküfi" (= Abkürzungsfimmel) äußerten. Diesen Kollegen sei gesagt, daß ich nicht der „Erfinder" von Abkürzungen bin, sondern daß sie auf Kongressen oder im Schrifttum auch mir ein Dorn im Auge sind; das vorliegende Lexikon soll nicht zu ihrer Verbreitung beitragen, sondern lediglich eine Verständnishilfe sein.

Herbst 1984   **Dr. med. Rolf Heister**

Vorwort zur 1. Auflage

Schon als Student und später als klinisch und wissenschaftlich tätiger Arzt stolperte ich immer wieder über medizinisch-naturwissenschaftliche Abkürzungen, die mir mitunter ein Ärgernis waren. Zahlreiche Stunden verbrachte ich – oft vergeblich – mit Büchern oder in Bibliotheken, um hinter die Bedeutung einer bestimmten Abkürzung zu kommen. Selbst anerkannte Kapazitäten mußten häufig kapitulieren, wenn es sich nicht gerade um einen Begriff aus ihrem ureigensten Fachgebiet handelte.

Insbesondere während meiner Tätigkeit in den USA fiel mir die Neigung unserer überseeischen Kollegen für Abkürzungen auf, die dem Neuling zunächst verwirrend, im Endeffekt aber sinnvoll erscheint. Ein großer Teil davon hat inzwischen auch Eingang in die deutschsprachige Wissenschaft gefunden. Ein „Lexikon der Abkürzungen" ohne die wichtigsten Begriffe aus dem angloamerikanischen oder französischen Sprachbereich wäre daher sinnlos.

Seit nahezu 20 Jahren habe ich – zunächst für den Eigengebrauch – alle Abkürzungen auf medizinisch-wissenschaftlichem Sektor, die mir je begegneten, zusammengetragen. Auf Anregung des Schattauer Verlages lege ich diese Privatsammlung nunmehr als „Lexikon medizinisch-wissenschaftlicher Abkürzungen" (LMWA) vor, ergänzt mit Hilfe folgender Nachschlagewerke:

Reallexikon der Medizin, Urban & Schwarzenberg, München;
Dorland's Illustrated Medical Dictionary, Saunders, Philadelphia-London;
Lejeune-Bunjes, Englisch-Deutsches Wörterbuch für Ärzte, Thieme, Stuttgart;
Lereboullet-Trummert-Krassnoff, Abréviations utilisées en médecine et en biologie médicale, Union Internationale de la Presse Médicale, Paris.

Es war nicht mein Anliegen, möglichst *viele* Abkürzungen zusammenzustellen, sondern nur solche, die im internationalen Schrifttum häufiger vorkommen oder bei der

Lektüre wissenschaftlicher Abhandlungen Verständnisschwierigkeiten hervorrufen könnten. Selbstverständliche, jedem Studenten geläufige Abkürzungen wurden im allgemeinen deshalb ebenso wenig berücksichtigt wie physikalische oder chemische Symbole und Formeln. Auch auf Abkürzungen für medizinische Fachzeitschriften wurde verzichtet; sie können in den „World Medical Periodicals" (WMP) nachgeschlagen werden. Bezeichnungen für Maßeinheiten wurden zum besseren Verständnis vereinzelt aufgeführt, vor allem wenn es sich um weniger bekannte oder ausländische Maßangaben handelte.

Für die einzelnen Begriffe wurde – mit wenigen Ausnahmen – die im „Medizinischen Duden" empfohlene bzw. im „Reallexikon der Medizin" benutzte Schreibweise zugrundegelegt. Für englischsprachige Begriffe wurde grundsätzlich die amerikanische (weil hierzulande häufiger anzutreffende) Schreibweise gewählt, ausgenommen typisch britische Schreibweisen von Organisationen und Titeln.

Manche Abkürzungen werden mal in Groß-, mal in Kleinbuchstaben geschrieben (z. B. DOPA, Dopa); in diesen Fällen wurde die jeweils meist verwendete Schreibweise wiedergegeben. Bei Abkürzungen, die sowohl aneinandergeschrieben als auch durch Punkte getrennt werden können (z. B. EKG, E.K.G.), wurde meist die einfache Form (EKG) gewählt. Lediglich Abkürzungen für Titel, Diplome und Dienstbezeichnungen wurden zur besseren Unterscheidung durch Punkte getrennt, zumal sie meist auch in dieser Form Verwendung finden (z. B. M.D., D.V.H. etc.).

Bei bestimmten Abkürzungen wurde zum besseren Verständnis bisweilen ein Hinweis auf das betreffende Fachgebiet angefügt, obgleich der Versuch, den einen oder anderen Begriff einzelnen Fachgebieten zuzuordnen, fast unmöglich erscheint, da Bereiche wie z. B. Chemie, Biochemie, Pharmakologie, Labormedizin etc. miteinander verquickt sind und keine klare Abgrenzung gestatten. Der angegebene Hinweis soll lediglich andeuten, welchem Fachgebiet der Begriff vorrangig zuzuordnen ist:

anat	= Anatomie	lab	= Labormedizin
bakt	= Bakteriologie	mil	= Militärmedizin
biochem	= Biochemie	neurol	= Neurologie
chem	= Chemie	ophth	= Augenheilkunde
chir	= Chirurgie	orthop	= Orthopädie
dent	= Zahnheilkunde	otorhin	= HNO-Heilkunde
gebh	= Geburtshilfe	pharm	= Pharmakologie, Pharmazie
gen	= Genetik	phys	= Physik
gyn	= Gynäkologie	physiol	= Physiologie
hyg	= Hygiene	psych	= Psychiatrie, Psychologie
immun	= Immunologie	rad	= Radiologie
kard	= Kardiologie	stat	= Statistik
klin	= Klinik	vet	= Veterinärmedizin

Aus allen genannten Gründen kann und will dieses Lexikon niemals Anspruch auf Vollständigkeit erheben, zumal fast täglich neue Abkürzungen im Schrifttum erscheinen. Auch diese sollen berücksichtigt werden, falls dem vorliegenden Buch weitere Auflagen beschieden sind. Jegliche Hinweise und Anregungen werden von Verlag und Autor dankbar begrüßt.

München, März 1980 **Dr. med. Rolf Heister**

A

A	acetum; Essig	AA	Association of Anaesthetists
A	acidum; Säure	Aa.	arteriae; Arterien
A	Adenin	A.a.	Alopecia areata
A	Adenosin	āā	ana partes aequales; zu gleichen Teilen (Rezeptur)
A	Adrenalin		
A	Akkommodation	AAA	abdominal aortic aneurysm; Aneurysma der Bauchaorta
A	Akzeleration		
A	Akzeptor	AAA	acute anxiety attack; akuter Angstanfall
A	Albumin	AAA	Alcoholics Anonymous Association; Anonyme Alkoholiker („Triple A")
A	Ampère		
A	Amphetamin		
A	Ampicillin	AAA	American Academy of Allergy
A	Anode	AAA	American Academy of Anatomists
A	Arbeit	AAALAC	American Association for Accreditation of Laboratory Animal Care
A	Argon		
A	total acidity; Gesamtazidität		
A (ophth)	Zylinderachse	AAAS	American Association for the Advancement of Science
a	annum; Jahr	AABB	American Association of Blood Banks
a	ante; vor		
a	anterior; vorn	AACC	American Association of Clinical Chemists
a	asymmetrisch		
a	axial	AACHP	American Association for Comprehensive Health Planning
A.	aqua; Wasser (= Aq.)		
A.	arteria; Arterie	AACN	American Association of Critical Care Nurses
A⁻	Anion		
Å	Ångström	AACP	American Academy of Cerebral Palsy
A1, A2	1. bzw. 2. Aortenton	AACR	American Association for Cancer Research
AA	achievement age; Leistungsalter		
AA	Aminosäure-arylamidase (= ANA)	AAD	alloxazine adenine dinucleotide; Flavin-adenin-dinukleotid (= FAD)
AA	Anionenaustauscher	AAD	American Academy of Dermatology
AA	Anonyme Alkoholiker (s. a. AAA)		
AA	Aortenareal	AaD	alveoloarterieller Druckgradient
AA	application area; Applikationsfläche	AADP	American Academy of Denture Prosthetics

AADR	American Academy of Dental Radiology	AAMA	American Academy of Medical Assistants
AADS	American Association of Dental Schools	AAMC	American Association of Medical Clinics
AÄ	Atemäquivalent	AAMC	American Association of Medical Colleges
AÄD	Alkoholkranke Ärzte Deutschlands	AAMI	Association for the Advancement of Medical Instrumentation (USA)
AAE	akute allergische Enzephalitis		
AAE	akute Atemwegserkrankung	AAMIH	American Association for Maternal and Infant Health
AAE	American Association of Endodontists	AAMMC	American Association of Medical Milk Commissioners
AAF	acetic-alcohol-formalin; Fixiermittel aus Essigsäure, Alkohol und Formalin	AAMRL	American Association of Medical Record Librarians
AAF	adrenal ascorbic acid depletion factor; Askorbinsäure-Faktor (des Kortikotropins)	AAN	American Academy of Neurology
AAF	Antiatelektase-Faktor (= LAS, OAL, OAS)	AAN	Amino-azetonitril-bisulfat
		AAO	American Academy of Otolaryngology
AAF	Azetylaminofluoren	AAO	American Association of Orthodontists
AAFP	American Academy of Family Practice		
AAG	Aortoarteriographie	AAO	American Association of Osteopathy
AAGL	American Association of Gynecological Laparoscopists	AAO	amino acid oxidase; Aminosäure-Oxidase
AAGP	American Academy of General Practice	AAOMS	American Association of Oral and Maxillofacial Surgeons (Chicago)
AAHPER	American Academy for Health, Physical Education and Recreation	AAOO	American Academy of Ophthalmology and Otolaryngology
AAI	American Association of Immunologists	AAOP	American Academy of Oral Pathology
AAID	American Association of Implant Dentures	AAOS	American Association of Orthopedic Surgeons
AAIN	American Association of Industrial Nurses	AAP	American Academy of Pediatrics
AAK	Anti-Antikörper	AAP	American Academy of Periodontology
AAK	Atemluft-Alkoholkonzentration (vgl. BAK)	AAPB	American Association of Pathologists and Bacteriologists
AAL	anterior axillary line; vordere Axillarlinie	AAPHP	American Association of Public Health Physicians
AALAS	American Association of Laboratory Animal Science	AAPMR	American Association of Physical Medicine and Rehabilitation
AAM (psych)	angeborener Auslösemechanismus		

AAPS	American Association of Physicians and Surgeons	ABC, abc *(dent)*	axiobukkozervikal
AAPS	American Association of Plastic Surgeons	ABC-Ableitungen	Ableitungen des Arrighi-Dreiecks im Vektor-EKG
AAR	Antigen-Antikörper-Reaktion	ABCC	Atomic Bomb Casualty Commission
AART	American Association for Respiratory Therapy	ABC-Kampfmittel	atomare, biologische und chemische Waffen
AAS	Academy of Applied Sciences	ABC-Lösung	Lösung aus Acidum boricum und Acidum carbolicum
AAS	allgemeines Anpassungssyndrom (unspezifisches Streß-Syndrom nach Selye)	ABCP	Association of Blind Chartered Physiotherapists
AAS	anthrax antiserum; Milzbrandserum	ABC-Pflaster	hyperämisierendes Pflaster (mit Extrakten aus Arnika, Belladonna und Capsicum)
AAS	aortic arch syndrome; Aortenbogensyndrom (= ABS)	ABC-Test *(ophth)*	Area-brightness-comparison-Test (Miles)
AAS	Atomabsorptionsspektralphotometrie	ABC-Vorgehen	airways, breathing, circulation (amerikan. Wiederbelebungsschema in Akutfällen)
AAS	Australian Academy of Science (Canberra)	ABD	anastomose bilio-digestive; bilio-digestive Anastomose
AASLD	American Association for the Study of Liver Diseases	ABDA	Arbeitsgemeinschaft der Berufsvertretung Deutscher Apotheker (Apothekerkammern)
AAT	Alpha-1-Antitrypsin		
AAT	Anionenaustauscher (= AA)		
AAT	Aspartat-aminotransferase	ABE	akute bakterielle Endokarditis
AATCC	American Association of Textile Chemists and Colorists	ABG	arterial blood gases; arterielle Blutgase
AATS	American Association for Thoracic Surgery	ABG, abg *(dent)*	axiobukkogingival
AAV	Adeno-assoziierte Viren (s. a. Arbo-Viren)	ABH-Mukoide	ABH-Blutgruppensubstanz
AaZ	Atemanhaltezeit	ABJ	anastomose bilio-jejunale; bilio-jejunale Anastomose
AB	antibody; Antikörper (= AK)		
AB	apex beat; Herzspitzenstoß (= HSS)	Abk.	Abkürzung
		ABL, abl *(dent)*	axiobukkolingual
AB	Asthma bronchiale (= BA)	Abl.	Ableitung (z. B. im EKG)
AB, ab *(dent)*	axiobukkal		
A.B.	Artium Baccalaureus; Bachelor of Arts (= B.A.)	ABMP	2-Amino-5-bromo-6-methyl-4(3H)-pyrimidinon
ABA	American Burn Association	ABO	A-B-Null-System (Blutgruppen-Einteilung)
ABB(-Test)	antibody-coated bacteria; Test mit antikörperbeschichteten Bakterien (= ACB)	ABO	absent bed occupancy; fehlende Bettenauslastung (im Krankenhaus)
ABC	antigen-binding capacity; antigenbindende Fähigkeit	ABO	Apotheken-Betriebsordnung (= ApBO)

ABOB	Anhydro-bis-hydroxyäthyl-biguanid		AC *(kard)*	arythmie complète; absolute Arrhythmie
ABP	androgen-binding protein; androgenbindendes Protein		AC, ac *(dent)*	axiozervikal
			AC	Azetylcholin (= ACH, ACh)
ABP	arterial blood pressure; arterieller Blutdruck		a.c. *(otorhin)*	ad concham; gerade noch hörbar
ABPA	allergische bronchopulmonale Aspergillose		a.c. *(pharm)*	ante cenam, ante cibos; vor dem Essen (Rezeptur)
ABPI	Association of the British Pharmaceutical Industry		ACA	American Chiropractic Association
ABPP	2-Amino-5-bromo-6-phenyl-4(3H)-pyrimidinon		ACA	American College of Allergists
abPV	aberrierende Pulmonalvene		ACA	American College of Anesthesiologists
ABR	absolute bed rest; absolute Bettruhe		ACA	American College of Angiology
ABR-Probe	Abortus-Bang-Ringprobe		ACA	American College of Apothecaries
ABr-Test	Agglutinationstest auf Brucellose		ACA-Quotient	Verhältnis von akkommodativer Konvergenz und Akkommodation
ABS	acute brain syndrome; Delirium		ACAT	Acyl-cholesterin-acyltransferase
ABS	Akrylnitril-Butadien-Styrol-Kopolymere		ACB	antibody-coated bacteria; antikörperbeschichtete Bakterien (s. a. ABB)
ABS	Alkyl(aryl)-benzolsulfonat (s. a. TBS)			
ABS	Aortenbogen-Syndrom		ACB	aorto-coronary bypass; aortokoronarer Bypass (= AKB)
ABS	Australian Biochemical Society		ACC	Accelerin-Convertin, Faktor VI und VII
abs.feb.	absente febre; fieberfrei			
ABVD-Schema	zytostatische Kombinationstherapie mit Adriamycin, Bleomycin, Vinblastin und DTIC (mitunter auch: Adriamycin, Bestrahlung, Vincristin und Dacarbazin)		ACC	American College of Cardiology
			ACC	anodal closure contraction; Anodenschließungszuckung (= ASZ)
AC *(anat)*	adrenal cortex; Nebennierenrinde (= NNR)		ACCl	anodal closure clonus; Anodenschließungsklonus
AC	air conditioning; Klimaanlage		AcCoA	Azetyl-Coenzym A
AC	air conduction; Luftleitung		ACD	absolute cardiac dullness; absolute Herzdämpfung
AC *(phys)*	alternating current; Wechselstrom			
AC *(gebh)*	Amniozentese		ACD	anterior chest diameter; vorderer Thoraxdurchmesser
AC *(physiol)*	anodal closure; Anodenschließung		ACD	Arteria coronaria dextra
AC *(ophth)*	anterior chamber; Vorderkammer		ACD-Stabilisator	Acidum citricum, Natrium citricum, Dextr. anhydr. (zur Konservierung von Spenderblut)

ACE		ACR	
ACE	adrenocortical extract; Nebennierenrinden-Extrakt	ACIF	anti-complement immunofluorescence; Antikomplement-Immunfluoreszenz
ACE	Alkohol-Chloroform-Äther-Narkosegemisch	ACIP	Advisory Committee on Immunization Practices (USA)
ACE	American Council of Education	ACN	acute conditioned necroses; akute konditionierte Nekrosen
ACE	angiotensin-converting enzyme; angiotensin-umwandelndes Enzym	ACN	American College of Neuropsychiatrists
ACED	antihidrotische kongenitale ektodermale Dysplasie	AcNeu	N-Azetylneuraminsäure, Sialinsäure
ACF	accessory clinical findings; laborklinische Befunde	ACNM	American College of Nurse-Midwives
ACFO	American College of Foot Orthopedists	ACO	anodal closure odor; Anodenschließungsgeruch
ACFS	American College of Foot Surgeons	ACOG	American College of Obstetricians and Gynecologists
ACG	American College of Gastroenterology	ACOHA	American College of Osteopathic Hospital Administrators
ACG	Angiokardiographie (= AKG)	ACOI	American College of Osteopathic Internists
ACG	Aortokoronarographie	ACOOG	American College of Osteopathic Obstetricians and Gynecologists
ACG	Apexkardiographie (= AKG)		
Ac-G	Akzelerans-Globulin	ACOP	American College of Osteopathic Pediatricians
ACGME	Accreditation Council for Graduate Medical Education (USA)		
ACGP	American College of General Practitioners	ACOS	American College of Osteopathic Surgeons
ACH	adrenal cortical hormone; Nebennierenrindenhormon	ACP	acyl carrier protein; Acylträgerprotein
ACH, ACh	Azetylcholin (= AC)	ACP	American College of Pathologists
ACHA	American College of Hospital Administrators	ACP	American College of Physicians
ACHE, AChE	Azetylcholin-esterase		
ACH-index	arm-chest-hip index; Armumfang, Brusttiefe, Hüftweite (Index des Ernährungszustandes)	ACP	Animal Care Panel
		ACP	anodal closing picture; Anodenschließungsbild
		ACP	Association of Clinical Pathologists
AChRAK	Azetylcholinrezeptor-Antikörper	ACPM	American College of Preventative Medicine
A.CH.S.	Associate of the Society of Chiropodists	ACPP	adrenocorticopolypeptide; Adrenokortikopolypeptid
a.c. & h.s.	ante cibos et hora somni; vor den Mahlzeiten und vor dem Schlafengehen (Rezeptur)	ACP-Virus	Adeno-Konjunktival-Pharyngeal-Virus
ACI	acute coronary insufficiency; akute Koronarinsuffizienz	ACR	American College of Radiology

ACR	anti-constipation regimen; obstipationsverhütende Diät	AD, ad *(dent)*	axiodistal
ACS	American Cancer Society	a.d.	aqua destillata; destilliertes Wasser
ACS	American Chemical Society	ADA	Adenosin-desamidase
ACS	American College of Surgeons	ADA	American Dental Association
ACS	(Epsilon-)Aminokapronsäure (= EACA, EACS)	ADA	American Diabetic Association
		ADA	American Dietetic Association
ACS	anodal closing sound; Anodenschließungston	ADADS	Assistant Director Army Dental Service; brit. Divisionszahnarzt
ACS	antiretikular-zytotoxisches Serum (Bogomoletz) (= ARES, RAS, SARC)	ADAMHA	Alcohol, Drug Abuse, and Mental Health Administration
ACSP	Advisory Council on Scientific Policy	ADAP	American Dental Assistant's Program
ACS-System	automated heart catheterization system; automatisiertes Herzkatheter-Laborsystem	ADAVRS	Assistant Director Army Veterinary and Remount Service; brit. Divisionstierarzt
		ADC	accident de la circulation; Verkehrsunfall
ACT	activated coagulation time; aktivierte Gerinnungszeit(bestimmung)	ADC	analogue-digital converter; Analog-Digital-Umwandler
ACT	anticoagulant therapy; Antikoagulanzien-Therapie	ADC	anodal duration contraction; Anodendauerkontraktion
ACTe	anodal closing tetanus; Anodenschließungstetanus	ADC, adc *(dent)*	axiodistozervikal
ACTH	adrenokortikotropes Hormon, Kortikotropin	ADC	Azidocillin
ACTN	adrenocorticotrophin; Adrenokortikotropin	AdC	adrenal cortex; Nebennierenrinde (= NNR)
ACTP	adrenokortikotropes Polypeptid	ADCC	antibody dependent cell mediated cytotoxicity; antikörperabhängige zellvermittelte Zytotoxizität
ACU	antibody concentration unit; Antikörper-Konzentrationseinheit		
		ADE	akute disseminierte Enzephalitis
ACVB	arterial coronary vessel bypass; Bypass der Koronararterien	ADE	audible Doppler enhancer; akustisches Dopplergerät
AcZ	Azetylzahl (= AZ)	ADEC	Australian Drug Evaluation Committee
AD	Alkohol-dehydrogenase (= ADH)	ADF	Arbeitsgemeinschaft Dermatologische Forschung
AD	antigenic determinant; Antigen-Determinante		
AD	auris dextra; rechtes Ohr	ADG, adg *(dent)*	axiodistogingival
AD *(stat)*	average deviation; mittlere Abweichung (s. a. SD)	ADGO, Adgo	Allgemeine Deutsche Gebührenordnung
AD	average dose; Durchschnittsdosis	ADH	Alkohol-dehydrogenase (= AD)

ADH	antidiuretisches Hormon, Adiuretin, Vasopressin	ADRRS	Adverse Drug Reaction Reporting System; in den USA eingeführtes System zur Meldung von Arzneimittelnebenwirkungen
ADI	acceptable daily intake; annehmbare Tageszufuhr		
ADI	artefizielle donogene Insemination	ADS	action dynamique spécifique; spezifisch-dynamische Wirkung (= SDW)
ADI, adi *(dent)*	axiodistoinzisal		
ADKA	Arbeitsgemeinschaft Deutscher Krankenhausapotheker	ADS *(mil)*	Advanced Dressing Station; Hauptverbandsplatz
ADL	activities of daily living; alltägliche Verrichtungen	ADS	anatomical dead space; anatomischer Totraum (= V_D)
ad lib.	ad libitum; nach Belieben	ADS	antidiuretische Substanz (s. a. ADH, ADP)
ADM	Adriamycin	ADS	Army Dental Service
AdM	adrenal medulla; Nebennierenmark (= NNM)	A.d.S.	Académie des Sciences; Akademie der Wissenschaften (Paris)
ad man. med.	ad manum medici; zu Händen des Arztes (Rezeptur)		
ADME	absorption, distribution, metabolism, excretion; Resorption, Verteilung, Stoffwechsel, Ausscheidung (Pharmakokinetik)	ADSA	action dynamique spécifique des aliments; spezifisch-dynamische Wirkung der Nahrungsstoffe
		ADSA	American Dental Society of Anesthesiology
ADMS	Assistant Director Medical Service; brit. Divisionsarzt	ADT	accident du travail; Arbeitsunfall
ADM-Verfahren	Adler-Diachlor-Mutonit-Verfahren	ADT	Adenosin-triphosphat (meist: ATP)
ADN	acide desoxyribonucleique; Desoxyribonukleinsäure (= DNA, DNS)	ADT	Agar-Diffusionstest
		ADT *(pharm)*	any desired thing; Abkürzung für: Placebo
ADO	apnoic diffusion oxygenation; apnoische Sauerstoffdiffusion	ADTA	American Dental Trade Association
ADO, ado *(dent)*	axiodisto-okklusal	ADTE	Äthylendiamin-tetraessigsäure (= ÄDTA, ÄDTE, EDTA)
ADP	Adenosin-diphosphorsäure, -diphosphat	ad us. ext.	ad usum externum; zur äußerlichen Anwendung
ADP	antidiuretisches Prinzip (s. a. ADH, ADS)	ad us. prop.	ad usum proprium; zum Eigengebrauch
ADP	automatic data processing; automatische Datenverarbeitung	ADV	adenoid degeneration viruses; Adenoviren
ADPG	Adenosin-5-diphosphat-Glukose	ADX	adrenalectomised; adrenalektomiert
ADPR	Adenosin-diphosphat-Ribose		
ADR	Accepted Dental Remedies	ADX *(pharm)*	Azetyldigoxin
ADR	adverse drug reaction; Arzneimittelnebenwirkung	AE	above elbow; oberhalb des Ellenbogens

AE	Antitoxin-Einheit (= IE, Immunitätseinheit)	AERE		Atomic Energy Research Establishment
AE	Avena-Einheit	ÄRP		Ärzteblatt Rheinland-Pfalz
AE	aviäre Enzephalitis	AERP *(kard)*		atrial excitation repolarization phase; Vorhoferregungsrepolarisierungsphase
ÅE	Ångström-Einheit			
AEA	Atomic Energy Authority	AES		American Encephalographic Society
AEACA	Azetyl-Epsilon-Aminokapronsäure			
AEAIC	Academie Européenne d'Allergologie et Immunologie Clinique	AES		American Epidemiological Society
		AES		aortic ejection sound; aortaler Austreibungston
AEA sol.	alcohol-ether-acetone solution; Alkohol-Äther-Azeton-Lösung	AESGP		Association Européenne des Spécialités Pharmaceutiques Grand Public (Paris)
AEB	atrial ectopic beat; Vorhof-Extrasystole	AET		Aminoäthyl-isothiuroniumchlorid, Pallirad
AEC	Atomic Energy Commission (USA)	ÄVA-Membran		Äthylen-Vinyl-Azetat-Kunststoffmembran
AECD	allergic eczematous contact dermatitis; allergisches Kontaktekzem	AF		acid fast; säurefest
		AF		albuminfrei, albumosefrei
AEDH	Äpfelsäure-dehydrogenase, Malat-dehydrogenase (= MDH)	AF		Aldehydfuchsin
		AF		amniotic fluid; Fruchtwasser
ÄDTA, ÄDTE	Äthylendiamin-tetraessigsäure, -azetat (= ADTE, EDTA)	AF		aortic flow; Aortendurchfluß
AEE	Apoerythrein-Einheit (intrinsic factor)	AF, a.f.		Arbeitsfähigkeit, arbeitsfähig
		AF		Armed Forces; Streitkräfte
AEE	Atomic Energy Establishment	AF		Arthritis Foundation
AEG	air encephalogram; Pneumenzephalogramm	AF		Atemfrequenz (= RR)
		AF		atrial fibrillation; Vorhofflimmern
AEK-Diät	alkalisierende Eiweiß-Kohlenhydrat-Diät	AF		audio frequency; Hörfrequenz
ÄO	Äthylenoxid	AF *(kard)*		Auswurffraktion (= EF)
AEP	average evoked potential; durchschnittliches evoziertes Potential	AfA		Arzt für Allgemeinmedizin
		AFAE		akute fieberhafte Atemwegserkrankung
AER *(psych)*	abnorme Erlebnisreaktion	AFB		acid fast bacillus; säurefester Bazillus
AER	acoustic evoked response; akustischer Reflex			
AER *(lab)*	Aldosteron-Exkretionsrate	AFC		automatic frequency control; automatische Frequenzregelung
AER	Association Européenne de Radiologie	AFCET		Association Française pour la Cybernétique Economique et Technique (Paris)
AER	Association of Eye Research			

AFCMF	Association Française des Chirurgiens Maxillo-Faciaux		**AF-Schema**	zytostatische Kombinationsbehandlung mit Adriamycin und 5-Fluoruracil
AFCM-Schema	zytostatische Kombinationsbehandlung mit Adriamycin, 5-Fluoruracil, Cyclophosphamid und Methotrexat		**AFT**	Antifibrinolysin-Test (= AFR)
			AG	anesthésie générale; Allgemeinnarkose
AFC-Schema	zytostatische Kombinationsbehandlung mit Adriamycin, 5-Fluoruracil und Cyclophosphamid		**AG, Ag**	Antigen, Allergen
			AG	Antiglobulin
			AG	Atemgeräusch
AFDC	Aid to Families with Dependent Children		**AG**	atrial gallop; Vorhofgalopp
AFEC	Association Française pour l'Etude du Cancer (Paris)		**AG, ag** *(dent)*	axiogingival
			A/G	Albumin-Globulin-Quotient
AFET	Allgemeiner Fürsorge-Erziehungstag e. V.		**AGA**	accelerated growth area; Bereich beschleunigten Wachstums
AFG	Arbeitsförderungsgesetz			
AFI	amaurotic familial idiocy; amaurotische familiäre Idiotie		**AGA**	American Gastroenterological Association
AFIP	Armed Forces Institute of Pathology		**AGA**	American Genetics Association
AFL	anti fatty liver; lipotrop		**AGA**	American Geriatrics Association
AFL	Antifibrinolysin, Antiplasmin		**AGA**	American Goiter Association
AFML	Armed Forces Medical Library		**AGA** *(gebh)*	average-for-gestational age; dem Gestationsalter entsprechendes Fetalgewicht (s. a. LGA, SGA)
A.F. murmur	Austin Flint-Geräusch (bei Aorteninsuffizienz)			
AFNP	Arbeitsgemeinschaft für nephrologisches Pflegepersonal (Köln)		**AGARD**	Advisory Group for Aeronautical Research and Development (Institution der NATO)
AFORMED	alternating failure of response mechanical to electrical depolarisation; fehlende Kontraktion bei jedem zweiten Herzschlag		**AGB**	Allgemeine Geschäftsbedingungen
			AGC	automatic gain control; Begrenzungssystem in Hörgeräten
AFP	Alpha-Fetoprotein		**AGCT**	antiglobulin consumption test; Antiglobulin-Konsumptionstest (= AGKT)
AFP	American Family Physician (Fachzeitschrift)			
AFP-Komplex *(pharm)*	Aescinum-Flavonole-Phosphatide		**AGCT** *(mil)*	Army General Classification Test; „Army Alpha Test" (Intelligenztest)
AFQT *(mil)*	Armed Forces Qualification Test			
			AGE	angle of greatest extension; größter Streckungswinkel
AFR	Antifibrinolysin-Reaktion (= AFT)		**AGF**	adrenal growth factor; Nebennierenwuchsfaktor (s. a. AWF)
AFRD, AFRI	acute febrile respiratory disease, ... illness; akute fieberhafte Atemwegserkrankung (s. a. ARD)			
			AGF	angle of greatest flexion; größter Beugewinkel

AGG	Agammaglobulinämie	AHC	antihämophiler Faktor C, Faktor XI
AGGS	anti gas gangrene serum; Gasbrandserum	AHD	Antihyaluronidase
AGKB	Arbeitsgemeinschaft für Katathymes Bilderleben (Göttingen)	AHD	arteriosclerotic heart disease; arteriosklerotisches Herzleiden
AGKT	Antiglobulin-Konsumptionstest (= AGCT)	AHD	auto-immune hemolytic disease; hämolytische Autoimmunkrankheit
AGL	acide gras libre; freie Fettsäure		
AGLAMED	Arbeitsgemeinschaft „Leseranalyse medizinischer Fachzeitschriften" (s. a. LA-MED)	AHE	akute hämorrhagische Enzephalitis
		AHE	Antihyaluronidase-Einheit
AGMK	African green monkey kidney (= GMK)	AHF	American Health Foundation
AGN	akute Glomerulonephritis	AHF	American Hospital Formulary
AGNE	acides gras non esterifies; nicht-veresterte Fettsäuren (= NEFA, UFA, UFS, UVFS)	AHF	Antihämophilie-Faktor, Faktor VIII
		AHF	argentinisches hämorrhagisches Fieber, Junin-Fieber
AGNN	Arbeitsgemeinschaft in Norddeutschland tätiger Notärzte	AHG	antihämophiles Globulin (AHG A = Faktor VIII, AHG B = Faktor IX)
AGO	Arbeitsgemeinschaft Gynäkologische Onkologie		
		AHG	Antihuman-Globulin
AGPA	American Group Practice Association	AHGS	acute herpetic gingival stomatitis; akute herpetische gingivale Stomatitis
AGR	Advanced Gas-cooled Reactor		
AGS	adrenogenitales Syndrom	AHH	Arylhydrokarbon-hydroxylase (= AKH)
AGS	American Geriatrics Society		
AGS	Arbeitsgemeinschaft der Selbständigen	AHK	Außenhandelskammer
		AHLG, AHLS	Antihuman-Lymphozyten-Globulin, -Serum (= ALG, ALS)
AGT	Antiglobulin-Test (Coombs)		
AGTH	adrenoglomerulotropes Hormon	AHMC	Association of Hospital Management Committees
AGTT	abnormer Glukosetoleranz-Test	AHN	Assistant Head Nurse; stellv. Oberschwester
AGU	Aspartylglukosaminurie	AHOP-Syndrom	Adipositas-Hyperthermie-Oligomenorrhoe-Parotis-Syndrom
AGV	Anilinwasser-Gentianaviolett-Lösung		
		AHP	acute hemorrhagic pancreatitis; akute Pankreasnekrose
AGW	Atemgrenzwert		
AH	aqueous humor; Kammerwasser	AHR	Agglutinationshemmungsreaktion
AHA	American Heart Association	AHR	Antihyaluronidase-Reaktion
AHA	American Hospital Association	AHR	Association for Health Records
AHA	Area Health Authority	A-H-Reihe	Ammon-Hottinger-Reihe
AH-AK	Antihämagglutinin-Antikörper	AHS	American Hearing Society

AHS	American Hospital Society	AIH	artificial insemination husband; homologe Insemination
AHT	Antihyaluronidase-Test (oder -Titer)	AIHA	American Industrial Hygiene Association
AHTG	antihuman thymocytic globulin; antihumanes Thymozyten-Globulin	AIHA	autoimmune hämolytische Anämie
AHTP	antihuman thymocytic plasma; antihumanes Thymozyten-Plasma	AIHC	American Industrial Health Conference
AI *(kard)*	Aorteninsuffizienz	AIIMS	All-India Institute of Medical Sciences
AI	artificial insemination; künstliche Besamung	AIL	angioimmunoblastic lymphadenopathy; angioimmunoblastische Lymphadenopathie
AI	Atemwegsinfekt		
AI	atherogenic index; atherogener Index	AIM	Arbeitsgemeinschaft für internistische Intensivmedizin
AI, ai *(dent)*	axioinzisal	AIM	Association Internationale de Mutualité
AIB, AIBA	Amino-isobuttersäure; aminoisobutyric acid	AIN	American Institute of Nutrition
AIBS	American Institute of Biological Sciences	AIO	Arbeitsgemeinschaft für internistische Onkologie
AICAR	amino-imidazole-carboxamide-ribonucleotide; Phosphoribosyl-aminoimidazolkarboxamid	AIP	akute intermittierende Porphyrie
		AIP	Anatuberkulin integrale Petragnani (= ALIP)
AICF	auto-immune complement fixation; autoimmune Komplementbindung	AIR	Aminoimidazol-ribonukleotid
		AIRMEC	Association Internationale pour la Recherche Médicale et les Echanges Culturels
AID	acute infectious disease; akute Infektionskrankheit	AIS	Aortenisthmusstenose
AID	Agency for International Development	AIT *(klin)*	acute intensive treatment; akute Intensivpflege
AID	artificial insemination donor; heterologe Insemination	AIT *(psych)*	analytischer Intelligenz-Test
AID	autoimmune disease; Autoimmunkrankheit	AIU	absolute iodine uptake; absolute Jodaufnahme
AIDS	acquired immune deficiency syndrome; erworbenes Immunmangelsyndrom	AIV	Technik der Protein- und Vitaminanreicherung von Milch (benannt nach dem Entdecker Artturi Ilmari Virtanen)
AIEA	Agence Internationale de l'Energie Atomique (= IAEA)	AJ	ankle jerk; Knöchelreflex
AIFD *(gebh)*	acute intrapartum fetal distress; akute intrapartale fetale Dystokie	AJC	American Journal of Cardiology
		AJM	American Journal of Medicine (nach WMP: Amer. J. Med.)
AIG	Anti-Immunglobulin		
AIH	American Institute of Homeopathy	AJPP	2-Amino-5-jodo-6-phenyl-4(3H)-pyrimidinon

AJR	accelerated junctional rhythm; beschleunigter AV-Verbindungsrhythmus	ALA	American Lung Association
		ALA	(Delta-)Amino-lävulinsäure (= ALS)
AJR	American Journal of Radiology	ALA	antilymphozytäre Antikörper
AK	above knee; oberhalb des Knies (z. B. Amputation)	ALa, ala *(dent)*	axiolabial
AK	Antikoagulanzien	Ala	Alanin
AK, Ak	Antikörper (= AB)	ALAD	(Delta-)Amino-lävulinat-dehydrase
AK	artificial kidney; künstliche Niere (s. a. FAK, HAK, PAK)	ALaG, alag	axiolabiogingival
AK	Azetatkinase	ALaL, alal	axiolabiolingual
AKA	Arbeitsgemeinschaft für kommunale Abfallwirtschaft	A.L. anhydr.	Adeps lanae anhydricus; Wollfett (= AL)
AKB	aortokoronarer Bypass (= ACB)	ALAT	Alanin-aminotransferase (s. a. SGPT)
A.K.C.	Associate King's College (London)	ALC	Alternative Lifestyle Checklist
		ALC *(vet)*	avian leukosis complex; Hühner-Leukosekomplex
AKDÄ	Arzneimittelkommission der Deutschen Ärzteschaft	ALC, alc *(dent)*	axiolinguozervikal
AKE	allergisches Kontaktekzem		
AKG	Angiokardiographie (= ACG)	AlCr *(dent)*	aluminum crown; Aluminiumkrone
AKG	Apexkardiographie (= ACG)		
AKH	Allgemeines Krankenhaus (Großklinikum in Wien)	AlcR	alcohol rub; Alkoholabreibung
		ALD	Aldolase; auch: Fruktose-1,6-diphosphat-aldolase, Ketose-1-phosphat-aldehydlyase
AKH	Arylkohlenwasserstoff-hydroxylase (= AHH)		
AKKG	Apex-Karotis-Kardiogramm	ALDH	Aldehyd-dehydrogenase
AKL	Arbeitsgruppe für Kardiologische Langzeitstudien	ALFT, Al.F.T.	Aluminium-Formol-Toxoid
		ALG *(immun)*	Antilymphozyten-Globulin (= AHLG, ALS)
A-Kohle	Adsorptionskohle		
AKP	Außenknöchelpuls	ALG, alg *(dent)*	axiolinguogingival
AKR-Stamm	Mäuse-Inzuchtstamm (mit lymphatischer Leukämie)	ALGG	Gammaglobulin-Fraktion von ALG bzw. ALS
AKW	Atomkraftwerk	ALGOL	algorithmic language; Programmierungssprache für wissenschaftlich-technische Aufgaben
AL	adaptation level; Anpassungsniveau		
AL *(pharm)*	Adeps lanae; Wollfett		
AL	anesthésie locale; Lokalanästhesie (= LA)	AlGW	Aluminiumgleichwert
		ALH	anterior lobe hypophysis; Hypophysenvorderlappen (= HVL)
AL	auris laeva; linkes Ohr (= AS)		
AL, al *(dent)*	axiolingual	AlHWS	Aluminiumhalbwertschicht
ALA	American Laryngological Association	ALIP	Anatuberkulin integrale Petragnani (= AIP)

ALL	akute lymphatische Leukämie		AM	Aktomyosin
ALLO	atypical legionella-like organisms; atypische Legionella-ähnliche Keime		AM	Ampèremeter
			AM *(phys)*	Amplitudenmodulation
			AM *(ophth)*	Astigmatismus myopicus
ALMA	Adoptee's Liberty Movement Association		AM	aviation medicine; Luftfahrtmedizin
ALMI	anterior lateral myocardial infarction; seitlicher Herzvorderwandinfarkt		AM, am *(dent)*	axiomesial
			Am *(ophth)*	Ametropie
ALO, alo *(dent)*	axiolinguo-okklusal		A.M.	Artium Magister; Master of Arts (= M.A.)
ALP *(lab)*	alkalische Leukozyten-Phosphatase		a.m.	ante menstruationem; prämenstruell
ALP	Allopurinol		a.m.	ante meridiem; vormittags
ALP	Alveolarproteinose		AMA	American Medical Association
ALP *(anat)*	anterior lobe pituitary; Hypophysenvorderlappen (= HVL)		AMA	Australian Medical Association
ALR	Agglutination-Lysis-Reaktion		a.m.a.	against medical advice; gegen ärztlichen Rat
ALROS	American Laryngological, Rhinological, and Otological Society		AMAL	Aero-Medical Acceleration Laboratory
ALS *(biochem)*	(Delta-)Amino-lävulinsäure (= ALA)		AMC	Army Medical Corps
			AMC	Arthrogryposis multiplex congenita
ALS *(neurol)*	amyotrophische Lateralsklerose		AMC	Azetylmethyl-karbinol, Azetoin
ALS *(immun)*	Antilymphozyten-Serum (s. a. AHLG, AHLS, ALG)		AMC, amc *(dent)*	axiomesiozervikal
ALT	Alanin-aminotransferase (= ALAT, GPT, SGPT)		AMCHA	p-Aminomethyl-zyklohexankarbonsäure, Tranexamsäure (= TAMCHA)
ALTB	akute Laryngotracheobronchitis		AMD, amd *(dent)*	axiomesiodistal
alt. dieb.	alternis diebus; jeden zweiten Tag (Rezeptur)		AMDS	Association of Military Dental Surgeons
alt. hor.	alternis horis; alle zwei Stunden (Rezeptur)		AMEL	Aero-Medical Equipment Laboratory
alt. noc.	alterna nocte; jeden zweiten Abend (Rezeptur)		AMG	Arzneimittelgesetz
ALV	anterior wall of left ventricle; Vorderwand der linken Herzkammer		AMG, amg *(dent)*	axiomesiogingival
			AMH	Anti-Müllerian-Hormone (in der Geschlechtsdifferenzierung)
ALVAD *(kard)*	abdominal left ventricular assisted device; abdominal implantierter Schrittmacher für die linke Herzkammer		AMH	automated medical history; automatisierte Anamneseerhebung
ALX	Alexidin			
ALZ	Arm-Lungen-Zeit		AMI	akuter Myokardinfarkt

AMI	anterior myocardial infarction; Herzvorderwandinfarkt	AMRS	automatic message registering system; automatisches Informationsregistrierungssystem
AMI	Association of Medical Illustrators	AMS	American Microscopical Society
AMI, ami (dent)	axiomesioinzisal	AMS	Antikörper-Mangelsyndrom
AMIEV	Association Médicale Internationale pour l'Etude de Vie (Sofia)	AMS	Antimakrophagen-Serum
		AMS	Army Medical Service
AMJ	Australian Medical Journal (in Literaturzitaten nach World Medical Periodicals: Aust. med. J.)	AMS	Association of Military Surgeons
		AMSC	Army Medical Specialist Corps
		AMT	Alpha-Methyltyrosin
AMJA	American Medical Joggers Association	AMV	arbeitsmedizinische Vorsorge-Untersuchung
AMK	anteriores Mitralklappensegel	AMV	Atemminutenvolumen
AML	Aero-Medical Laboratory (USA)	AMV	aviäres Myeloblastose-Virus
AML	akute myeloische Leukämie	AN	afferentes Neuron
AML	anterior mitral leaflet; vorderes Mitralklappensegel	6-AN	6-Amino-nikotinamid
		ANA	American Neurological Association
AML	Atemmittellage	ANA	American Nurses' Association
AMN	Alloxazin-mononukleotid (s. a. FMN)	ANA	Aminosäure-arylamidase (= AA)
AMO, amo (dent)	axiomesio-okklusal	ANA	antinukleärer Antikörper
AMOL	akute monozytäre Leukämie	ANAP	Agglutination-negativ, Adsorption-positiv
AMP	Adenosinmonophosphat, -monophosphorsäure	ANB-Winkel	Aurikulonasolabial-Winkel
AMP	Amphetamin	ANC	Army Nurses' Corps
AMP	Arbeitsgemeinschaft für Dokumentation und Methodik in der Psychiatrie	AnCC	anodal closure contraction (meist: ACC); Anodenschließungszuckung (= ASZ)
AMP (pharm)	Arzneimittel-Prüfung	AnDTe	anodal duration tetanus; Anodendauertetanus (= ADTe)
AMP	average mean pressure; durchschnittlicher Mitteldruck	an.ex.	anode excitation; Anodenreizung
Amp.	Ampulle(n)	ANF	American Nurses' Foundation
AMPT	Alpha-methyl-p-tyrosin	ANF	antinukleärer Faktor
AMQ	American Medical Qualification	AN-Faktor	1-Biotinsulfoxid (in Kulturen von Aspergillus niger)
AMR	alternating motion reflexes; alternierende Bewegungsreflexe	ANG	Alles-oder-Nichts-Gesetz
		ANIS	allgemeines nicht-numerisches Informationssystem
AMRL	Aerospace Medical Research Laboratories	ANIT	Alpha-Naphthyl-isothiozyanat

ANM	Amylum non mucilaginosum	AOAA	aminooxyacetic acid; Aminooxyessigsäure
AnOC	anodal opening contraction (meist: AOC); Anodenöffnungszuckung (= AÖZ)	AOAC	Association of Official Agricultural Chemists
ANOVA	analysis of variance; Varianzanalyse	AOÄ	Approbationsordnung für Ärzte
ANP *(kard)*	Ankunft des negativen Potentials	AOAS	American Osteopathic Academy of Sclerotherapy
ANP	A-Norprogesteron	AOB	alcohol on breath; „Alkoholfahne"
ANRL	antihypertensive neutral renomedullary lipids; antihypertonische neutrale Nierenmarkslipide	AOC	Amoxicillin
		AOC	anodal opening contraction; Anodenöffnungszuckung (= AÖZ)
ANS	Atemnotsyndrom (= RDS)	AOCA	American Osteopathic College of Anesthesiologists
ANS	autonomes Nervensystem (= VNS)	AOCD	American Osteopathic College of Dermatology
ANSI	American National Standards Institute		
ANT	2-Amino-5-nitrothiazol, 5-Nitro-2-aminothiazol	AOCI	anodal opening clonus; Anodenöffnungsklonus
ANTU	Alpha-Naphthyl-thioharnstoff, -urea	AOCPA	American Osteopathic College of Pathologists
ANUG	akute nekrotisierende ulzeröse Gingivitis	AOCPR	American Osteopathic College of Proctology
ANV	akutes Nierenversagen	AOCR	American Osteopathic College of Radiology
AnV	Angestelltenversicherung		
Anw.	Anwendung	AOCRM	American Osteopathic College of Rehabilitation Medicine
ANZAAS	Australian and New Zealand Association for the Advancement of Science	AOD	arterial occlusive disease; arterielle Verschlußkrankheit
ANZCP	Australian and New Zealand College of Psychiatrists	AOEDP	aortic enddiastolic pressure; enddiastolischer Aortendruck
AO	Akridinorange	AÖZ	Anodenöffnungszuckung (= AOC)
AO	anodal opening		
AO, A.O.	Arbeitsgemeinschaft für Osteosynthese	AOK	Allgemeine Ortskrankenkasse
		AOL	Akroosteolyse
AO, ao *(dent)*	axio-okklusal	A.O.M.	Artis Obstetriciae Magister; Master of Obstetric Art
AOA	American Optometric Association	AOO	anodal opening odor; Anodenöffnungsgeruch
AOA	American Orthopedic Association	AOP	anodal opening picture; Anodenöffnungsbild
AOA	American Orthopsychiatric Association	AOP	aortic pressure; Aortendruck
AOA	American Osteopathic Association	AOPA	American Orthotic and Prosthetics Association

AOP-Syndrom	Adipositas-Oligomenorrhoe-Parotisschwellung-Syndrom (s. a. AHOP-Syndrom)	APA	aldosterone-producing adenoma; aldosteronbildendes Adenom
AOR	Akademischer Oberrat	APA	American Pharmaceutical Association
AOS	American Otological Society		
AOS	anodal opening sound; Anodenöffnungston	APA	American Physiotherapy Association
AOT	Association of Occupational Therapists	APA	American Psychiatric Association
AOTA	American Occupational Therapy Association	APA	American Psychoanalytic Association
AOTe	anodal opening tetanus; Anodenöffnungstetanus	APA	American Psychological Association
AOV, AoV	aortic valve; Aortenklappe	APA	American Psychopathological Association
AOZ	Arm-Ohr-Zeit	APA	antipernicious anemia factor; Vitamin B_{12} (= APAF, APF)
AP	Academy of Periodontology		
AP	accouchement prémature; Frühgeburt	6-APA	6-Aminopenicillansäure (= 6-APS)
AP	Aktionspotential	APAD	Azetylpyridin-adenin-dinukleotid
AP	alkalische Phosphatase (= APh)	APAF	antipernicious anemia factor; Antiperniziosa-Faktor, Vitamin B_{12} (= APA, APF)
AP	Analysenprobe		
AP (pharm)	Anstaltspackung	APAP	Azetyl-p-aminophenol
AP (anat)	anterior pituitary; Hypophysenvorderlappen (= HVL)	APASL	Asian Pacific Association for the Study of the Liver
		APB	atrial premature beat; Vorhof-Extrasystole (= AEB, APC)
AP	aortic pressure; Aortendruck		
AP	arithmetische Progression	ApBO	Apotheken-Betriebsordnung (= ABO)
AP	arterial pressure; arterieller Druck	APC	Ampicillin
AP	artificial pneumothorax; künstlicher Pneumothorax	APC	Analgetikum aus: Azetylsalizylsäure, Phenazetin und Coffein
AP	Atempause (in Mittelstellung)	APC	antiphlogistisches Kortikoid
AP, ap (dent)	axiopulpal	APC (kard)	atrial premature contraction; Vorhof-Extrasystole (= AEB, APB)
AP	Azetylpyridin		
Ap	Arteria pulmonalis	APCV	Adenoidal-Pharyngeal-Conjunctival-Viren (= Adenoviren; s. a. ADV)
A.p. (kard)	Angina pectoris		
a.p. (gebh)	ante partum; vor der Geburt	APD	Aktionspotential-Dauer
a-p (rad)	anterior-posterior, anteroposterior	APD	anteroposteriorer Durchmesser
A&P	Auskultation und Perkussion	APDC	Ammoniumpyrrolidon-dithiokarbamat
A-5-P	Adenosin-5-phosphat		

APE

APE	anterior pituitary extract; Hypophysenvorderlappen-Extrakt, HVL-Extrakt
APF	Alkohol-Probefrühstück
APF	animal protein factor; Antiperniziosa-Faktor, Vitamin B_{12} (= APA)
APF	Aphthoid Pospischill-Feyrter
APG	anterior pituitary gonadotrophin; Gonadotropin, HVL-Hormon
APH	anterior pituitary hormone; HVL-Hormon
APh	alkalische Phosphatase (= AP)
APHA	American Protestant Hospital Association
APHA	American Public Health Association
APhA	American Pharmaceutical Association
API	(Deutsches) Arzneiprüfungsinstitut
APIM	Association Professionelle Internationale des Médecins; Internationaler Berufsverband der Ärzte
apl.	außerplanmäßig
APL-Hormon	anterior pituitary-like hormone; Choriongonadotropin
APM	Academy of Physical Medicine
APM	Academy of Psychosomatic Medicine
APMR	Association for Physical and Mental Rehabilitation
APN	alternierend positiv-negativ; Wechseldruckbeatmung (= PNPR, WDB)
Apo-A, Apo-B	Apoprotein-A, Apoprotein-B etc.
ApoBO	Apotheken-Betriebsordnung (= ABO, ApBO)
APP	Aneurin-pyrophosphat, Kokarboxylase
APP	avian pancreatic polypeptide; Pankreaspolypeptid der Vögel
ApP	Druck der Arteria pulmonalis

APUD

APPA	4-amidinophenyl-pyruvic acid; 4-Amidinophenyl-brenztraubensäure
APPG	aqueous procaine penicillin G; wäßriges Procain-Penicillin G
APPP	Association of Planned Parenthood Physicians
APPS	Association for the Psychophysiological Study of Sleep
APR	Abwehrproteinasen-Reaktion (Abderhalden)
APR	anterior pituitary reaction; HVL-Reaktion, Aschheim-Zondek-Reaktion (= AZR, AZT)
APRIK	Arbeitsgemeinschaft für Prävention und Rehabilitation Infarktkranker
APRL-Prothese	Prothese des Army Prosthetic Research Laboratory
APRT	Adenin-phosphoribosyl-transferase
APS	Adenosin-5'-phosphosulfat
APS	American Pediatric Society
APS	American Proctologic Society
APS	American Psychological Society
APS	American Psychosomatic Society
APS (kard)	Arbeitspulssumme
6-APS	6-Aminopenicillansäure (= 6-APA)
APSA	American Pediatric Surgical Association
APT	aluminiumpräzipitiertes Toxoid
APTA	American Physical Therapy Association
APTD	Aid to Permanently and Totally Disabled
APTT	activated partial thromboplastin time; aktivierte partielle Thromboplastinzeit
APUD	amine and precursor uptake and decarboxylation; Aufnahme und Dekarboxylierung von Aminen und deren Vorstufen (durch chromaffine Zellen des GI-Traktes)

APV				A.R.S.P.H.
APV	Arbeitsgemeinschaft für Pharmazeutische Verfahrenstechnik	ARF	acute respiratory failure; akute Ateminsuffizienz
		ARF	akutes rheumatisches Fieber
Aq.bidest.	Aqua bidestillata	ARG	Aortorenographie
Aq.dest.	Aqua destillata	Arg	Arginin
AR	airway resistance; Atemwegswiderstand	A.R.I.C.	Associate of the Royal Institute of Chemistry
AR	Akademischer Rat	ARM *(gebh)*	artificial rupture of the membranes; Fruchtblasensprengung
AR	Alarmreaktion		
AR	Alkalireserve		
AR	Analysenreagens	ARMH	Academy of Religion and Mental Health
AR	Arsphenamin (Salvarsan)	ARN	acide ribonucléique; Ribonukleinsäure (= RNA, RNS)
AR	atrophische Rhinitis		
ar	aromatisch	ARNMD	Association for Research in Nervous and Mental Diseases
A.R.	Abderhalden-Reaktion (= APR)	ARO	Arbeitsgemeinschaft für Radiotherapeutische Onkologie
ARA	American Rheumatism Association	A.R.O.	Associate for Research in Ophthalmology
ARA-A	Adenin-Arabinosid	ARP	absolute Refraktärphase
ARA-C	Zytosin-Arabinosid	ARP	activité de la rénine plasmatique; Plasmarenin-Aktivität
ARAS	aufsteigendes retikuläres Aktivierungssystem (= ARS, RAS)		
		ARP	Advanced Research Projects
Arbo-Viren	arthropod-borne viruses; von Arthropoden übertragene Viren	ARP	American Registry of Pathologists
ARC	American Red Cross	ARPA	Arbeitsgemeinschaft für Parodontologie
ARC *(ophth)*	anomalous retinal correspondence; anomale Netzhaut-Übereinstimmung	ARPT	American Registry of Physical Therapists
		ARQ	automatic error-correcting system; automatisches Fehlerkorrektursystem
A.R.C.S.	Associate of the Royal College of Science		
ARD	absolute reaction of degeneration; absolute Entartungsreaktion	A.R.R.C.	Associate of the Royal Red Cross
		ARRS	American Roentgen Ray Society
ARD	acute respiratory disease; akute Atemwegserkrankung	ARRT	American Registered Respiratory Therapist
ARDC	Air Research and Development Command	ARS	aktivierendes retikuläres System (= ARAS, RAS)
ARDS	acute respiratory distress syndrome; akutes Atemnotsyndrom (s. a. ANS, RDS)	ARS	American Radium Society
		ARS	American Rhinologic Society
ARES	antiretikulo-endotheliales Serum, Bogomoletz-Serum (= ACS, RAS, SARC)	A.R.S.P.H.	Associate of the Royal Society for the Promotion of Health

Art.	articulatio; Gelenk	ASC *(mil)*	Advanced Surgical Centre; Truppenverbandsplatz
art.	arteriell		
ARV	anterior wall of right ventricle; Vorderwand der rechten Herzkammer	ASC	automatic sensitivity control; automatische Empfindlichkeitssteuerung
ARV, ArV	Arbeiterrentenversicherung	ASC	Azetylsulfanilylchlorid
ARZ	Arm-Retina-Zeit	asc.	ascendens; aufsteigend
AS	Aktionsstrom	A-Scan	eindimensionales Verfahren in der Ultraschalldiagnostik (A = Amplitude)
AS	Aminosäure		
AS	Ampèresekunde	ASCE	American Society of Childbirth Educators
AS	ankylosierende Spondylitis		
AS	anxiety state; Angstzustand	ASCH	American Society of Clinical Hypnosis
AS	Aortenstenose	A-Sch-E-Verband	Achsel-Schulter-Ellenbogen-Verband (Desault)
AS	aqueous solution; wäßrige Lösung		
AS	Arteriosklerose, Atherosklerose	ASCLT	American Society of Clinical Laboratory Technicians
AS	Askorbinsäure	ASCO	American Society of Clinical Oncology
AS	auris sinistra; linkes Ohr (= AL)	ASCP	American Society of Clinical Pathologists
As	Astigmatismus	ASCPT	American Society for Pharmacology and Therapeutics
ASA *(pharm)*	acetylosalicylic acid; Azetylsalizylsäure (= ASS)	ASCVD	arteriosclerotic cardiovascular disease; arteriosklerotische Herz-Kreislauf-Erkrankung
ASA	American Society of Andrology		
ASA	American Society of Anesthesiologists	ASD *(gebh)*	accouchement sans douleur; schmerzfreie Entbindung
ASA	American Standards Association	ASD *(kard)*	Atriumseptumdefekt, Vorhofseptumdefekt
ASÄ	Arbeitsgemeinschaft sozialdemokratischer Ärzte und Apotheker	ASDR	American Society of Dental Radiographers
ASAIO	American Society for Artificial Internal Organs	ASE	Antistreptolysin-Einheit (s. a. ASL-Titer, ASR)
ASAO	Arbeitsschutz-Anordnung	ASE	axilla, shoulder, elbow (= A-Sch-E-Verband)
ASAPS	American Society for Aesthetic Plastic Surgery	ASF	Anilin-Schwefel-Formaldehyd (zur Mikroskopie)
ASAT	Aspartat-amino-transferase (= GOT, SGOT)	ASG	Arbeitsgemeinschaft der Sozialdemokraten im Gesundheitswesen
ASB	American Society of Bacteriology		
		ASGB	Anatomical Society of Great Britain
ASB	Arbeiter-Samariter-Bund	ASGE	American Society of Gastrointestinal Endoscopy
asb	Apostilb		

ASH	American Society for Hematology	Asn	Asparagin
ASH (ophth)	Astigmatismus hyperopicus	ASO	American Society of Orthodontists
ASH (kard)	asymmetrische Septumhypertrophie	ASO	Antistreptolysin O (= ASLO)
		ASO	Arteriosclerosis obliterans
ASHA	American School Health Association	ASOOA	American Society of Ophthalmologic and Otolaryngologic Allergy
ASHA	American Speech and Hearing Association	ASOS	American Society of Oral Surgeons
ASHBM	Associate Scottish Hospital Bureau of Management	ASP	American Society of Parasitologists
ASHD	arteriosclerotic heart disease; arteriosklerotische Herzkrankheit	Asp	Asparaginsäure
ASHI	Association for the Study of Human Infertility	ASPAT	Aspartat-amino-transferase (= ASAT, GOT, SGOT)
ASHNS	American Society of Head and Neck Surgery	ASPECT	Approach to Systemic Planning and Evaluation of Clinical Trials; Verfahren zur systemischen Planung und Auswertung von klinischen Prüfungen
ASHP	American Society of Hospital Pharmacists		
ASiG	Arbeitssicherheitsgesetz		
ASII	American Science Information Institute	ASPRS	American Society of Plastic and Reconstructive Surgeons
		ASR	Achillessehnen-Reflex
ASIM	American Society of Internal Medicine	ASR	Aldosteron-Sekretionsrate
ASK	Antistreptokinase	ASR	Antistreptolysin-Reaktion (= AST)
ASKE	Antistreptokinase-Einheit	ASRT	American Society of Radiology Technologists
ASL	Antistreptolysin		
ASLIB	Association of Special Libraries and Information Bureaus	ASS	Azetylsalizylsäure (= ASA)
		ASSH	American Society for Surgery of the Hand
ASLO	Antistreptolysin O (= ASO)		
ASM	American Society for Microbiology	AST	Antistreptolysin-Test, -Titer
		AST	Atemstoßtest
ASM (ophth)	Astigmatismus myopicus	AST	atrial stimulation; Vorhofreizung
ASMA	Aero-Space Medical Association		
		AStE	Antistaphylosin-Einheit
ASME	Association for the Study of Medical Education	ASTEC	Association of Science Technology Centers
ASMS	American Society of Maxillofacial Surgeons	ASTHO	Association of State and Territorial Health Officials
ASMT	American Society of Medical Technologists	ASTM	American Society for Testing and Materials
ASN	American Society of Neuroradiology	ASTMH	American Society of Tropical Medicine and Hygiene

ASTO

ASTO	Antistreptolysin-O-Titer
AStR	Antistaphylosin-Reaktion
A-Streifen	anisotroper Abschnitt der Myofibrille
AStT	Antistaphylosin-Test
ASU	Arizona State University (Phoenix)
ASZ	Anodenschließungszuckung (= ACC, AnCC)
ASZ *(kard)*	Anspannungszeit
AT	accident du travail; Arbeitsunfall (= ADT)
AT	achievement test; Leistungstest
AT *(otorhin)*	Adenotomie
AT	adjunctive therapy; adjuvante Therapie
AT	air temperature; Lufttemperatur
AT	Amitriptylin
AT	Antithrombin
AT, A.T.	Aortenton
AT *(lab)*	appearance time; Erscheinungszeit
AT	atomic time; Atomzeit
AT *(psych)*	autogenes Training
At	acidité totale; Gesamtazidität
at	technische Atmosphäre
A.T. *(pharm)*	Alt-Tuberkulin
A-T	Adenin-Thymin
AT 10	antitetanische Substanz, Dihydrotachysterin
ATA	alimentäre toxische Aleukie
ATÄE	N-Azetyl-L-tyrosin-äthylester
ATB	atrioventricular block; AV-Block
ATCC	American Type Culture Collection
ATCSA	Association of Thoracic and Cardiovascular Surgeons
ATEB	Association Nationale des Techniques Biologistes (Frankreich)

ATS

ATF	Akademie für Tierärztliche Fortbildung
ATG	antithrombocyte globulin; Antithrombozytenglobulin
ATG	Antithymozytenglobulin (= ATS)
ATH	abdominale totale Hysterektomie
ATH	Azetyltyrosinhydrazid
ATHC	allotetrahydrocortisol; Allotetrahydrokortisol
ATK	Alt-Tuberkulin Koch (= A.T.)
atm	physikalische Atmosphäre
ATME	automatic transmission measuring equipment; automatische Übertragungsmeßeinrichtung
ATN	akute tubuläre Nekrose
At.No.	atomic number; Atomzahl, Ordnungszahl (= OZ)
ATNR	asymmetrischer tonischer Nackenreflex
ATP	Adenosin-triphosphorsäure, -triphosphat (= ADT)
ATPase	Adenosin-triphosphatase
ATPD	ambient temperature and pressure, dry; Umgebungstemperatur und -druck, trocken
ATPR	average threshold of pain reaction; Durchschnittswert der Schmerzschwelle
ATPS	ambient temperature and pressure, saturated; Umgebungstemperatur und -druck, gesättigt
ATR	Achilles tendon reflex; Achillessehnen-Reflex (= ASR)
ATS	American Thoracic Society
ATS	American Trauma Society (Chicago)
ATS	Anti-Tetanus-Serum
ATS	Antithymozytenserum (= ATG)
ATS *(psych)*	anxiety tension state; Angst- und Spannungszustand

ATS				AVP
ATS	Atropinsulfat	AVC	automatic volume control; Begrenzungssystem für Hörgeräte
ATT	alkali test time; Alkali-Testzeit (= ATZ)		
AT-Titer	Antitoxin-Titer	AVCMF	zytostatische Kombinationstherapie mit Adriamycin, Vincristin, Cyclophosphamid, Methotrexat und 5-Fluorouracil
atü	Atmosphären-Überdruck		
ATV	Abwassertechnische Vereinigung		
		AVCS	atrioventricular conduction system; AV-Reizleitungssystem
At.Vol.	Atomvolumen		
AT-Winkel	Antetorsionswinkel (Hüftgelenk)	AVD	aortic valve defect; Aortenklappenfehler
at.wt.	atomic weight; Atomgewicht	AVD	atrioventricular dissociation; AV-Dissoziation
ATZ	Alkali-Testzeit (= ATT)		
ATZ	anale Transitionalzone	AVD-O_2	arteriovenöse Sauerstoff-Druckdifferenz
ATZ (kard)	Austreibungszeit (= AUZ, ET)		
AU	antitoxin unit; Antitoxin-Einheit	aVF	augmented Volt foot (EKG-Ableitung)
ÅU	Ångström unit; Ångström-Einheit (= ÅE)		
		AVG	Aortovenographie
		AVH	A-Virus-Hepatitis
AU, a.u.	Arbeitsunfähigkeit, arbeitsunfähig	AVHD	acquired valvular heart disease; erworbener Herzklappenfehler
AUA	American Urological Association		
AuÄ	Arbeitsgemeinschaft unabhängiger Ärzte	AVI	air velocity index (Ventilationsgröße)
AUC	area under curve; Fläche unter der Kurve (in graphischen Darstellungen)	AVK	Antivitamin K
		AVK	arterielle Verschlußkrankheit (= AOD)
AUSH-AG	Australia-Serumhepatitis-Antigen	AVK	Atrioventrikular-Knoten (= AVN)
AUZ (kard)	Austreibungszeit (des linken Ventrikels)	AVK	Auguste-Viktoria-Krankenhaus (Berlin)
AV	acuité visuelle; Sehschärfe	aVL	augmented Volt left arm (EKG-Ableitung)
AV	Angestelltenversicherung		
AV	aortic valve; Aortenklappe	AVMA	American Veterinary Medical Association
AV	Atemvolumen		
AV, av	atrioventrikulär	AVN	atrioventricular node; AV-Knoten (= AVK)
av, a.v.	arterio-venös		
av.	average; Durchschnitt	AV-O_2	arteriovenöse Sauerstoff-Differenz
AVA	arteriovenöse Anastomose		
AVC	aberrant ventricular conduction; Erregungsausbreitungsstörung	AVOD	acuité visuelle oeil droit; Sehschärfe rechts
		AVOG	acuité visuelle oeil gauche; Sehschärfe links
AVC	atrioventricular canal; Atrioventrikularkanal	AVP	antivirales Protein
		AVP	Apotheken-Verkaufspreis

AVP *(pharm)*	Arginin-Vasopressin	AWO	airway obstruction; Atemwegsverlegung
AVP *(kard)*	Arterienvolumenpuls		
AVR	accelerated ventricular rhythm; beschleunigter Kammerrhythmus	AWO	Arbeiterwohlfahrt
		Ax.E.	Axolotl-Einheit
		AXM	Azetoxyzyklohexamin
AVR	aortic valve replacement; Aortenklappenersatz	Ax-Ro-Gelenk	Axial-Rotationsgelenk
aVR	augmented Volt right Arm (EKG-Ableitung)	AYF	anti-yeast factor (Antibiotikum)
AVS	aortic valve stenosis; Aortenklappenstenose	AYF	Ayfactin
		AYV	aster yellow virus; Astergelb-Virus
AVS	Association for Voluntary Sterilization	AZ *(kard)*	Anspannungszeit
AV-Schema	zytostatische Kombinationstherapie mit Adriamycin und Vincristin	AZ *(pharm)*	Azetylzahl
		Az. *(chem)*	Aziditätsgrad
		A.Z.	Allgemeinzustand
AVT	Arginin-Vasotozin	A-Zellen	Alpha-Zellen (der Langerhans-Inseln des Pankreas)
AW	above waist; oberhalb der Gürtellinie		
		AZQ	Atemzeit-Quotient
AW	atomic warfare; Atomkrieg	AZR	Aschheim-Zondek-Reaktion (= APR, AZR)
A&W	alive and well; lebend und wohlauf		
		AZT	Aschheim-Zondek-Test (= APR, AZT)
AWF	adrenal weight factor; Nebennierenwuchsfaktor (des Kortikotropins; s. a. AGF)		
		AZT *(psych)*	Aufzähltest
		Azubi	Auszubildende(r), Lehrling
AWL	Arbeitsgemeinschaft Wissenschaftliche Literatur	AZV	Atemzeit-Volumen (auch: Atemzug-Volumen)
AWMI	anterior wall myocardial infarction; Vorderwandinfarkt	AZZ	Arm-Zungen-Zeit

B

B *(phys)*	Bel	BA	Biological Abstracts
B *(rad)*	Benoist-Skala	BA	Blutagar
B, b *(dent)*	bukkal	BA	boric acid; Borsäure
b	Bar, bar	BA	Bronchialasthma (= AB, Asthma bronchiale)
b *(phys)*	Barn		
b	Bel	BA, ba *(dent)*	bukkoaxial
B.	Bacillus (= Bac.)	B.A.	Bachelor of Arts; Baccalaureus Artium
B I	Magenresektion nach Billroth I		
B II	Magenresektion nach Billroth II	B. a. *(ophth)*	Basis außen (Prismendioptrie); engl.: BO
BA	backache; Rückenschmerzen	BAA	Bauchaortenaneurysma
BA *(gebh)*	Beckenausgang	BAA	Benzoyl-argininamid

BAC	bacterial antigen complex; Bakterienantigenkomplex	BAME	Benzoyl-arginin-methylester
BAC	blood alcohol concentration; Blutalkohol-Konzentration (= BAK)	BAN	British Approved Name
		BAN	British Association of Neurologists
BAC	British Association of Chemists	BANA	α-N-Benzoyl-D, L-arginin-2-naphthylamid
BAC, bac (dent)	bukkoaxiozervikal	BAO	basal acid output; basale Magensäure-Sekretion
Bac.	Bacillus	BAO	British Association of Otolaryngologists
BACR	British Association for Cancer Research		
Bact.	Bacterium	B.A.O.	Bachelor of the Art of Obstetrics
BAD	Berufsgenossenschaftlicher Arbeitsmedizinischer Dienst	BAP	Bergarbeiter-Pneumokoniose (= CMP)
BAD	British Association of Dermatology	BAP	Blutagar-Platte
BADÄ	2,2'-Bi-[di-(karboxymethyl-)-amino]-diäthyläther	BAP	brachial artery pressure; Brachialarteriendruck
		BAPA	(N-Alpha-)Benzoyl-arginin-p-nitroanilid
BaE	barium enema; Barium-Kontrasteinlauf (= BE)	BAPhysMed	British Association of Physical Medicine
BAEA	British Atomic Energy Authority	BAPS	British Association of Paediatric Surgeons
BAEE	Benzoyl-L-arginin-äthylester		
BÄK	Bundesärztekammer	BAPS	British Association of Plastic Surgeons
BAEO, BÄO	Bundesärzteordnung		
BAER	brainstem auditory evoked potentials; akustisch evozierte Hirnstamm-Potentiale	BAPT	British Association of Physical Training
		BAS (mil)	Battalion Aid Station; Truppenverbandsplatz
BAERE	British Atomic Energy Research Establishment	BAS (pharm)	boric acid solution; Borsäure-Lösung
BAF	bovine amniotic fluid; Rinder-Fruchtwasser	BAS	British Anatomical Society
BAFöG	Bundesausbildungsförderungsgesetz	BASF	Badische Anilin- und Soda-Fabriken (Ludwigshafen)
BAG, bag (dent)	bukkoaxiogingival	BASH (kard)	body acceleration synchronous with heart beat; dem Herzschlag angepaßte Körperbeschleunigung
BAIBA	Beta-Aminoisobuttersäure		
BAK	Blutalkohol-Konzentration		
BAK	Bundesapothekerkammer	Baso	basophile Leukozyten
bakt.	bakteriell	BAT	Bundesangestellten-Tarif
BAL	British Anti-Lewisite, Dimercaprol (Antidot)	BAU	British Association Unit; Einheit des elektr. Widerstandes (1 BAU = 0,9886 Ohm)
BAL	Bundesausschuß Leistungssport	BAU	Bundesanstalt für Arbeitsschutz und Unfallforschung

BAUS			**BChE**
BAUS	British Association of Urological Surgeons	BC	back-cross; Rückkreuzung
BAV	Bayerischer Apothekerverein	BC	birth control; Geburtenkontrolle
BAV	bloc atrioventriculaire; AV-Block	BC	bone conduction; Knochenleitung
BAV	Bundesaufsichtsamt für das Versicherungswesen	BC	breathing capacity; Atemkapazität (= AK)
BB *(gebh)*	Beckenboden	BC	Bronchialkarzinom
BB	blood bank; Blutbank	BC	bronchite chronique; chronische Bronchitis
BB	„blue bloater"; blau-gedunsenes Erscheinungsbild (bei Lungenemphysem mit starker Dyspnoe)	BC, bc *(dent)*	bukkozervikal
		B.C.	Baccalaureus Chirurgiae, Bachelor of Surgery (= B.Ch., B.Chir., C.B., Ch.B.)
BB	Blutbild		
BB *(gyn)*	breakthrough bleeding; Durchbruchsblutung	BCA	Blue Cross Association (US-Krankenversicherung)
BB	breast biopsy; Mammabiopsie	BCB	brilliant cresyl blue; Brillantkresylblau
BBA *(gebh)*	born before arrival; geboren vor der Einlieferung (im Krankenhaus)	BC/BS	Blue Cross/Blue Shield (s. a. BCA)
BBB	blood-brain barrier; Bluthirnschranke (= BHS)	BCC	Birth Control Clinic
BBB *(kard)*	bundle branch block; Schenkelblock	BCCG	British Cooperative Clinical Group
BBBB	bilateral bundle branch block; trifaszikulärer Block	BCDC	binary-coded decimal code; Binärkode für Dezimalziffern
BBC	Brombenzylzyanid	BCE	basal cell epithelioma; Basalzellenepitheliom, Basaliom
BBD	bloc de branche droit; Rechtsschenkelblock	BCF-Theorie	Burton-Cabrera-Frank-Theorie (des Kristallwachstums)
BBF-Gips	Becken-Bein-Fuß-Gipsverband	BCG *(bakt)*	Bacillus Calmette-Guérin
BBG	bloc de branche gauche; Linksschenkelblock	BCG *(kard)*	Ballistokardiogramm (= BKG)
BBM	Benzbromaron (= BBR)	BCG *(lab)*	bromocresyl green; Bromkresolgrün
BBOT	2,5-Bis-[5'-t-butyl-benzoxazolyl-(2')]-thiophen	BCG-Test	bicolor guaiac test; Zweifarbstoff-Guajak-Probe (im Liquor)
BBR	Benzbromaron (= BBM)	BCH	basal cell hyperplasia; Basalzellenhyperplasie
BBR	Berliner-Blau-Reaktion		
BBS	Morbus Besnier-Boeck-Schaumann	B.Ch., B.Chir.	Baccalaureus Chirurgiae; Bachelor of Surgery (s. a. B.C., C.B., Ch.B.)
BBT	basal body temperature; Basaltemperatur (= BT)	B.Ch.D.	Baccalaureus Chirurgiae Dentalis; Bachelor of Dental Surgery
BBU	Bundesverband Bürgerinitiativen Umweltschutz	BChE	Butylcholinesterase

25

BCIC	Birth Control Investigation Committee	BDG	buffered desoxycholate glucose; gepufferte Desoxycholat-Glukose (Nährlösung)
BCM	birth control medication; Kontrazeptionsmedikation	BDH	British Drug House
BCM	Mannomustinum (Zytostatikum)	BDI *(psych)*	Beck Depression Inventory; Depressionsbewertungsskala nach Beck
BCME	bis chlormethyl ether; Bischlormethyläther		
BCNU	1,3-Bis-(2-chloräthyl)-1-nitrosourea (Zytostatikum)	BDI	Bundesverband Deutscher Internisten
BCP	birth control pill; orales Kontrazeptivum, „Pille"	BdI	Bundesverband der Industrie
		BDP	Beclomethason-dipropionat
BCP	bromocresyl purple; Bromkresolpurpur	BDP	Bund Deutscher Psychologen
		BDR	Bauchdeckenreflex
BCS	British Cardiac Society	BDS	biological detection system; biologisches Erkennungssystem
BCTF	Breast Cancer Task Force (Abteilung des NCI)		
BCW	biological and chemical warfare; biologische und chemische Kriegsführung	B.D.S.	Bachelor of Dental Surgery
		BDSÄ	Bund Deutscher Schriftsteller-Ärzte
BD	base deficit; Basenmangel, Alkalidefizit	B.D.Sc.	Bachelor of Dental Science
BD	base of prism down (Prismendioptrie: Basis unten = B.u.)	BDT	Büro- und Datentechnik
		BE *(rad)*	barium enema; Kolon-Kontrasteinlauf
BD	Bauchdecken		
BD	bile duct; Gallengang	BE	base excess; Basenüberschuß
BD	Blutdruck (meist: RR)	BE	Bazillen-Emulsion
BD, bd *(dent)*	bukkodistal	BE	Beckeneingang
b.d.	bis in die; zweimal täglich (= b.i.d.)	BE *(gebh)*	Beckenendlage (= BEL)
		BE	Behandlungserfolg
BDA	Baseler Drogen- und Alkohol-Test	BE	Behring-Einheit
BDA	Beclomethasondipropionat-Aerosol	BE	below elbow; unterhalb des Ellenbogens
		BE *(pharm)*	Benzoat-Einheit (z. B. bei Östradiol)
BDA	British Dental Association		
BDA	British Diabetic Association	BE *(lab)*	Bodansky-Einheit (bei Phosphatasen) (= BU)
BDA, BdÄ	Bundesvereinigung Deutscher Ärzteverbände e.V.		
		BE *(physiol)*	Bohr-Effekt
BDAC	Bureau of Drug Abuse Control	BE	Broteinheit
BDC	bruits du coeur; Herzgeräusche	°Bé	Baumé-Grad
		Be^a-Faktor	Berrens-Faktor, Antigen Be^a
BDE	bile duct examination; Gallengangsuntersuchung	BEAR	biological effects of atomic radiation (vgl. BEIR)
B.Dent.Sci.	Bachelor of Dental Science (Dublin)	BEE	Bücher-Enzymeinheit

BEG	Bundesentschädigungsgesetz
BEI, BEJ	butanol extractable iodine; Butanol-extrahierbares Jod
BEIR	biological effects of ionizing radiation; biologische Effekte ionisierender Strahlung
BEL *(gebh)*	Beckenendlage (auch: BE)
BEN	Beginn der endgültigen Negativitätsbewegung im EKG
BER	basic electrical rhythm; bioelektrischer Basisrhythmus
BER	Bit error rate; Bit-Irrtumsrate
BERA *(otorhin)*	brainstem electric response audiometry; Elektroreaktionsaudiometrie des Hirnstamms
BES	balanced electrolyte solution; isotonische Elektrolytlösung
BES	Biological Engineering Society (GB)
Be-T-E	Benzilsäure-tropinester (= BTE)
BET-Methode	Oberflächenbestimmung durch Messung der Adsorptionsisotherme (nach Burnauer-Emmet-Teller)
BetMVVO	Betäubungsmittel-Verschreibungsverordnung (= BMVVO, BtmVVO)
BF	Bentonit-Flockung (s. a. BFT)
BF	blastogenic factor; blastogenetischer Faktor
BF	Bouillon-Filtrat (Tuberkulin)
BF	Butterfett, Adeps butyri
BfA	Bundesversicherungsanstalt für Angestellte
BFB	Beschwerdefragebogen
BFB	Bundesverband der Freien Berufe
BFD	bio-elektronische Funktionsdiagnostik
B-Form	Bakterienform der Zellen in Nährboden-Kolonien
BFP	biologisch falsch-positiv (bei Luesreaktionen)
BFR sol.	buffered Ringer's solution; gepufferte Ringer-Lösung

Bf-S *(psych)*	Befindlichkeitsskala
BFT	Bentonit-Flockungstest
BFX	Bufexamac
BG	Berufsgenossenschaft
BG	blood glucose; Blutzucker (= BS, BZ)
BG, bg *(dent)*	bukkogingival
B-G	Bordet-Gengou(-Bazillus)
BGA	Blutgasanalyse
BGA	Bundesgesundheitsamt (Berlin)
BGB	Bürgerliches Gesetzbuch
BGBl	Bundesgesetzblatt
BGE	butyl glycidyl ether; Butylglyzidäther
BGF	Blutgerinnungsfaktor
BGG	bovine gamma-globulin; Rinder-Gammaglobulin
BGGRA	British Gelatine and Glue Research Association
BGH	Bundesgerichtshof
BGLB	Brillantgrün-Laktosebouillon
BGM	Buffalo green monkey (Labortier, Meerkatzenart)
BGS	British Geriatrics Society
BGS	Bundesgrenzschutz
BGW	Bleigleichwert
BGZ	Blutgerinnungszeit
BH_2	Dihydrobiopterin
BH_4	Tetrahydrobiopterin
BHA	Butylhydroxyanisol
BHAT	Beta-Blocker Heart Attack Trial (Research Group); Forschungsprogramm zur Prüfung von Betablockern bei Herzinfarkten
BHC	Benzolhexachlorid, Hexachlorzyklohexan (auch: HACC, HCC, HCCH, HCH)
BHF	British Health Foundation
BHI	Bureau of Health Insurance
BHK	baby hamster kidney; Babyhamster-Niere

BHL	bilaterales Hiluslymphom	Bil.	Bilirubin
BHL	biological half-life; biologische Halbwertszeit	bilat.	bilateralis; doppelseitig
		Biomet	biometrischer Mittelwert
BHM	Bureau of Health Manpower	BIOS	British Intelligence Objective Subcommittee
BHN	Bephenium-hydroxynaphthoat		
BHPRD	Bureau of Health Planning and Resources Development	BIOSIS	Biosciences Information Service
BHR	Bauchhaut-Reflex	BIP	bismuth-iodoform-paraffin (Rezeptur, USA)
BHS	Bluthirnschranke (= BBB)		
BHT	7-(Beta-hydroxypropyl)-theophyllin	BIP	bronchiolitic interstitial pneumonitis; bronchiolitische interstitielle Pneumonie
BHT	Butylhydroxytoluol	BiP (gebh)	biparietaler Kopfdurchmesser
BHWS	Bleihalbwertschicht		
B.Hyg.	Bachelor of Hygiene	BIPM	Bureau International des Poids et Mesures; Internationales Büro für Gewichte und Maße
BI	bone injury; Knochenverletzung		
Bi	Biot (1 Bi = 10 Ampère)	BIPP	bismuth iodoform petrolatum paste; Wismutjodoform-Vaseline
B.i. (ophth)	Basis innen (Prismendioptrie); engl.: BI	BIR	British Institute of Radiology
		BIT (psych)	Berufsinteressentest
BIA	Berufsgenossenschaftliches Institut für Arbeitssicherheit	bit	binary digit (dimensionslose Informationseinheit in der Datenverarbeitung) (= bt)
BIA	Bioimmunoassay		
BIAC	Bioinstrumentation Advisory Council	BITCH	Black Intelligence Test of Cultural Homogeneity; psychologischer Test, speziell für schwarze Bevölkerungsgruppen entworfen
BiB	Bundesinstitut für Bevölkerungsforschung (Wiesbaden)		
BIBRA	British Industrial Biological Research Association	BITU	benzyl thio-urea; Benzylthioharnstoff
BID	brought in dead; tot bei Einlieferung	BJ	Bence-Jones(-Eiweißkörper)
b.i.d.	bis in die; zweimal täglich (Rezeptur) (= b.d.)	BJ	biceps jerk; Bizepssehnen-Reflex (= BSR)
Bi-Faktor	Biles-Faktor, Antigen Bi	BJ	Bravais-Jacksonien (im französischen Schrifttum für Jackson-Epilepsie)
BIH	benign intracranial hypertension; gutartige intrakranielle Hypertonie		
		B&J	bone and joint; Knochen und Gelenk
BII	butanol insoluble iodine; Butanol-unlösliches Jod	BJM	bones, joints, muscles; Bewegungsapparat
BIKE	klinische Bezeichnung für die zytostatische Kombinationstherapie mit Methotrexat, 6-Merkaptopurin und Cyclophosphamid	BK	Bazillus Koch (im französ. und russ. Schrifttum)
		BK	below knee; unterhalb des Knies

BKA	basophil-derived kallikrein of anaphylaxis; den Basophilen entstammendes Kallikrein der Anaphylaxie	BM *(pharm)*	Baseler Magistralformeln
		BM *(gebh)*	Beckenmitte
		BM *(pharm)*	Betäubungsmittel (= BTM)
BKA	below knee amputation; Amputation unterhalb des Knies	BM	bowel movement; Stuhlgang
		BM, bm *(dent)*	bukkomesial
BKE	Brechkrafteinheit (s. a. Dioptrie, D, dpt)	B.M.	Baccalaureus Medicinae, Bachelor of Medicine
BKG	Ballistokardiogramm (= BCG)		
BKK	Betriebskrankenkasse	BMA	British Medical Association
BKS	Beckenkelchsystem (der Niere)	BMA	Bundesministerium für Arbeit und Soziales
BKS	Blutkörperchensenkung (= BSG, BSR, ESR)	BMÄ	Bewertungsmaßstab für Ärzte (RVO-Honorarregelung)
BKT	Blutkonzentrationstest	BMB	British Medical Bulletin
BKT *(psych)*	Bücherkatalog-Test	B-M-B-Gelenk	Beat Müller-(Balance-)Gelenk
Bkt.	Bakterien (= Bact., Bakt.)		
BKVO	Berufskrankheiten-Verordnung	BMC	bone mineral content; Knochenmineralgehalt (= KMG)
BKWP	below knee walking plaster; Unterschenkel-Gehgips	BME	basal medium (Eagle); Eagle-Lösung
BL, bl *(dent)*	bukkolingual	BMFT	Bundesministerium für Forschung und Technologie
BL	Burkitt-Lymphom		
Bl.B.	Blutbild (auch: BB)	BMHP	Bromomercurihydroxypropan
Bl-Bereich *(derm)*	Black-light-Bereich	BMJ	British Medical Journal (in Literaturzitaten nach World Medical Periodicals: Brit. med. J.)
BLB-Maske	Sauerstoffmaske nach Boothby-Lovelace-Bulbulian	BMJFG	Bundesministerium für Jugend, Familie und Gesundheit
BleuBZL	1-Methylamino-4-anilino-anthrachinon (Farbstoff)	BMN	Betamethason
		BMO	Battalion Medical Officer; brit. Batallionsarzt
BLG	Beta-Laktoglobulin		
B.L.-Gabelungsosteotomie	Baeyer-Lorenz-Bifurkationsoperation	BMPP	benign mucous membrane pemphigus; benignes Schleimhautpemphigoid
Blk.	Blutkörperchen	BMR	basal metabolic rate; Grundumsatz
BLOT	British Library of Tape		
BLROA	British Laryngological, Rhinological and Otological Association	B.M.S.	Bachelor of Medical Science
		BMSA	British Medical Students Association
B-Lymphozyten	Bursa-Fabricii-Lymphozyten	BMSH	Beta-Melanozyten-stimulierendes Hormon
BM *(anat)*	Basalmembran	BMSJ	British Medical Students Journal
BM	basal metabolism; basaler Stoffwechsel (s. a. BMR)	BMT	Biomedizinische Technik

BM-Test	Boehringer-Mukoviszidose-Test	BOT unit	Board of Trade unit; Kilowattstunde, kWh
BMV	biofeedback motivated ventilation; Biofeedback-motivierte Ventilationstherapie	BOW	bag of waters; Fruchtblase
		BP	barometric pressure; Barometerdruck
BMVVO	Betäubungsmittel-Verschreibungsverordnung (= BetMVVO, BtmVVO)	BP	bed pan; Bettpfanne
		BP	birth place; Geburtsort
BMZ *(derm)*	Basalmembranzone (= DEJ)	BP	blood pressure; Blutdruck (= BD, RR)
BMZ	Bumadizon		
BNA	Baseler Nomina Anatomica (1895)	BP	British Pharmacopoeia (auch: B.Ph.)
BNDD	Bureau of Narcotics and Dangerous Drugs	BP, bp *(dent)*	bukkopulpal
		BP	Bypass
BNF	British National Formulary	B.P.	Bachelor of Pharmacy, Baccalaureus Pharmaciae (auch: B.Pharm.)
BNMS	British Nuclear Medicine Society		
BNS-Krämpfe	Blitz-Nick-Salaam-Krämpfe	B.P.	boiling point; Siedepunkt (= Kp.)
BN-Stoff	Tränengas (aus Bromazeton und Xylylbromid)	BPA	British Paediatric Association
		BPA	Bundesverband praktischer Ärzte und Ärzte für Allgemeinmedizin Deutschlands
BO	base of prism out (Prismendioptrie: Basis außen = B.a.)		
BO	body odor; Körpergeruch	B-PAS-Calcium	Calcii benzamidosalicylas (nach WHO)
BO, bo *(dent)*	bukkookklusal		
B.o. *(ophth)*	Basis oben (Prismendioptrie); engl.: BU	BPB	Bromphenolblau
		BPC, B.P.C.	British Pharmaceutical Codex
BOA	born on arrival; geboren bei Einlieferung	BPCA	British Pharmacopoeia Commission Approved
BOA	British Orthopaedic Association	BPC-CSNS	blood pressure controlled carotis sinus nerve stimulation; blutdruckkontrollierte Karotissinusnerven-Stimulierung (vgl. HRC-CSNS)
BOD	biochemical oxygen demand; biochemischer Sauerstoffbedarf (= BSB)		
BOEA	ethyl biscoumacetate; Aethylis biscoumacetas, Tromexan	BPD	Berufsverband der Proktologen Deutschlands (München)
BOMA	bilaterale Otitis media acuta	BPD *(gebh)*	Biparietaldurchmesser
BOP	Buffalo orphan prototype (Viren)	BPG	Benzathin-Penicillin G
		BPH	benigne Prostata-Hypertrophie
BOS	Basic Operating System	B.P.H.	Bachelor of Public Health
BOSTID	Board on Science and Technology for International Development	B.Pharm.	Baccalaureus Pharmaciae, Bachelor of Pharmacy (= B.P.)
BOT ohm	Board of Trade ohm; internationales Ohm	BPI	Bundesverband der Pharmazeutischen Industrie

BPL *(immun)*	Benzylpenizilloyl (s. a. PPL-Test)	B.S.	Bachelor of Science (auch: B. Sc.)
BPL	Beta-Propiolakton	B.S.	Bachelor of Surgery (auch: B. Ch. = Baccalaureus Chirurgiae)
bpm	beats per minute; Schläge pro Minute		
BPMF	British Postgraduate Medical Federation	BSA	benzene sulfonic acid; Benzolsulfonsäure
BPO	basal pepsin output; basale Pepsinsekretion (des Magens)	BSA	Blutserum-Schnellagglutination
BPP	bovines Pankreaspolypeptid	BSA	body surface area; Körperoberfläche
BPR	Brachialperiost-Reflex, Radiusperiost-Reflex (= RPR)	BSA	bovine serum albumin; Rinder-Serumalbumin
BPRS	brief psychiatric rating scale; kurze psychiatrische Einstufungsskala	BSÄV	Bayerischer Sportärzteverband (München)
BPTH	bovines Parathyreoid-Hormon	BSB	biochemischer Sauerstoffbedarf (z. B. BSB_5 = BSB in 5 Tagen)
BPV	Benzathin-Penicillin V		
BPV	bovine Papilloma-Viren	BSB	Bundesverband der Selbständigen
BPVet	British Pharmacopoeia (Veterinary)	B. Sc.	Baccalaureus Scientiae; Bachelor of Science
BQC	2,6-Dibromchinon-chlorimid		
BR	bed rest; Bettruhe	B-scan	zweidimensionales Verfahren in der Ultraschalldiagnostik (B = brightness, Helligkeit)
BR	Birmingham Revision (der anatomischen Nomenklatur)		
BRCS	British Red Cross Society	BSCC	British Society for Clinical Cytology
BRI	Bio-Research Index	BSE	Bourquin-Sherman-Einheit (bei Vitamin B_2)
BRK	Bayerisches Rotes Kreuz		
BRL	Beecham Research Laboratories	BSE *(gyn)*	breast self-examination; Selbstuntersuchung der Mamma
BRS	British Roentgen Society	BSFP	Beta-S-Fetoprotein
BRVDU	e-5-(2-Bromovinyl)-2´-desoxyuridin	BSG	Blutsenkungsgeschwindigkeit (= BKS, BSR, ESR)
BS	Beta-Sympathikolytika		
BS	blood sugar; Blutzucker (= BZ)	BSG	British Society of Gastroenterology
BS	Blue Shield; US-Krankenversicherung (s. a. BC, BC/BS)	BSG	British Standard Gauge
		BSG	Bundesseuchengesetz
BS	bowel sounds; Darmgeräusche	BSG	Bundessozialgericht
		B&S glands	Bartholin's and Skene's glands; Bartholin- und Skene-Drüsen
BS	breathing sounds; Atemgeräusche		
BS	British Standard	BSHG	Bundessozialhilfegesetz
BS	Bureau of Standards	BSI	British Standards Institution

BS-Klappen	Björk-Shiley-Klappen		BTDS	Benzoylthiamin-disulfid, Bisbentiaminum
BSL	benigne symmetrische Lipomatose		BTE	Benzilsäure-tropinester (auch: Be-T-E)
BSL	blood sugar level; Blutzuckerspiegel		BTFS	breast tumor frozen section; Gefrierschnitt einer Mamma-PE
B.S.N.	Bachelor of Science in Nursing			
BSO	Bernsteinsäure-oxidase, Sukzinat-dehydrogenase		B.Th.U.	British Thermal Unit (= BTU); kalorisches Energie-Maß
BSP	Bromsulfophthalein, Bromsulfalein		BTI	bronchial tract infections; Bronchialtrakt-Infektionen
BSR *(neurol)*	Bizepssehnen-Reflex (= BJ)		BTK	Basaltemperaturkurve
BSR *(lab)*	blood sedimentation rate; Blutsenkungsreaktion (= BKS, BSG, ESR)		BTM	Betäubungsmittel (= BM)
			BTMP	Benfotiaminum, Biotamin
BSRS *(psych)*	behavior and symptom rating scale; Verhaltens- und Symptom-Skala		BtmVVO	Betäubungsmittel-Verschreibungsordnung (= BetMVVO, BMVVO, BVV)
BSS	buffered saline solution; gepufferte Kochsalz-Lösung		BTPS	body temperature, pressure, saturation (atemphysiologische Größen; s. a. STPD)
BST	Blutserum-Test, blutserologische Probe		BTS *(psych)*	Begabungstest-System (Horn)
BST *(psych)*	brief stimulus therapy; kurze Reiztherapie		BTS	Blood Transfusion Service
			BTS *(chem)*	Brenztraubensäure
BSZ	Buttersäurezahl		BTU	British Thermal Unit (= B.Th.U.); kalorisches Energie-Maß
BT	Basaltemperatur			
BT	berufstätig, Berufstätige(r)			
BT	bitemporal (Kopfdurchmesser)		BTX	Benzol-Toluol-Xylol
BT *(urol)*	Blasentumor		Btx	Bildschirmtext
BT	blue tetrazolium; Tetrazolblau (auch: BT-Salz)		BU	base of prism up (Prismendioptrie: Basis oben = B.o.)
BT *(pharm)*	bonne tolérance; gute Verträglichkeit		BU	Berufsunfähigkeit
			BU	Bodansky unit; Bodansky-Einheit (= BE)
BT *(neurol)*	brain tumor; Hirntumor			
BT *(gyn)*	breast tumor; Brusttumor		BU	Bromurazil, 2,6-Dihydroxy-5-brompyridin
bt	binary digit (dimensionslose Informationseinheit in der Datenverarbeitung) (auch: bit)		BU	Burn Unit; klin. Verbrennungszentrum
BTA	N-Benzoyl-1-tyrosinamid		bu	bushel (angloamerikan. Maßeinheit)
BTA	biologisch-technische(r) Angestellte(r)		B.u. *(ophth)*	Basis unten (Prismendioptrie); engl.: BD
BTA	British Thoracic Association		Bu^a-Faktor	Boisvert-Faktor, Antigen Bu^a
BTB *(gyn)*	breakthrough bleeding; Durchbruchsblutung		BUdR, BUDU	5-Bromdesoxyuridin
BTB *(lab)*	Bromthymolblau		BUGO, Bugo	Bundesgebührenordnung

BUMED				C_1, C_2, C_3
BUMED	Bureau of Medicine and Surgery (USA)		BVV	Betäubungsmittel-Verschreibungsverordnung (= BetMV-VO, BMVVO, BtmVVO)
BUMS	Boston University Medical School		BVVA	Bundesverband der Verhaltensanalytiker
BUN	blood urea nitrogen; Blutharnstoff-Stickstoff		BW	below waist; unterhalb der Gürtellinie
BUNA, Buna	Butadien-Natrium (künstlicher Kautschuk)		BW	biological warfare; biologische Waffen
BUND	Bund für Umwelt- und Naturschutz Deutschlands		BW	birth weight; Geburtsgewicht
BV *(rad)*	Bildverstärker		BW	body weight; Körpergewicht
BV	biological value; biologischer Wert		BW	Brustwirbel
			B.W.	réaction de Bordet-Wassermann (= BWR)
BV	blood vessel; Blutgefäß		BWA	Brustwandableitung
BV	Blutvolumen		BWG-Syndrom	Bland-White-Garland-Syndrom
B.V.	balneum vaporis; Dampfbad			
BVA	Berufsverband der Augenärzte Deutschlands		BWK	Brustwirbelkörper
BVA	British Veterinary Association		BWR	Bordet(-Gengou)-Wassermann-Reaktion
BVC	British Veterinary Codex		BWS	Brustwirbelsäule
			BYE	Barile-Yaguchi-Eveland(-Medium)
BVDA	Berufsverband Deutscher Apotheker			
			By-Faktor	Batty-Faktor, Antigen By
BVG	Bundesversorgungsgesetz		BZ	Benzoyl-
BVH *(kard)*	biventrikuläre Hypertrophie		BZ	Blutungszeit
BVH	B-Virus-Hepatitis		BZ	Blutzucker (= BS)
BVK	B-Vitamin-Komplex		BZ-CoA	Benzoyl-Coenzym A
BVL	bilaterale Vasoligatur		BZD	Benziodaronum
BVM	bronchovascular markings; bronchovaskuläre Zeichnung		B-Zellen	Beta-Zellen (in den Langerhans-Inseln des Pankreas)
B.V.Sc.	Bachelor of Veterinary Science		BZL	Benzol

C

c	capacitance, capacity; Kapazität		c	costa; Rippe
			C	Coulomb
c	cathode; Kathode		C	Curie (= Ci)
C	Celsius, Centigrade		c	current; Strom
C	Clearance		C	Zervikalsegment
c	cocaine; Kokain		C. *(bakt)*	Clostridium
C	Compliance		C_1, C_2, C_3	1., 2., 3. Rippe

C5	Pentamethonium	CaCC *(physiol)*	cathodal closure contraction; Kathodenschließungszuckung (= CCC, KSZ)
C6	Hexamethonium		
C10	Dekamethonium	CACX	cancer of the cervix; Zervixkarzinom
CA	Carbenicillin		
CA	cardiac arrest; Herzstillstand	CAD	computer-aided design (system); computergestütztes Konstruktionssystem
CA	Chefarzt (= ChA)		
CA	Chemical Abstracts	CAD	coronary artery disease; koronare Herzkrankheit (= CHD, KHK)
CA	chronological age; chronologisches Alter		
CA	cold agglutination; Kälteagglutination	c.à d.	cuillère à dessert; Dessertlöffel (Rezeptur)
CA	common antigen; gemeinsames Antigen	Ca-Di-Na-EDTA	Kalzium-dinatrium-äthylendiamin-tetraazetat
CA	coronary artery; Koronararterie	CAE *(biochem)*	Chlorazetatesterase
CA	Corpora allata (endokrine Drüsen bei Insekten)	CaEDTA	Kalzium-äthylendiamin-tetraessigsäure, -azetat
CA	Cyproteronazetat	CAF	Zellulose-Azetat-Folien
CA	Karboanhydrase (= CAH)	CAF	zytostatische Kombinationstherapie mit Cyclophosphamid, Adriamycin und 5-Fluorouracil
CA	Katecholamin		
CA	Kortisonazetat		
CA	Zelluloseazetat		
CA, ca *(dent)*	zervikoaxial	Ca-Faktor	Cavaliere-Faktor, Antigen Ca
CA	Zytarabine	CAFVP	zytostatische Kombinationstherapie mit Cyclophosphamid, Adriamycin, 5-Fluorouracil, Vincristin und Prednison
CA	zytostatische Kombinationstherapie mit Cyclophosphamid und Adriamycin		
Ca	Karzinom	CAG	carotis angiogram; Karotis-Angiogramm
CAAT	computer-assisted axial tomography; computerisierte axiale Tomographie (s. a. CAT)	CAG	chronische atrophische Gastritis
CAB	Carbromal	CAH	chronisch-aggressive Hepatitis
CAB	coronary artery bypass; koronarer Bypass	CAH	chronisch-aktive Hepatitis
		CAH	congenital adrenal hyperplasia; kongenitale Nebennierenhyperplasie
CAB	Zellulose-azetobutyrat		
CABG	coronary artery bypass graft; Transplantat für Koronararterien-Bypass		
		CAH	Karboanhydrase, Karbonatdehydratase
CaBP	kalziumbindendes Protein	CAH	Zyanazetylhydrazid, Cyacetacidum
CAC	cardiac accelerator center; Akzeleratorenzentrum des Herzens		
		cal	Kalorie
CaC	hypokalzämische Komponente	C_{alb}	Albumin-Clearance
c.à c.	cuillère à café; Kaffee-, Teelöffel (Rezeptur)	CALD	chronic active liver disease; chronisch-aktive Hepatopathie

CAM	
CAM	Chorioallantoismembran
CAM	computer-aided manufacture (system); computergestütztes Herstellungssystem
CAM	zytostatische Kombinationstherapie mit Cyclophosphamid, Cytarabin (Alexan) und Methotrexat
CAMP	zytostatische Kombinationstherapie mit Cyclophosphamid, Adriamycin, Methotrexat und Prokarbazin
cAMP	zyklisches Adenosin-monophosphat
CAMP-Test	Christie-Atkins-Munch-Petersen-Test
CAO	Chirurgische Arbeitsgemeinschaft Onkologie
CAO	chronic airway obstruction; chronische Atemwegsverlegung
CaO_2	arterial oxygen content; arterieller Sauerstoffgehalt
CaOC	cathodal opening contraction; Kathodenöffnungszuckung (= COC, KÖZ)
CAOG	Central Association of Obstetricians and Gynecologists (USA)
CAOS	zytostatische Kombinationstherapie mit Cosmegen (Actinomycin D), Adriamycin (Doxyrubicin), Oncovin (Vincristin) und Sendoxan (Endoxan, Cyclophosphamid)
CAP	Chirurgische Arbeitsgemeinschaft für Proktologie
CAP	Chloramphenicol
CAP	Chlorazetophenon
CAP	College of American Pathologists
CAP	Community Action Program
CAP	cystine aminopeptidase; Zystinaminopeptidase
cap, caps	capsula; Kapsel

CAV	
CAPD	continuous ambulatory peritoneal dialysis; kontinuierliche ambulante Peritonealdialyse
CAPP	Committee on Accident and Poison Prevention (USA)
CAPS	Canadian Association of Paediatric Surgeons
CAR	Canadian Association of Radiologists
CARA	chronic aspecific respiratory ailment; chronische unspezifische Atemwegserkrankung
CARD	compact automatic retrieval device; Kompaktgerät zur automatischen Informationssuche
CARF	Commission on Accreditation and Rehabilitation Facilities
CAS	Chemical Abstracts Service
CAS	Council of Academic Societies
c.à s.	cuillère à soupe; Eßlöffel (Rezeptur)
CASHD	coronary arteriosclerotic heart disease; arteriosklerotische Koronarerkrankung
CASS	Coronary Artery Surgery Study (USA)
CAST	Clearinghouse Announcements in Science and Technology
CAT	catecholamines; Katecholamine
CAT *(psych)*	children's apperception test; Kinder-Apperzeptionstest
CAT	college ability test; College-Befähigungstest
CAT	computerisierte axiale Transmissionstomographie
caud.	caudalis; nach unten
CAV	congenital absence of vagina; kongenitale Scheidenaplasie
CAV	congenital adrenal virilism; kongenitaler Nebennieren-Virilismus
CAV	zytostatische Kombinationstherapie mit Cyclophosphamid, Cytarabin (Alexan) und Vincristin

CAVD *(psych)*	„completion, arithmetic problems, vocabulary, following directions" (aus vier Teilen bestehender Intelligenztest)	CBW	critical band width; kritische Bandbreite (der Lautstärke)
		CC	cardiac catheter; Herzkatheter
CA-Virus	croup-associated virus; Laryngo-Tracheobronchitis-Virus	CC	chief complaint; hauptsächliche Beschwerde
CB	chest-back; Brust-Rücken (halbunipolare EKG-Ableitung)	CC	citrate cycle; Zitronensäure-Zyklus
C.B.	Chirurgiae Baccalaureus; Bachelor of Surgery (= Ch.B.)	CC	closing capacity; Verschlußkapazität (Lunge)
CBA	chronische Bronchitis und Asthma	CC	coefficient of correlation; Korrelationskoeffizient
CBC	Carbenicillin	CC	common cold; Erkältung
CBC	complete blood count; Gesamtblutbild	CC	computer calculated; mittels Computer errechnet
CBD	closed bladder drainage; Blasenspülung	CC	coronary club; „Koronarklub" (zur Rehabilitation von Herzinfarkt-Patienten)
CBD *(anat)*	common bile duct; Ductus choledochus	CC	Corpora cardiaca (endokrine Organe bei Insekten)
CBDC *(derm)*	chronic bullous disease of childhood; chronisch-bullöse Erkrankung der Kindheit (auch genannt: IgA linear dermatosis)	CC	critical condition; kritischer Zustand
		CC	current complaints; derzeitige Beschwerden
		Cc	concave; konkav
CBF	cerebral blood flow; Hirndurchblutung (= CDB)	cc	angloamerikanisch für: ccm, cm³, ml
CBF	coronary blood flow; Koronardurchblutung	C.C.	Code Civile; (französisches) Bürgerliches Gesetzbuch
CBG	kortikoidbindendes Globulin, Transkortin	CCA	chimpanzee coryza agent; CCA-Viren (s. a. RS-Viren)
CBHo	Chlorbenzolhomologe	CCA	Chondrocalcinosis articularis
CBL	Carbenoxolon	CCA	Commission for Conventional Armaments (UNO)
CBN	Commission on Biological Nomenclature	CCA	Kephalin-Cholesterin-Antigen
CBR	chemische, biologische und radiologische Waffen (= ABC-Kampfmittel)	CCAT	conglutinating complement absorption test; konglutinierender Komplementabsorptionstest
CBR	complete bed rest; absolute Bettruhe	CCBV	central circulating blood volume; zentrales zirkulierendes Blutvolumen
CBS	chronic brain syndrome; chronisches Hirnsyndrom		
CBT	Kortison-Bremstest	CCC	cathodal closure contraction; Kathodenschließungszuckung (= CaCC, KSZ)
CBV	circulating blood volume; zirkulierende Blutmenge		
CBV	zerebrales Blutvolumen	CCC	Columbia Clinical Classification (des Brustkrebses)

CCC			CC-Winkel
CCC	Cycocel (in der Landwirtschaft verwendete wachstumshemmende Substanz)	CCME	Coordinating Council of Medical Education
CCCI	cathodal closure clonus; Kathodenschließungsklonus	CCMH	concentration corpusculaire moyenne en hémoglobine; mittlerer Hämoglobin-Gehalt des Erythrozyten (= Färbekoeffizient, Hb_E, MCH)
CCCR	closed chest cardiac resuscitation; Herzmassage bei intaktem Thorax (äußere Herzmassage)	CCMS	clean catch midstream; Mittelstrahlurin
CCD	counter current distribution; Gegenstromverteilung	CCMT	catechol-O-methyl transferase; Katechol-O-methyl-transferase, Brenzkatechin-methyl-transferase
CCDN	Central Council for District Nursing		
CCD-Winkel *(rad)*	Centrum-Collum-Diaphysen-Winkel	CCNU	1-(2-Chloräthyl)-3-zyklohexyl-1-nitroso-harnstoff, -urea
CCE	citrate cleavage enzyme; zitratspaltendes Enzym, ATP-zitrat-lyase	CCP *(mil)*	Casualty Collecting Post; Hauptverbandsplatz
		CCPM	Critical Care and Pulmonary Medicine
CCE	Keratoconjunctivitis epidemica	CCR	Karzinom-Chrom-Reaktion
CCF	cancer coagulative factor; gerinnungsfördernder Faktor aus menschlichen Tumoren	C_{cr}	Kreatinin-Clearance
		C.C.R.N.	Critical Care Registered Nurse
CCF	congestive cardiac failure; dekompensierte Herzinsuffizienz (= CHF, DHI)	CCS	Casualty Clearing Station; Feldlazarett (NATO)
		CCT *(physiol)*	cathodal closure tetanus; Kathodenschließungstetanus
CCF	Kephalin-Cholesterin-Flokkungsreaktion (Hanger)	CCT *(pharm)*	coated compressed tablet; Dragée, Filmtablette
CCFA *(bakt)*	Cycloserin-Cefoxitin-Fruktose-Agar	CCT *(rad)*	combined cortical thickness; kombinierte Kompakta-Dicke
CCH	Congress Centrum Hamburg	CCT *(gebh)*	controlled cord traction; kontrollierter Zug an der Nabelschnur (zur behutsamen Plazenta-Extraktion)
CCh	Karbamylcholin		
CCHE	Central Council for Health Education		
CCI	chronic coronary insufficiency; chronische Koronarinsuffizienz	CCTe	cathodal closure tetanus; Kathodenschließungstetanus (= CCCI)
CCICMS	Council for Coordination of International Congresses of Medical Sciences	CCU	coronary care unit; Infarktpflegestation
		CC-Virus	common cold virus; Erkältungsvirus
CCK	Cholezystokinin (= Pankreozymin, PZ)		
CCK-PZ	Cholezystokinin-Pankreozymin (heutige Bezeichnung für Cholezystokinin bzw. Pankreozymin)	CCW	counter clockwise; entgegen dem Uhrzeigersinn
		C_{cw}	chest wall compliance; Compliance der Brustwand
CCK-Substanzen	Mutterkorn-Alkaloide (Ergocornin, Ergocristin, Ergokryptin)	CC-Winkel	Collum-Corpus-Winkel (s. a. CDW)
CCM	kongestive Kardiomyopathie		

CD (vet)	canine distemper; Hundestaupe	CDE-System	Blutgruppensystem des Rhesus-Antigenkomplexes
CD	Carrel-Dakin(-Lösung)	CDLE (derm)	chronic discoidal lupus erythematosus; chronisch-diskoider Lupus erythematodes
CD (gebh)	cesarian delivered; durch Sectio geboren		
CD	Civil Defence; Zivilverteidigung	CDNB	1-Chlor-2,4-dinitro-benzol
CD	coma diabétique; diabetisches Koma	CDO	Chlordiazepoxid (= CDZ)
		CDP	Coronary Drug Project
CD	Compact Disc	CDP	Zytidin-diphosphat
CD (anat)	Conjugata diagonalis	CDPC	Zytidin-diphosphat-cholin
CD	contact dermatitis; Kontaktdermatitis	CDS	Civil Defence Services
		CDT	carbon dioxide therapy; Kohlendioxid(CO_2)-Therapie
CD	contagious disease; anstekkende Krankheit		
		CDT	chemisch desinfizierende Trockenreinigung
CD (neurol)	convulsive disorder; Krampfleiden		
		C.D.T.	Certified Dental Technician
CD	convulsive dose; Krampfdosis	CDTA	1,2-Zyklohexendiamin-tetraessigsäure, -azetat
CD (pharm)	curative dose; Dosis curativa, therapeutische Dosis (= DC, D_{cur}, Dos.cur.)		
		CDV	Civil Defence Volunteer
CD	cystic duct; Gallenblasengang	CDW	Collum-Diaphysen-Winkel (s. a. CC-Winkel)
CD	Koli-Dyspepsie, Koli-Enteritis		
CD_{50}	medium curative dose; mittlere therapeutische Dosis	CDWS	Civil Defence Warden's Service
		C_{dyn}	dynamische Compliance
cd	Candela (photometrische Einheit für die Lichtstärke)	CDZ	Chlordiazepoxid (= CDO)
		CE	cardiac enlargement; Herzvergrößerung
CDAA	Chlordiallyl-azetamid		
CDAI	Crohn's disease activity index; Morbus-Crohn-Aktivitätsindex	CE	chemical energy; chemische Energie
CDAS	Civil Defence Ambulance Service	CE	Cholesterinester
		CE (stat)	constant error; systematischer Fehler
CDB	zerebrale Durchblutung (= CBF)		
CDC (gebh)	calculated date of confinement; errechneter Geburtstermin (= DOC, DOD)	CE	cytopathic effect; zytopathischer Effekt
		CE	kontraktiles Element (im Muskel)
CDC	Center for Disease Control (Atlanta/USA)		
		CEA	karzino-embryonales Antigen
CDC	Chenodeoxycholsäure	CEAN	Computer-EEG-Analyse
CDC	Civil Defence Committee	CEC	circulation extracorporelle; extrakorporaler Kreislauf (= ECC, EKK, EKZ)
CDC	Communicable Disease Center		
CDE (vet)	canine distemper encephalitis; Hundestaupe-Enzephalitis	CEE	central European encephalitis; mitteleuropäische Enzephalitis

CEEG	computeranalysiertes Elektroenzephalogramm	CF	cardiac failure; Herzversagen
CEF	Zykluseffizienz (der Herzarbeit)	CF	cationized ferritin; kationisiertes Ferritin
CEFMG	Council on Education for Foreign Medical Graduates (meist: ECFMG)	CF	Cephalotin
		CF *(kard)*	chest-foot (halbunipolare EKG-Ableitung)
CELO	chicken embryo lethal orphan (Virusart)	CF	Christmas-Faktor; Faktor IX der Blutgerinnung
CEM	conventional-transmission electron microscope; Elektronenmikroskop mit konventioneller Übertragung	CF *(bakt)*	Citrovorum-Faktor
		CF	Colicin-Faktor
		CF	colored female; Farbige
CEMAC	Centre d'Etude des Maladies des Artères Coronaires; Studienzentrum für Erkrankungen der Koronararterien	CF	complement fixation; Komplementbindung
		CF	coronary flow; Koronardurchblutung
CEP	Conféderation Européenne d'Etudes Phytosanitaires; Europäischer Pflanzenschutz-Verband	CF	Karbolfuchsin
		CF	zystische Fibrose, Mukoviszidose
CEP	countercurrent electrophoresis; Gegenstrom-Elektrophorese	CFA	complement fixing antibody titer; komplementbindender AK-Titer
CEPA	chloroethane phosphoric acid; Chloräthanphosphorsäure	CFA	complete Freund adjuvans; komplettes Freund-Adjuvans
CEQ	Council on Environmental Quality	C-Faktor *(psych)*	Cleverness-Faktor
CER	conditioned emotional response; konditionierte Gemütsreaktion	CFC	kapillärer Filtrationskoeffizient
		CFF	critical fusion frequency; Flimmerverschmelzungsfrequenz (= FVF)
CERN	Centre Européen pour la Recherche Nucléaire (Genf)	CF-Faktor	zystische Fibrose-Faktor (bei Mukoviszidose)
CES	central excitatory state; Zustand hoher Erregbarkeit im ZNS	CFGA	karzinofetales Glia-Antigen
		CFI	complement fixation inhibition; Komplementfixationshemmung
CESSD	Consilium Europaeum Strabismi Studio Deditum		
C-Esterase	Azetylesterase	CFM	Chlorfluormethan
CET-Virus	central European tick virus; Zeckenfieber-Virus	CFMG	Commission on Foreign Medical Graduates
CETI	Communication with Extraterrestrial Intelligence	C-Form	Kokken-Form von Zellen in Nährboden-Kolonien
CEV	California-Enzephalitis-Virus	CFR	Committee on Family Research (Leuven/Belgien)
CEW	contractile element work; kontraktile Arbeitsleistung	CFR	complement fixation reaction; Komplementbindungsreaktion (= CFT, KBR)
CE-Winkel	Centrum-Ecken-Winkel (Wiberg)		

CFSE	crystal field stabilization energy; Kristallfeldstabilisierungsenergie	CGSB-System	Zentimeter-Gramm-Sekunden-Biot-System
CFSTI	Clearinghouse for Federal and Technical Information (heute: NTIS)	CGS-System	absolutes Maßsystem (cm, g, sec)
		CGT	N-Karbobenzoxy-alpha-glutamyl-l-tyrosin
CFT	Cardiolipin-Flockungstest (s. a. CMFT, VDRL)	CGTT	Kortison-Glukose-Toleranztest
CFT	complement fixation test; Komplementbindungsreaktion (= CFR, KBR)	CGU	chronic gastric ulcer; chronisches Magengeschwür
		CGW	zerebraler Gefäßwiderstand
CFT *(psych)*	culture free test; kulturunabhängiger Intelligenztest	CH	Chédiak-Higashi-Syndrom
CFU	colony-forming unit; koloniebildende Einheit	CH	crown-heel; Scheitel-Ferse (= Fetuslänge)
		Ch	Cholin
CFU	complement full unit; Komplement-Einheit	ch, CH	cheval vapeur; Pferdestärke (französisch; auch: CV)
CFX	Cefoxitin	CHA	Catholic Hospital Association
CG *(anat)*	central grey; Substantia grisea centralis (= CGM)	CHA	congenital hypoplastic anemia; kongenitale hypoplastische Anämie
CG	choking gas; Atemreizgas (Phosgen, „Grünkreuz")	ChA	Chefarzt (= CA)
CG	Choriongonadotropin (= CGH)	ChA	Cholinazetylase
CG	control group; Kontrollgruppe	ChAc	Cholinazetyl-transferase
CGD	chronic granulomatous disease; chronische granulomatöse Sepsis	CHAI-Virus	Cytopathic-human-auto-interfering-Virus
		CHB	complete heart block; kompletter Herzblock
CGH	gonadotropes Chorionhormon (= CG)	CHB	congenital heart block; angeborener Herzblock
CGI	clinical global impression; klinischer Gesamteindruck	Ch.B.	Chirurgiae Baccalaureus; Bachelor of Surgery (auch: C.B.)
CGM	central grey matter; graue Substanz des Rückenmarks (= CG)	CHC	Community Health Center
		CHC	Community Health Council
CGMH	concentration globulaire moyenne en hémoglobine; mittlerer Hämoglobingehalt des Erythrozyten (= Färbekoeffizient, CCMH, Hb$_E$, MCH)	CHD	childhood disease; Kinderkrankheit
		CHD	chronic heart disease; chronische Herzkrankheit
cGMP	zyklisches Guanosin-monophosphat	CHD	congenital heart disease; angeborene Herzkrankheit
CGN	chronische Glomerulonephritis	CHD	constitutional hepatic dysfunction; konstitutionelle Leberfunktionsstörung
CGP	chorionic gonadotrophin prolactin (= HPL)		
CGP	N-Karbobenzoxy-glyzyl-l-phenylalanin	CHD	coronary heart disease; koronare Herzkrankheit (= CAD, KHK)
CGS	catgut suture; Katgutnaht		

Ch.D.		CHSS	Cooperative Health Statistics System
Ch.D.	Chirurgiae Doctor		
CHE	Cholesterin-esterase	ChTA	chemisch-technische(r) Angestellte(r)
CHE, ChE	Cholin-esterase		
Ch.E.	Christensen-Einheit (bei Streptokinase, Streptodornase)	Ch-Therme	Chlorophyten-Therme, Blau-Grün-Therme
CHED	Community Hypertension Evaluation Clinic (Hypertonie-Überwachungsprogramm, s. a. HDFP)	ChTr	Chymotrypsin
		CHU	centre hospitalier universitaire; Universitätsklinikum
ch$_{el}$	cheval vapeur électrique; elektrische Pferdestärke	CHX	Chlorhexidinglukonat
		CI	capacité inspiratoire; Atemvolumen (s. a. AZV)
CHF	central Asian hemorrhagic fever; zentralasiatisches hämorrhagisches Fieber		
		CI *(anat)*	Capsula interna
CHF	chronic heart failure; chronische Herzinsuffizienz	CI	cardiac index; Herzindex
		CI	cardiac infarction; Herzinfarkt
CHF	congestive heart failure; dekompensierte Herzinsuffizienz (= CCF, DHI)	CI *(anat)*	carotide interne; A. carotis interna
		CI	chemotherapeutischer Index, therapeutische Breite (= CHI)
ChFR	Chédiak-Flockungsreaktion		
ChG	Chymotrypsinogen	CI	clonus index; Klonus-Index
CHI	chemotherapeutischer Index; therapeutische Breite (= CI)	CI *(psych)*	coefficient of intelligence; Intelligenzkoeffizient
CHIP	Comprehensive Health Insurance Plan	CI	color index; Färbeindex
		CI *(stat)*	confidence interval; Vertrauensintervall
Chir.D.	Chirurgiae Doctor; Doctor of Surgery (= Ch.D.)		
Ch.M.	Chirurgiae Magister; Master of Surgery (auch: C.M.)	CI	contamination index; Verunreinigungsindex
		CI	contre-indication; Kontraindikation
CHN	child neurology; Kinderneurologie		
		CI	coronary insufficiency; Koronarinsuffizienz
CHO	carbohydrate; Kohlenhydrat		
CHOP-Schema	zytostatische Kombinationstherapie mit Cyclophosphamid, Adriamycin, Vincristin (Oncovin) und Prednison	CI *(rad)*	cortical index; Kompakta-Index
		CI	crystalline insulin; kristallines Insulin
		Ci	Curie (Maßeinheit)
CHP	child psychiatry; Kinderpsychiatrie	CIA	Zellulose-Ionenaustauscher (= CIE)
CHP	chronische hepatische Porphyrie	CIB	International Council for Building Research Studies and Documentation
CHR	centre hospitalier de réanimation; Reanimationszentrum		
CHR	Cercaria-Hüllen-Reaktion	CIBHA	congenital inclusion body hemolytic anemia; angeborene hämolytische Anämie mit Einschlußkörperchen
CHSA	Chest, Heart, and Stroke Association		

CIC	cardio-inhibitor center; Herzhemmerzentrum	CIP	Congres International de Psychomotricité
CIC	Centro Internazionale Congressi (Rom)	CIQ	Confoederatio Internationalis ad Qualitates Plantarum Edulium; Internationale Vereinigung zur Erforschung der Qualität von Nahrungspflanzen
CICD	Collegium Internationale Chirurgiae Digestivae		
CICR	Comité International de Croix Rouge (= IRCR, IKK, IKRK); Internationales Komitee vom Roten Kreuz (Genf)	CIRM	Centro Internazionale Radio-Medico
		CIS	Carcinoma in situ
CICS	Customer Information Control System	CIS	central inhibitory state; Hemmungszustand im ZNS
CICU	Coronary Intensive Care Unit; Koronar-Intensivpflegestation (= CCU)	CIS	Chemical Information System
		CIS	Internationales Informationszentrum für Arbeitsschutz
CID	cytomegalic inclusion disease; Zytomegalie-Syndrom	CISS	Conseil International des Sciences Sociales; Internationaler Rat für Sozialwissenschaften
CIE	cellulose ion exchanger; Zellulose-Ionenaustauscher (= CIA)		
CIE	Counter-Immunelektrophorese; Gegenstrom-Elektrophorese	CIT	California Institute of Technology
		CIT	charakterologischer Intelligenz-Test
CIFC	Council for the Investigation of Fertility Control	CIUS	Conseil International des Unions Scientifiques; Internationaler Rat für Wissenschaftliche Vereinigungen (Rom) (= ICSU)
CIH	carbohydrate-induced hypertriglyceridemia; kohlenhydrat-induzierte Hypertriglyzeridämie		
CIIA	Commission Internationale des Industries Agricoles (Paris)	CJD	Creutzfeldt-Jakob disease; Jakob-Creutzfeldt-Syndrom
CIM	Centrum für Internationale Migration und Entwicklung	CK	Kreatinkinase (s. a. CPK)
		CK (gyn)	Zervikalkanal
CIM	concentration inhibitrice minimale; minimale Hemmkonzentration (= MHK, MIC)	CK-MB	Kreatinkinase-muscle-brain (= MB-CK)
CIM	cortically induced movement; kortikal induzierte Bewegung	CL	chest − left arm (halbunipolare EKG-Ableitung)
cIMP	zyklisches Inosin-5'-monophosphat	CL	Compliance der Lunge
		CL	Corpus luteum; Gelbkörper
CIN	Cinnarizin	Cl	Clearance
C_{In}	Inulin-Clearance	Cl^a-Faktor	Caldwell-Faktor, Antigen Cl^a
CIN-System	cervical intraepithelial neoplasia; neue zytologische Klassifikation von Zervixabstrichen	CLAO	Contact Lens Association of Ophthalmologists
CIOMS	Council for International Organizations of Medical Sciences (Genf)	CLAS	clinical laboratory automation system; Datenauswertung klinischer Laborwerte

CLC-Syndrom	Clerc-Lévy-Christescu-Syndrom; französ. Bezeichnung für das LGL-Syndrom
CLE	cellule lupus érythémateux; LE-Zelle
CLED-Agar	Zystin-Laktose-Elektrolyt-Deficient-Agar
CLH	Corpus luteum-Hormon
CLIP	corticotrophin-like intermediate lobe peptide; ACTH-ähnliches HML-Peptid
CLIS	Carcinoma lobatum in situ
CLL	cholesterol lowering lipid; cholesterinsenkendes Lipid
CLL	chronische lymphatische Leukämie
Cl₂MDP *(biochem)*	Dichlormethylen-diphosphonat
CLML	Current List of Medical Literature
CLO	cod liver oil; Lebertran
Clo unit	Clothing-Einheit (Maßeinheit für die Wärmeisolation einer Kleidung)
CLT *(pharm)*	Cephalotin
CLT *(lab)*	clot lysis time; Gerinnsel-Lysezeit
CM	Capreomycin
CM	cardiomyopathy; Kardiomyopathie
CM	causa mortis; Todesursache
CM	Chick-Martin(-Test)
CM	circular muscle; Ringmuskel
CM *(otorhin)*	cochlear microphonics; Wechselspannungen im Corti-Organ (Bray-Wever-Phänomen)
CM	colored male; Farbiger
CM	congenital malformation; angeborene Mißbildung
CM *(rad)*	contrast medium; Kontrastmittel
CM	copulatory mechanism; Kopulationsmechanismus
CM	Karboxymethyl(äther)
Cm	clearance maximum (bei Harnstoff-Clearance)
C.M.	Chirurgiae Magister; Master of Surgery (auch: Ch.M.)
CMA	Canadian Medical Association
CMA	Chinese Medical Association
CMACP	Conseil Mondial pour l'Assemblée Constituante des Peuples; Weltrat für eine konstituierende Völkerversammlung
CMAJ	Canadian Medical Association Journal (in Literaturzitaten nach WMP: Canad. med. Ass. J.)
CMB	Central Midwives Board
CMB	Chlormercuribenzoat
CMB	Karbolmethylenblau
CMC	carpometacarpal; karpometakarpal
CMC	Karboxymethylzellulose
CMDNJ	College of Medicine and Dentistry of New Jersey (Newark)
CME	Central Medical Establishment
CME	Continuing Medical Education; ärztliches Fortbildungsprogramm in den USA
C-Meiose	Kolchizin-Meiose
CMF	Chondromyxofibrom
CMF	zytostatische Kombinationstherapie mit Cyclophosphamid, Methotrexat und 5-Fluorouracil
CMFT	Cardiolipin-Mikroflockungstest (= CFT, VDRL)
CMFV	zytostatische Kombinationstherapie mit Cyclophosphamid, Methotrexat, 5-Fluorouracil und Vincristin
CMFVP	zytostatische Kombinationstherapie mit Cyclophosphamid, Methotrexat, 5-Fluorouracil, Vincristin und Prednison
CMH	congenital malformation of the heart; angeborene Herzmißbildung
CMHC	Community Mental Health Center

CMI	carbohydrate metabolism index; KH-Stoffwechselindex	$CMRO_2$	cerebral metabolic rate of O_2; zerebraler Sauerstoffverbrauch
CMI	cellular mediated immunity; zellvermittelte Immunität	CMS	Codex Medicamentarius Scandinavicus
CMI	Commonwealth Mycological Institute	CMT	Current Medical Terminology
CMI	concentration minimale inhibitrice; minimale Hemmkonzentration (= CIM, MHK, MIC)	CMU	concentration maximale d'urée; maximale Harnstoffkonzentration
CMI	Cornell Medical Index (New York)	CMV	controlled mechanical ventilation; kontrollierte mechanische Beatmung
CMIT	Current Medical Information and Terminology	CMV	zerebrales Minutenvolumen
CMK *(lab)*	cells of monkey kidney (auch: cynomolgus kidney cells); Nierenzellen von Hundsaffen (für Versuchs- und Laborzwecke, z. B. virologisch)	CMV	Zytomegalie-Virus
		cmW	Zentimeterwelle (= SHF)
		CN *(anat)*	caudate nucleus; Nucleus caudatus
CML	chronische myeloische Leukämie	CN	clinical nursing; klinische Krankenpflege
CMLT	continuous increasing multiple load test; Ergometrie mit steigender Belastung	CN *(anat)*	cranial nerve; Kopf- bzw. Hirnnerv
		CN	Zellulosenitrat
CMM	Columbia Mental Maturity Scale; psychologischer Test, z. B. zur Beurteilung der Schulreife	CNA	Canadian Nurses' Association
		CNE	chronic nervous exhaustion; chronische nervliche Erschöpfung
CMN	cystic medial necrosis; zystische Medianekrose (der Aorta)	CNF	congenital nephrosis (Finland); kongenitale Nephrose (Finnland-Typ)
CMO	cardiac minute output; Herzminutenvolumen (= CO, HMV)	CNI	chronische Niereninsuffizienz
		C.N.M.	Certified Nurse-Midwife
CMP	central monitoring position; zentraler Überwachungsplatz	CNO	chronische nichtinfektiöse Orchitis
CMP	coal miners' pneumoconiosis; Bergarbeiter-Pneumokoniose (= BAP)	CNP	continuous negative pressure; kontinuierlicher Unterdruck
		CNR	Civil Nursing Reserve
CMP	Zytidin-monophosphat	CNRS	Centre National pour la Recherche Scientifique
cmps	Zentimeter pro Sekunde		
CMR	cerebral metabolic rate; Hirnstoffwechselrate	CNS	central nervous system; Zentralnervensystem (= ZNS)
CMRG	cerebral metabolic rate of glucose; zerebrale Glukose-Umsatzrate	CNSD	chronic non-specific duodenitis; chronische unspezifische Duodenitis
CMRO	Current Medical Research and Opinion (amerikanische Fachzeitschrift)	CNSLD	chronic non-specific lung disease; chronische unspezifische Lungenkrankheit

CNV *(psych)*	kontingente negative Variation; Erwartungswelle
CO	cardiac output; Herzschlagvolumen (auch: Herzminutenvolumen, HMV, CMO)
CO	castor oil; Rizinusöl
CO	centric occlusion; zentrischer Verschluß
CO *(gen)*	crossover, crossing-over; Kreuzung, Austausch homologer Segmente
Co I	Codehydrase I (= DPN, NAD)
Co II	Codehydrase II (= TPN, NADP)
COA	condition on admission; Aufnahmebefund
CoA	Coenzym A
COAD	chronic obstructive airway disease; chronische obstruktive Atemwegserkrankung
COBS	cesarian obtained barrier sustained; durch Sectio keimfrei entbunden (Tierversuch)
COBT	chronic obstruction of biliary tract; chronische Gallenwegsverlegung
COC *(physiol)*	cathodal opening contraction; Kathodenöffnungszuckung (= CaOC, KÖZ)
CoC	Coenzym C
COCI	cathodal opening clonus; Kathodenöffnungsklonus
COCM	congestive cardiomyopathy; kongestive Kardiomyopathie
COD	cause of death; Todesursache
COD	chemical oxygen demand; chemischer Sauerstoffbedarf
COD	Council of Deans
COEPS	cortically originating extrapyramidal system; kortikaler Teil des extrapyramidalen Systems
CoF	Coenzym F
COG(SA)	College of Obstetricians and Gynaecologists (South Africa)
COGTT	cortisone (primed) oral glucose tolerance test; oraler Glukokortikoid-Glukosetoleranztest
COH	carbohydrate; Kohlenhydrat (= CHO, KH)
CO-Hb	Kohlenmonoxid-Hämoglobin
CoL	Coenzym L, Biotin
COLD	chronic obstructive lung disease; chronische obstruktive Lungenkrankheit (s. a. COPD)
COM	College of Osteopathic Medicine
COMC	Karboxymethylzellulose (= CMC)
comp.	compositus; zusammengesetzt
COMT	Katechol-o-methyl-transferase
CON-Apparat	Cyclopropan-Oxygen-Nitrogen-Narkosegerät
COP	capillary osmotic pressure; osmotischer Kapillardruck
COP	change of plaster; Gipsverband-Wechsel
COP	colloid osmotic pressure; kolloidosmotischer Druck
COPD	chronic obstructive pulmonary disease; chronische obstruktive Lungenkrankheit (= COLD)
COPE	chronic obstructive pulmonary emphysema; chronisches obstruktives Lungenemphysem
COPP-Schema	zytostatische Kombinationstherapie mit Cyclophosphamid, Oncovin, Prokarbazin und Prednison (bei Lymphomen)
COP-Schema	zytostatische Kombinationstherapie mit Cyclophosphamid, Vincristin (Oncovin) und Prednison
CoQ	Coenzym Q, Ubichinon
CoR	congo red; Kongorot
COS	Canadian Ophthalmological Society
COS	Charity Organization Society; Caritas-Organisation (USA)
COS	Clinical Orthopedic Society
C_{osm}	osmolale Clearance
C_{osmol}	osmolare Clearance

COSPAR	Committee on Space Research; Ausschuß für Raumforschung (Paris)	C+P *(urol)*	cystoscopy and pyelogram; Zystoskopie und Pyelogramm
COSTEP	Commissioned Officer Student Training and Extern Program	CPA	Chinese Pharmaceutical Association
C.O.T.A.	Certified Occupational Therapy Assistant	CPA	Chlorphenylalanin
		CPA	coeur pulmonaire aigu; akutes Cor pulmonale
COTe	cathodal opening tetanus; Kathodenöffnungstetanus	CPA	Cyproteronazetat
COV	concentrated oil of vitriol; konzentrierte Schwefelsäure	CPAC	Collaborative Pesticides Analytical Committee; Europäische Kommission für Analysemethoden der Pestizide
COV	cross-over value; Cross-over-Wert		
		CPAF	Chlorpropamid-induzierter Alkohol-Flush
CP, c.p.	candle power (Maßeinheit für Lichtstärke)	CPAP	continuous positive airway pressure; kontinuierlicher positiver Beatmungsdruck
CP	capillary pressure; Kapillardruck		
CP *(neurol)*	cerebral palsy; Hirnlähmung	CPB	cardiopulmonary bypass; Herz-Lungen-Bypass
CP, cp	chemically pure; chemisch rein		
CP	Child Psychiatry, Child Psychology (s.a. CHP)	CPB	cetyl pyridinum bromide; Zetylpyridinbromid
CP	Chloroquin-Primaquin (Malariamittel)	CPB	competitive protein-binding; kompetitive Proteinbindung
CP	cleft palate; Gaumenspalte	CPBA	competitive protein-binding assay; kompetitive Eiweißbindungs-Assay
CP	cochlear potential; endokochleares Potential		
CP	computergesteuerte Programmierhilfe	CPC	Cerebral Palsy Clinic
		CPC	cetyl pyridinum chloride; Zetylpyridinchlorid
CP	constant pressure; konstanter Druck	CPC	chronic passive congestion; chronische Stauung
CP	coproporphyrin; Koproporphyrin	CPC	chronisches Cor pulmonale
CP *(kard)*	Cor pulmonale	CPC	clinical pathological conference; klinisch-pathologische Konferenz
CP	culture proven; durch Kultur nachgewiesen		
CP *(lab)*	Kreatinphosphat	CPCh	coeur pulmonaire chronique; chronisches Cor pulmonale
Cp	plate capacitance; Anodenkapazität	CPD	citrate phosphate dextrose; Zitrat-Phosphat-Dextrose
cP	Centipoise (¹⁄₁₀₀ der Viskositätseinheit Poise)	CPD *(phys)*	contact potential difference; Kontaktpotentialdifferenz
cP	chronische Polyarthritis	CPD *(vet)*	contagious pustular dermatitis; Ekthyma contagiosum, Orf der Schafe
C.P.	Certified Prosthetist		
C/P	Cholesterin-Phospholipid-Quotient, lipolytischer Quotient (= CPQ)	CPD	cyclopentadiene; Zyklopentadien

cpd.	compound; Verbindung	CPR	cardiac pulmonary reserve; Herz-Lungen-Reserve
CPDG	Centre Pluridisciplinaire de Grenoble	CPR	cardiopulmonary resuscitation; Herz-Lungen-Wiederbelebung
CPDS	Karboxypyridin-disulfid	CPR	Chlorphenolrot
CPE	chronic pulmonary emphysema; chronisches Lungenemphysem	CPRD	Committee on Prosthetics Research and Development
CPE	cytopathogenetic effect; zytopathogener Effekt	CPS	constitutional psychopathic state; konstitutioneller psychopathischer Zustand
C-Peptid	connecting peptide; bindendes Peptid	CPS	Karbamylphosphat-synthetase
CPF (gen)	competence provoking factor; kompetenzauslösender Faktor	cps	cycles per second, counts per second; Impulse pro Sekunde (= Hertz, Hz)
CPH	chronisch-persistierende Hepatitis	CPSA, CP(SA)	College of Physicians of South Africa
C.P.H.	Certificate in Public Health		
CPI	California Psychological Inventory	CPT	capacité pulmonaire totale; totale Lungenkapazität
CPIB	α-(p-Chlorphenoxy)-isobuttersäure; Clofibrat	CPT (kard)	carotid pulse tracing; Karotispulskurve (= CPK)
CPK (kard)	Karotispulskurve	CPT	cold pressure test; Kälte-Druck-Test
CPK (lab)	Kreatin-phosphokinase		
CPLM	Cystein-Pepton-Leber-Methylenblau-Nährboden (für Trichomonas vaginalis)	CPT (psych)	combining power test; Kombinationsvermögen-Test
		CPT (psych)	concentration performance test; Konzentrationsleistungstest (= KLT)
CPM	Capromycin		
cpm	cycles per minute, counts per minute; Impulse pro Minute	CPT	Current Procedural Terminology
CPP	cerebral perfusion pressure; Hirndurchblutung	CPTPP	continuous positive transpulmonary pressure; kontinuierlicher positiver transpulmonaler Druck
CPP	chronisch-progressive Polyarthritis (= pcP, PCP)		
CPP	Zyklopentophenanthren	CPU	central processing unit; zentrale Prozessor-Einheit (eines Computers)
CPPB	continuous positive pressure breathing; Spontanatmung mit konstant positivem Atemwegsdruck	CPUE	capacité pulmonaire utilisable à l'éffort; nutzbare Lungenkapazität bei Anstrengung
CPPD	calcium pyrophosphate dihydrate; Kalziumpyrophosphat-dihydrat	CPZ	Chlorpromazin
		CQ	chloroquine-quinine; Chloroquin-Chinin (Malariamittel)
CPPV	continuous positive pressure ventilation; kontinuierliche positive Druckbeatmung	CR	cathode ray; Kathodenstrahl
		CR (rad)	central ray; Zentralstrahl
CPQ, C/P	Cholesterin-Phosphatid-Quotient, lipolytischer Quotient	CR (kard)	chest − right arm; halbunipolare EKG-Ableitung

CR	clinical records; klinische Aufzeichnungen, Krankengeschichte	CRF	Croix Rouge Française; Französisches Rotes Kreuz
CR	clot retraction; Retraktion des Blutgerinnsels	CRF	Kortikotropin-Releasing-Faktor
		CRH	Kortikotropin-Releasing-Hormon
CR *(chir)*	colon resection; Kolonresektion	CRI	chronic respiratory insufficiency; chronische Ateminsuffizienz
CR *(klin)*	complete remission; völlige Wiederherstellung, komplette Remission (z. B. des Krebswachstums)	CRIE	crossed radio-immuno-electrophoresis; gekreuzte Radio-Immunelektrophorese
CR *(physiol)*	conditioned reflex; bedingter Reflex	C.R.L.	Certified Record Librarian
CR *(neurol)*	Cremasterreflex (auch: CrR)	CRM	capacité respiratoire maximale; maximale Atemkapazität
CR	cresyl red; Kresolrot	CRM	cross-reacting material; kreuzreagierendes Protein
CR *(neurol)*	Kornealreflex		
Cr	Kreatin	CRO	cathode ray oscillograph; Kathodenstrahloszillograph
cran.	cranialis; oben, zum Kopf hin		
CRAO	central retinal artery occlusion; zentraler Netzhautarterienverschluß (= ZNAV)	CROS	contralateral routing of signal; kontralateraler Reizweg (vgl. IROS)
CRBBB	complete right bundle branch block; kompletter Rechtsschenkelblock	CRP	C-reaktives Protein
		CrP	Kreatinphosphat (= CP)
		CRPA	CRP-Antiserum
C.R.C.P.	Certificate Royal College of Physicians	CrR	Cremasterreflex (auch: CR)
		CRS *(mil)*	Camp Reception Station; Krankensammelstelle
CRD	chronic renal disease; chronische Nierenkrankheit		
		CRS	colonic and rectal surgery; Kolon- und Rektumoperation
CRD	chronic respiratory disease; chronische Atemwegserkrankung	CRS	congenital rubella syndrome; kongenitales Röteln-Syndrom
CRD	complete reaction of degeneration; totale Entartungsreaktion	CRS	Croix Rouge Suisse; Schweizerisches Rotes Kreuz
CRE	cumulative radiation effect; kumulative Strahlenwirkung	CRST-Syndrom	Calcinosis cutis, Raynaud, Sklerodaktylie, Teleangiektasien; progressive Sklerodermie, Thibierge-Weissenbach-Syndrom, Winterbauer-Syndrom
CREDOC	Centre de Recherches et Documentation sur la Consommation		
CRF	capacité résiduelle fonctionelle; funktionelle Residualkapazität (= FRC, FRK)	CRT	cardiac resuscitation team; Herzreanimationsteam
CRF	chronic renal failure; chronisches Nierenversagen	CRT	cathode ray tube; Kathodenstrahlröhre
CRF	coagulase-reacting factor; koagulasereagierender Faktor	CRT *(psych)*	complex reaction time; Komplexreaktionszeit

C.R.T.T.	Certified Respiratory Therapy Technician	CSB	Plasmafraktion mit Convertin, Stuart-Prower-Faktor und AHG B (Faktor IX)
CRU	Clinical Research Unit; Abteilung für Klinische Forschung	CSBF	coronary sinus blood flow; Koronarsinus-Durchblutung
CRVS	California Relative Value Studies	CSC	Chondroitinsulfat C (= C-6-S)
CS	central supply; Zentralversorgung (Krankenhaus)	CSC *(ophth)*	Cornea – Sclera – Conjunctiva
CS	cerebrospinal; zerebrospinal	CSC	coup sur coup; ununterbrochen
CS *(gebh)*	cesarian section; Kaiserschnitt	CSD	chronic specific duodenitis; chronische spezifische Duodenitis
CS	Chondroitinsulfat		
CS *(biochem)*	citrate synthetase; Zitratsynthetase	C-section	cesarian section; Schnittentbindung (= CS)
CS	concentrated strength; konzentrierte Stärke (einer Lösung)	CSF	cerebrospinal fluid; Liquor cerebrospinalis
CS	conditioned stimulus; konditionierter Reiz	CSF	colony stimulating factor; Substanz, die die Vermehrung von Leukozyten stimuliert
CS	congenital syphilis; Lues connata	CSF-WR	cerebrospinal fluid Wassermann reaction; Wassermann-Reaktion im Liquor
CS	conscious; bei Bewußtsein		
CS	coronary sclerosis; Koronarsklerose	CSII	continuous subcutaneous insulin infusion; kontinuierliche subkutane Insulin-Infusion
CS	current strength; Stromstärke		
CS *(pharm)*	Kortikosteroid	CSL	cornsteep liquor; Einweich- und Quellwasser von Getreide (für Pilznährböden)
CS *(pharm)*	Zykloserin (= ZS)		
cS	centistokes (¹/₁₀₀ der Einheit Stokes für die kinemat. Viskosität)	CSM	cerebrospinal meningitis; zerebrospinale Meningitis
		CSM	Committee on Safety of Medicines; Ausschuß für Arzneimittelsicherheit
C&S *(bakt)*	culture and sensitivity; Kultur und Empfindlichkeitsprobe		
c/s	cycles per second; Impulse pro Sekunde (= cps)	CSMI	cardiogenic shock after myocardial infarction; kardiogener Schock nach (akutem) Myokardinfarkt
C-4-S	Chondroitin-4-sulfat, -schwefelsäure		
C-6-S	Chondroitin-6-sulfat, -schwefelsäure	CSMMG	Chartered Society of Massage and Medical Gymnastics (GB)
17-CS	17-Ketosteroide	CSM-Test	statistischer Test nach Barnard (convexity = Eigenschaft; symmetry = Symmetrie; maximum number of outcomes = Höchstzahl der Ergebnisse)
CSA	Chondroitinsulfat A (= C-4-S)		
CSA	Council of Scientific Affairs (USA)		
CSB	Chondroitinsulfat B, Dermatansulfat	CSNRT *(kard)*	corrected sinus node recovery time; korrigierte Erholungszeit des Sinusknotens (= KSKEZ, SKEZ)

CSOM	chronic suppurative otitis media; chronisch-eitrige Mittelohrentzündung	CT *(pharm)*	coated tablet; Dragée, Filmtablette
CSP	Chartered Society of Physiotherapists	CT *(pharm)*	compressed tablet; Komprette
CSP *(gyn)*	Cooperative Statistical Program	CT	Computer-Tomographie (= CTM)
CS-P	Chondroitinsulfat-Proteine	CT	connective tissue; Bindegewebe
CSR	Cheyne-Stokes respiration; Cheyne-Stokes-Atmung	CT	corneal transplant; Hornhaut-Transplantat
CSR	corrected sedimentation rate; berichtigte BSG	CT	coronary thrombosis; Koronarthrombose
CSR	cortical secretion rate; Sekretionsrate der NNR	CT	cytological technician; Zytologie-Assistent(in)
CSR	Kadmiumsulfat-Reaktion	CT	Kalzitonin
CSSD	Central Sterile Supply Department; Zentralsterilisation	CTA	Canadian Tuberculosis Association
C^s-Senke *(otol)*	Carhart-Senke	CTA	chemisch-technische(r) Angestellte(r) (auch: ChTA)
CST *(psych)*	convulsive shock therapy; Schocktherapie	CTA	Cyproteronazetat
C_{st}	statische Compliance	CTA *(immun)*	(lympho-)cytotoxic assay; Zytotoxizitätstest
CSTI	Clearinghouse for Scientific and Technical Information	CTA *(pharm)*	Zyantrimethyl-androsteron
CSU	catheter specimen urine; Katheterurin	CTAB	Zetyl-trimethyl-ammoniumbromid, Cetrimide
CSU	central statistical unit; zentrale Statistik-Einheit	CTAC	Cancer Treatment Advisory Committee (Ausschuß des US-Gesundheitsministeriums)
CSV	zerebraler Sauerstoffverbrauch	CTBT	Karboxyltolbutamid
CT	capacité totale; Gesamtkapazität	CTC	Chlortetracyclin
CT *(anat)*	carpal tunnel; Karpaltunnel	CTD	cardiac transverse diameter; Herzquerdurchmesser
CT	cell therapy; Zelltherapie	CTD	carpal tunnel decompression; Karpaltunnel-Dekompression
CT	cerebral thrombosis; Hirnthrombose	CTD	Chlortalidon
CT	cerebral tumor; Hirntumor	CTD-Verfahren	Chemo-Thermo-Desinfektionswaschverfahren
CT	cholesterol total; Gesamtcholesterin	CTEM	konventionelles Transmissionselektronenmikroskop
CT	circulation time; Kreislaufzeit (s. a. MKZ)	CTF	Colorado tick fever; Colorado-Zeckenfieber
CT	closed thoracotomy; geschlossene Thorakotomie	CTG	Kardiotokogramm
CT *(lab)*	clotting time, coagulation time; Gerinnungszeit	CTL	cytolytic T lymphocytes; thymusabhängige Lymphozyten
		CTM	Computer-Tomographie (= CT)

CTP	Zytidin-triphosphat	CV	color vision; Farbsehen
CTR	cardiothoracic ratio; Herz-Thorax-Verhältnis	CV *(gebh)*	Conjugata vera (s. a. CVO)
CTS	carpal tunnel syndrome; Karpaltunnelsyndrom	CV	corpuscular volume; Blutzellvolumen
CTS	computerized topographic scanner; computerisierter topographischer Scanner	CV	cresyl violet; Brillantkresylviolett
		CVA	cerebrovascular accident; Apoplexie
CTX	Cyclophosphamid	CVA	costo-vertebral angle; Kostovertebralwinkel
CT-Zone	Chemorezeptoren-Triggerzone	CVD	cardiovascular disease; Herz-Gefäß-Krankheit
CU	contractions utérines; Uteruskontraktionen	CVD	cerebrovascular disease; zerebrovaskuläres Leiden
C_u	Harnstoff-Clearance	CVI	chronische venöse Insuffizienz
CUC	chronic ulcerative colitis; chronische Colitis ulcerosa	C-Viren	Coxsackie-Viren
CUG	Zysto-Urethrogramm	CVO	Chief Veterinary Officer
CuGW	Kupfergleichwert	CVO	Conjugata vera obstetrica
CuHWS	Kupferhalbwertsschicht	CVP	central venous pressure; zentraler Venendruck (= ZVD)
cUMP	zyklisches Uridin-5'-monophosphat	CVR	cardiovascular renal disease; Herz-Kreislauf- und Nierenkrankheit
CUMS	Cornell University Medical School	CVR	cardiovascular respiratory disease; Herz-Kreislauf- und Atemwegserkrankung
CURS	chronisches unspezifisches respiratorisches Syndrom (s. a. CNSLD)	CVR	cerebral vascular resistance; zerebraler Gefäßwiderstand (= CGW)
CUSLK	chronische unspezifische Lungenkrankheit (= CURS)	CVS	cardiovascular surgery; Herzgefäßoperation, -chirurgie
Cu-T	Kupfer-T, kupfertragendes Intrauterinpessar	CVS	cardiovascular system; Herz-Gefäß-System
CV	capacité vitale; Vitalkapazität		
CV, cv	cardiovascular; kardiovaskulär	CVS	clean voided specimen; „saubere" Spontanurinprobe
CV	cell volume; Zellvolumen		
CV	cerebrovascular; zerebrovaskulär	CVS-Virus	challenge virus standard; Standardvirus bei Tollwut (USA)
CV *(ophth)*	champ visuel; Gesichtsfeld		
CV, cv	cheval vapeur; Pferdestärke, PS (auch: CH, ch)	CW	cardiac work; Herzarbeit
		CW	chemical warfare; chemische Waffen
CV	closing volume; Verschlußvolumen	CW	chest wall; Brustwand
CV *(stat)*	coefficient of variation; Variabilitätskoeffizient	CW	Children's Ward; Kinderabteilung, Kinderstation
CV	colonne vertébrale; Wirbelsäule (= WS)	CW	clockwise; im Uhrzeigersinn

CW	crutch walking; an Krücken gehend	CX	Cefoxitin
CW	EKG-Brustwandableitung (chest) nach Wilson	Cx	convex; konvex
CWBTS	capillary whole blood true sugar; aus Kapillarblut bestimmte wahre Glukose	CXR	chest x-ray; Thorax-Röntgenaufnahme
		CYC *(phys)*	Zyklotron
CWHB	citrated whole human blood; Blutkonserve	Cyd	Zytidin (nach IUPAC)
		cyl *(ophth)*	Zylinderwirkung
CWI	cardiac work index; Herzarbeitsindex, Herzindex (= CI, HI)	Cys-S	Cystin
		Cys-SH	Cystein
CWO	carrier wave oscillator; Trägerwellen-Oszillator	Cys-SO$_3$H	Cysteinsäure
		Cyt	Zytochrom
CWOP	childbirth without pain; schmerzlose Geburt	Cyt-Fe^2	reduziertes Zytochrom
		CZ	Cephazotin
CWS	cold water soluble; kaltwasserlöslich	C-Zelle	Kalzitonin-Zelle
cwt	centweight, hundredweight (50,8 kg)	CZI	crystalline zinc insulin; kristallines Zink-Insulin

D

D, d *(phys)*	Darcy (Einheit für die mechanische Permeabilität)	D *(anat)*	Dorsalsegment, Thorakalsegment
D	dead air space; Totraum	D *(pharm)*	Dosis (= Dos.)
D *(phys)*	Debye (Einheit für das Dipolmoment)	D *(chem)*	Stereoisomer einer chemischen Verbindung
D	dérivation; Ableitung im EKG	D. *(anat)*	Ductus; Gang
D, d	Desoxy-	D., d. *(pharm)*	da, detur, divide (Rezeptur)
D	deviation; Abweichung		
D, d	dexter; rechts	d	dies; Tag
D	Diameter, Durchmesser	d-	dextrogyr; rechtsdrehend
D	Diastole	D+, d−	Rhesus-positiv, rhesus-negativ
D *(phys)*	Dichte	3D	dreidimensional
D	Differenz	2,4-D	2,4-Dichlorphenoxyessigsäure
D	diffusion capacity; Diffusionskapazität, Diffusionsfaktor	DA	degenerative arthritis; Arthrose
D *(phys)*	Diffusionskoeffizient, -konstante	DA	delayed action; verzögerte Wirkung (eines Arzneimittels)
D *(ophth)*	Dioptrie, Brechkraft (= dpt)	DA	dental assistant; Zahnarzthelfer(in)
D	displacement; Verlagerung		
D *(vet)*	dog; Hund	DA	developmental age; Entwicklungsalter

DA, dA	Desoxyadenosin (= dAdo)		DAE	diving air embolism; Luftembolie durch Tauchen
DA	Diphenylchlorarsin			
DA	disability assistance; Behindertenhilfe		DAE	Mixtur aus Dimethylazetamid, Azeton und Äthanol
DA	Dopamin		DÄB	Deutsches Ärzteblatt
D.A.	Diploma in Anaesthetics		DÄGfA	Deutsche Ärztegesellschaft für Akupunktur
D.a.	Discus articularis		DAES	Diäthylstilböstrol
DAA	Dihydroxy-aluminium-aminoazetat		DAET	Diäthyltryptamin
DAAAM	Deutsche Akademie für Akupunktur und Aurikulo-Medizin		DAF	delayed auditory feedback; verzögerte Gehör-Rückkopplung
DAAD	Deutscher Akademischer Austauschdienst		DAH	Deutsche Medizinische Arbeitsgemeinschaft für Herd- und Regulationsforschung
DAAO	d-amino-acid oxidase; D-Aminosäure-Oxidase			
DAB	Deutsches Arzneibuch		DAH	disordered action of heart; Herzneurose
DAB	α,γ-Diaminobuttersäure		DAHW	Deutsches Aussätzigen-Hilfswerk
DAB	4-Dimethylamino-azobenzol			
DABD	durchschnittlicher arterieller Blutdruck		DAI	death from accidental injuries; Tod durch Unfall
D.A.B.P.N.	Diplomate of the American Board of Psychiatry and Neurology		DAK	Deutsche Angestellten-Krankenkasse
			DAL	Delta-Aminolävulinsäure (= ALA, ALS, DALA)
DAC	Deutscher Arzneimittel-Codex			
DAD	dispense as directed; Abgabe nach Vorschrift (Rezeptur)		DALA	delta-aminolaevulinic acid; Delta-Aminolävulinsäure (= ALA, ALS, DAL)
DADA	Diisopropylamin-dichlorazetat		DAM	Diäthyl-aminomethyl
DADAVS (mil)	Deputy Assistant Director of Army Veterinary Services		DAM	Diazetylmonoxim
			DAMP, dAMP	Desoxyadenosin-monophosphat
DADDS	Diazetyl-diamino-diphenylsulfon			
DADH (mil)	Deputy Assistant Director of Hygiene		DANS	1-Dimethylamino-naphthalin-5-sulfonsäure
			DANT	Diallyl-nor-toxiferin, Alloferin
DADMS (mil)	Deputy Assistant Director of Medical Services		DAP	Deutsche Akademie für Psychoanalyse (Berlin/München)
dAdo	Desoxyadenosin (= DA, dA)		DAP	Diallylphthalat
DADP, dADP	Desoxyadenosindiphosphat		DAP	Diaminopimelinsäure
DADPS	Diamino-diphenyl-sulfon; Diaphenylsulfonum (= DDS)		DAP	diastolic aortic pressure; diastolischer Aortendruck (= DP_{AO})
DADS	Director of Army Dental Services		DAP	Dihydrazinophthalazin
DAdW	Deutsche Akademie der Wissenschaften (Berlin)		DAP	Dihydroxyazetonphosphat (= DOAP)

DAP	direct latex agglutination pregnancy; direkter Latexagglutinations-Schwangerschaftstest		DBA	Dibenzanthrazen
			DBA *(kard)*	Ductus Botalli apertus
D.A.P.E.	Diploma in Applied Parasitology and Entomology		DBC	dye-binding capacity; Farbstoffbindevermögen
DAPT	Diaminophenylthiazol, Amiphenazolum		DBE	ein synthetisches Östrogen
			DBED	Dibenzäthylendiamin
DAP-Test *(psych)*	draw a person test; Personenzeichnungstest		DBG	Deutsche Bunsen-Gesellschaft für Physikalische Chemie
DAR *(rad)*	differential absorption ratio; Differentialabsorptionsverhältnis		DBGM	Deutsch-Brasilianische Gesellschaft für Medizin
D-Arzt	Durchgangsarzt		DBH	Dopamin-beta-hydroxylase
DAS	depressorisch aktive Substanz		DBI	development at birth index; Entwicklungsindex bei Geburt
DAS	Dextroamphetaminsulfat			
DAS	Direction des Affaires Sanitaires et Sociales (Paris)		DBI	Phenforminum (orales Antidiabetikum)
DAT	delayed action tablet; Tablette mit verzögerter Wirkung		DBL	distance between lenses; Entfernung zwischen zwei Linsen
DAT	Deutsche Arznei-Taxe		DBM	diabetic management; Diabetiker-Betreuung
DAT	Diazetylthiamin		DBM	1,6-Dibrom-1,6-dideoxy-D-mannit, Myelobromol
DAT	Differential-Agglutinationstest (Waaler-Rose-Test)		DBMA	Dibenzylmethylamin
DAT	differential aptitude test; Differential-Eignungsprüfung		DBO	demande biochimique en oxygène; biochemischer Sauerstoffbedarf (= BSB)
DATC	Diisoamyl-oxythiocarbanilid; Thiocarbanilid (= TC)			
DATP, dATP	Desoxyadenosin-triphosphat		DBO, dbo *(dent)*	distobukkookklusal
DAV	Deutscher Apotheker-Verein		DBP	Deutsches Bundespatent
DAV	différence artério-veineuse; arteriovenöse Differenz		DBP	diastolic blood pressure; diastolischer Blutdruck
D.Av.Med.	Diploma in Aviation Medicine		DBP	Dibutylphthalat
DAVRS *(mil)*	Director of Veterinary and Remount Services		DBP, dbp *(dent)*	distobukkopulpal
DAW	Deutscher Arbeitskreis Wasserforschung		DBPC	Ditertiärbutylparakresol, Butylhydroxytoluol, Ditertiärbutyl-4-methylphenyl (= BHT)
DAZ	Deutsche Apotheker-Zeitung			
DAZ	Druckanstiegszeit		dB(PN)	perceived noise decibels; Einheit der Summenlautstärke (Flugzeuglärm)
DB, db *(dent)*	distobukkal			
DB	Durchmesser nach Baudelocque, Conjugata externa pelvis		DBS	despeciated bovine serum; despezifiziertes Rinderserum
dB, db	Dezibel		DBS *(pharm)*	Dibromsalizyl
DBA	Dibenzamin		DBS *(pharm)*	Dibromsulfanilid

DBS *(klin)*	Differentialblutsenkung
DBS	Division of Biological Standards
DBU	Diaminobuttersäure (= DAB)
DBV	Doppelblindversuch
DBW	desirable body weight; günstigstes Körpergewicht
DC *(mil)*	Dental Corps
DC	diagnostic center; Diagnose-Zentrum
DC	Diphenylarsinzyanid
DC	direct current; Gleichstrom
DC, dc *(dent)*	distozervikal
DC	donor cell; Spenderzelle
DC	Dosis curativa (= D_{cur}, Dos. cur.)
DC	Doxycyclin
DC	Dünnschichtchromatographie
dC	Desoxyzytidin, Zytosindesoxyribosid (= dCR, dCyd)
D.C.	Doctor of Chiropractic
D&C *(gyn)*	dilation and curettage; Curettement, Abrasio
D&C	Drugs and Cosmetics
DCA	Desoxycholatzitrat-Agar, Leifson-Agar
DCA	Desoxykortikosteronazetat (= DOCA)
DCAI	2-(2,6-Dichlorphenylamino)-2-imidazolin-hydrochlorid
DCC	day care center; Tagespflege-Zentrum
DCC	Dizyklohexyl-karbodiimid
D.Cc.	double concave; bikonkav
DCCK	Kombinationspräparat aus Dihydroergocristin, -cornin und -kryptinmethansulfonat
DCDP, dCDP	Desoxyzytidin-diphosphat (= deCDP)
DCF	Dénominations Communes Françaises
DCF	direct centrifugal flotation; direkte Zentrifugalflotation (in der Wurmdiagnostik)
d.c.f.	detur cum formula (Rezeptur)
DCG	Dakryozystographie
DCG	deoxycorticosterone glucoside; Desoxykortikosteronglukosid
D.C.H.	Diploma in Child Health
D.Ch.	Doctor Chirurgiae
DCHN	Dizyklo-hexylaminnitrit
DCI	Dénominations Communes Internationales; Internationale Bezeichnungen
DCI	Dichlor-isoprenalin; Dichlorisoproterenol
DCIP	Dénominations Communes Internationales Proposées; vorgeschlagene internationale Bezeichnungen
DCIR	Dénominations Communes Internationales Recommandées; empfohlene internationale Bezeichnungen
DCL	Diflucortolon
DCLS-Agar	Desoxycholat-Zitrat-Laktose-Saccharose-Agar
DCMP, dCMP	Desoxyzytidin-monophosphat (= deCMP)
D.C.M.T.	Diploma in Clinical Medicine of Tropics
DCMX	Dichlorxylenol
DCN	delayed conditioned necrosis; verzögerte konditionierte Nekrose
D.C.O.G.	Diploma of the College of Obstetricians and Gynaecologists (GB)
DCP	Data Collection Platform
DCP	dicalcium phosphate; Calcium phosphoricum
DCP	Dikaprylphthalat
DCP	District Community Physician
D.C.P.	Diploma in Clinical Pathology
DCPA	Dichlorphenamid, Diclofenamidum, Daranide

D.C.Path.	Diploma of the College of Pathologists	DD	dry dressing; Trockenverband
DCPM	Di-(4-chlorphenoxy)-methan	D_d *(kard)*	Durchmesser (des linken Ventrikels) in der Diastole
DCR	direct cortical response; direkte kortikale Reaktion	DDA	Dangerous Drugs Act; US-Gesetz über gefährliche Drogen
dCR	Desoxyzytidin, Zytosindesoxyribosid (= dC, dCyd)	DDA	Der Deutsche Arzt (Fachzeitschrift)
DCS	decompression sickness; Depressions-, Taucherkrankheit	DDAVP	1-Desamino-D-arginin^8-vasopressin
DC shock	direct current shock; Gleichstromschock, Kardioversion	DDB	Deutscher Diabetiker-Bund
DCT	distal convoluted tubule; distaler Tubulus contortus (der Niere)	DDB	dilatation des bronches; Bronchodilatation
		DDC	Diäthyldithiokarbamin
Dct.	Decoctum	DDC	direct digital control; direkte Rechnersteuerung
DCTMA	Desoxykortikosteron-trimethylazetat	DDD	Diät − Digitalis − Diuretika; klassische Therapie der Herzinsuffizienz
DCTP, dCTP	Desoxyzytidin-triphosphat (= deCTP)	DDD	Dichlor-diphenyl-dichloräthan (= TDA)
DCTPA	Desoxykortikosteron-triphenylazetat	DDD	5,5-Dichlor-2,2-dihydroxy-diphenylsulfid (Antimykotikum)
D_{cur}	Dosis curativa (= CD, DC, Dos.cur.)	DDD	Dihydroxy-dinaphthyl-disulfid
DC-Verfahren	desinfizierende chemische Reinigung	DDE	1,1-Dichlor-2,2-dichlorphenyläthylen
DCVO	Deputy Chief Veterinary Officer	DDG	Deutsche Dermatologische Gesellschaft
d-c-voltage	im Ductus cochlearis nachgewiesenes Spannungspotential	DDIB	Disease Detection Information Bureau
DCX	Dicloxacillin	DD-Lacke	Desmophen-Desmodur-Lacke
D.Cx.	double convex; bikonvex	D.D.M.	Diploma in Dermatological Medicine
DD	Dampfdichte		
DD	dependent drainage; Abflußdränage	DDMP	Diamino-dichlorphenyl-methylpyrimidin
DD	developmental disability; entwicklungsbedingte Behinderung	DDMS *(mil)*	Deputy Director of Medical Services; Korpsarzt
		D.D.O.	Diploma in Dental Orthopaedics
DD	diastolic diameter; diastolischer Querdurchmesser (des Herzens)	DDP	Dauerdialyse-Patient
DD	diastolischer (Blut-)Druck	DDP	dichloro-diamine-platinum; Cisplatin
DD	Differentialdiagnose	DDPM	Dimethylamino-3,5-dinitrophenyl-maleimid
DD	disc diameter; Papillendurchmesser		
DD	Doppeldiffusion	DDR	date des dernières règles; Datum der letzten Menstruation

D.D.R.	Diploma in Diagnostic Radiology	DED	delayed erythema dose; verzögerte Erythemdosis
DDS	Diamino-diphenylsulfon, Diaphenylsulfonum, Dapsone (= DADPS)	DED	Deutscher Entwicklungsdienst
		DEG	Diäthylenglykol
DDS	direktionale Doppler-Sonographie	DEGAM	Deutsche Gesellschaft für Allgemeinmedizin
D.D.S.	Doctor of Dental Surgery	DEGESCH	Deutsche Gesellschaft für Schädlingsbekämpfung
D.D.Sc.	Doctor of Dental Science	deGDP	Desoxyguanosin-diphosphat (meist: DGDP, dGDP)
DDSO	Diamino-diphenyl-sulfoxid		
DDST	Denver Developmental Screening Test	deGMP	Desoxyguanosin-monophosphat (meist: DGMP, dGMP)
DDSW	Deutsches Diabetiker-Sozialwerk	deGTP	Desoxyguanosin-triphosphat (meist: DGTP, dGTP)
DDT	Dichlor-diphenyl-trichloräthan, Chlorophenotanum technicum	DEGUSSA	Deutsche Gold- und Silber-Scheideanstalt
DDVP	0,0-Dimethyl-0-(2,2-dichlorvinyl)-phosphat, Dichlorvos	DEHS	Division of Emergency Health Services
DE	Dosis effectiva; Wirkdosis (= ED)	DEJ (derm)	dermal-epidermal junction; Basalmembranzone (= BMZ)
DE_{50}	Dosis effectiva media; mittlere Wirkdosis (= ED_{50})	DEK	Dielektrizitätskonstante (= DK)
D.E.	Dam-Einheit (für Vitamin K)	DEMA	Dichloräthyl-methylamin, Chlormethinum
D&E (gyn)	dilation and evacuation; Zervixdilatation und Uterusausräumung	DEMS	débit expiratoire maximum seconde; maximales Atemsekundenvolumen (s. a. FEV)
DEA	Dehydroepiandrosteron (= DHA, DHE, DHEA)		
		DENA	Diäthylnitrosamin
DEA	Diäthanolamin	D-Enzym	Dextrin-transglykosylase
DEA	Drug Enforcement Administration	DEP	Diäthylpropandiol
		DEPA	Diäthylenphosphoramid
DEAE	Diäthylaminoäthanol	DEPC	Diäthylpyrokarbonat (= DPC)
DEAE-D	Diäthylaminoäthyl-Dextran	DeR	Degenerationsreaktion, Entartungsreaktion (= CRD, DR, EAR, Ea.R.)
DEAE-Zellulose	Diäthylaminoäthyl-Zellulose		
DEB	Diäthylbutandiol	DERP-NIMH	Drug Evaluation Rating Program (nach dem National Institute of Mental Health)
DECHEMA	Deutsche Gesellschaft für chemisches Apparatewesen		
		DES	Diäthylstilböstrol (= DAES)
deCDP	Desoxyzytidin-diphosphat (meist: DCDP, dCDP)	DES	Doctors' Emergency Service
		DET	Diäthyltryptamin
deCMP	Desoxyzytidin-monophosphat (meist: DCMP, dCMP)	DETM	Dihydroergotamin (= DHE)
deCTP	Desoxyzytidin-triphosphat (meist: DCTP, dCTP)	DEV	deep epithelial volume; tiefes Epithelvolumen

DEV	duck egg virus; in bebrüteten Enteneiern enthaltene oder gezüchtete Viren		DFVLR	Deutsche Forschungs- und Versuchsanstalt für Luft- und Raumfahrt (Köln)
DE-Wert	dextrose equivalent; Glukoseäquivalent		DG	Diglyzerid
			DG, dg *(dent)*	distogingival
DEX	Dextrothyroxin		DG	Druckgradient
DF *(dent)*	decayed and filled; kariös und gefüllt		dG	Desoxyguanosin, Guanosindesoxyribosid (= dGuo)
DF *(orthop)*	degree of freedom; Grad der freien Beweglichkeit (eines Gelenks)		DGAI	Deutsche Gesellschaft für Anästhesie und Intensivmedizin
DF	dorsiflexion; Dorsalflexion		DGAMS	Director General of Army Medical Services; Heeressanitätsinspekteur
dF	Tagesstuhl, 24-Stunden-Stuhl			
df *(stat)*	degree of freedom; Freiheitsgrad (= FG)		DGAP	Deutsche Gesellschaft für Analytische Psychologie (Stuttgart)
DFADL	developmental functional activities of daily living score; Bewertungsskala der entwicklungsbedingten Befähigung für tägliche Verrichtungen		DGAW	Deutsche Gesellschaft für Anästhesie und Wiederbelebung
			DGBG	Deutsche Gesellschaft zur Bekämpfung der Geschlechtskrankheiten e. V. (Freiburg/Br.)
DFDT	Difluor-diphenyl-trichloräthan		DGC	Deutsche Gesellschaft für Chirurgie
DFG	Deutsche Forschungsgemeinschaft (Bonn)		DGD	Deutsche Gesellschaft für Dokumentation e. V. (Frankfurt/M)
DFG	Durchflußgeschwindigkeit			
D.F.Hom.	Diploma of the Faculty of Homeopathy		DGDP, dGDP	Desoxyguanosin-diphosphat (= deGDP)
			DGE	Dam-Glavind-Einheit (= DE)
DFL	Deutsche Forschungsanstalt für Luft- und Raumfahrt e. V. (Braunschweig)		DGE	Deutsche Gesellschaft für Ernährungsberatung
			DGF	Deutsche Gesellschaft für Fachkrankenpflege (Mainz)
DFM *(gebh)*	decreased fetal movement; herabgesetzte Kindesbewegungen (in utero)		DGF	Deutsche Gesellschaft für Fettwissenschaft (Münster)
DFMR *(gebh)*	daily fetal movement recording; tägliche Aufzeichnung der Fetalbewegungen		DGF	Deutsche Gesellschaft für Flugwissenschaften e. V. (Bonn)
DFP	Diisopropyl-fluorphosphat, Fluostigmin		DGF *(gyn)*	duct growth factor; (fragliches) Hypophysenhormon mit Wirkung auf das Wachstum der Mammadrüsengänge
DFP *(kard)*	Druckfrequenzprodukt			
D.F.P.	Diploma in Family Practice		DGFMD	Deutsche Gesellschaft zur Förderung der Medizinischen Diagnostik (Stuttgart)
DFSP	Dermatofibrosarcoma protuberans			
DFÜ	Datenfernübertragung		DGG	Deutsche Gesellschaft für Gerontologie
5-DFUR	5'-Desoxy-5-fluoruridin			
DFV	Datenfernverarbeitung		DGGG	Deutsche Gesellschaft für Gynäkologie und Geburtshilfe

DGGV	Deutsche Gesellschaft für Gesundheitsvorsorge
DGHM	Deutsche Gesellschaft für Hygiene und Mikrobiologie
DGHS	Deutsche Gesellschaft für Humanes Sterben
DGK	Deutsche Gesellschaft für Kreislaufforschung
DGK	Deutsche Gesellschaft für Kybernetik
DGK	Deutsches Grünes Kreuz
DGKH	Deutsche Gesellschaft für Klinische Hämorheologie
DGLRM	Deutsche Gesellschaft für Luft- und Raumfahrtmedizin e. V. (München-Gräfelfing)
DGMM	Deutsche Gesellschaft für Manuelle Medizin
DGMP, dGMP	Desoxyguanosin-monophosphat (= deGMP)
DGMS	Director General of Medical Services
DGN	Deutsche Gesellschaft für Neurochirurgie
DGN	Deutsche Gesellschaft für Neurologie
D.G.O.	Diploma in Gynaecology and Obstetrics
DGOT	Deutsche Gesellschaft für Orthopädie und Traumatologie
DGPM	Deutsche Gesellschaft für Perinatale Medizin
DGPN	Deutsche Gesellschaft für Psychiatrie und Nervenheilkunde
DGPT	Deutsche Gesellschaft für Psychotherapie und Tiefenpsychologie
DGR	duodenogastrischer Reflux
DGRR	Deutsche Gesellschaft für Raketentechnik und Raumfahrt
DGRST	Délégation Générale à la Recherche Scientifique et Technique
DGSS	Deutsche Gesellschaft für Suchttherapie und Suchtforschung
DGTP, dGTP	Desoxyguanosin-triphosphat (= deGTP)
DGUM	Deutsche Gesellschaft für Ultraschall in der Medizin
dGuo	Desoxyguanosin, Guanosindesoxyribosid (= dG)
DGVN	Deutsche Gesellschaft für die Vereinten Nationen (Heidelberg)
DGVS	Deutsche Gesellschaft für Verdauungs- und Stoffwechselkrankheiten
DGVT	Deutsche Gesellschaft für Verhaltenstherapie (Tübingen)
DGZ	Deutsche Gesellschaft für Zytologie
DGZMK	Deutsche Gesellschaft für Zahn-, Mund- und Kieferkrankheiten
DH	day hospital; „Tageskrankenhaus"
DH	Dehydrocholsäure
DH	Dehydrogenase
DH	delayed hypersensitivity; verzögerte Überempfindlichkeit
DH	Deutsche Heilpraktikerschaft e. V. (München)
DH	Deutsche Horizontale (s. a. OAE)
DH	document handling; Belegverarbeitung (in der EDV)
dH	deutscher Härtegrad (des Wassers)
D.H. *(mil)*	Director of Hygiene
DHA	Dehydroaskorbinsäure
DHA	Dehydroepiandrosteron (= DEA, DHE, DHEA)
DHAS	Dehydroepiandrosteronsulfat
DHB	Dehydrobenzperidol
DHC	Dihydrocodein
DHC	Dihydroheptachlor
DHCC	1,25-Dihydroxy-cholecalziferol
DHE, DHEA	Dehydroepiandrosteron (= DEA, DHA)

DHE	Dihydroergotamin (= DETM)	DHZ	Deutsches Herzzentrum (München)
DHEAS-Belastungstest	Dehydroepiandrosteron-Sulfat-Belastungstest	DI *(klin)*	deterioration index; Verschlechterungsindex
DHEW	Department of Health, Education, and Welfare (US-Gesundheitsministerium)	DI	Diabetes insipidus
		DI, di *(dent)*	distoinzisal
D.Hg.	Doctor of Hygiene (= D.Hy.)	DI	Dyspnoe-Index
DHHS	Department of Health and Human Services (USA)	DI	Indikatordosis
		DI	Initialdosis
DHI	dekompensierte Herzinsuffizienz (= CCF, CHF)	Di	Diphtherie
DHI	Deutsches Hydrographisches Institut (Hamburg)	dI	Desoxyinosin, Inosindesoxyribosid (= dIno)
		DIA *(mil)*	death in action; gefallen
DHIA	Dihydroisoandrosteron (= DEA, DHA, DHE, DHEA)	DIA	Der informierte Arzt (Fachzeitschrift)
DHIC	Dihydroisocodein	DIAC	diiodothyroacetic acid; Dijodthyroessigsäure
DHMA	dehydroxymandelic acid; Dehydroxymandelsäure		
		Di^a-Faktor	Diego-Faktor, Antigen Di^a
DHMCMP, dHMCMP	Desoxy-5-hydroxymethylzytidin-monophosphat	DIB	Butyl-3,5-dijod-4-hydroxybenzoat
D.H.M.S.A.	Diploma in History of Medicine and Scientific Arts	DIC	disseminated intravascular coagulation; disseminierte intravasale Gerinnung, Verbrauchskoagulopathie
DHODP	Di-n-oktyl-n-decylphthalat		
DHP	Dinonylphthalat		
DHPG	Dehydroxyphenylglykol	DIDA	Di-isodecyl-adipinat
DHR	delayed hypersensitivity reaction; verzögerte Überempfindlichkeitsreaktion	DIDMOAD-Syndrom	Diabetes insipidus, Diabetes mellitus, Optikusatrophie, Taubheit (engl.: deafness)
DHR	Department of Health Regulations (USA)	DIDP, dIDP	Desoxyinosin-diphosphat
		DIDP	Di-isodecyl-phthalat
DHS	Deutsche Hauptstelle gegen die Suchtgefahren (Hamm)	dieb.alt.	diebus alternis; jeden zweiten Tag (Rezeptur)
DHSM	Dihydrostreptomycin (= DSM)	dieb.tert.	diebus tertiis; jeden dritten Tag (Rezeptur)
DHSS	Department of Health and Social Security		
DHT	Dihydrotachysterol	DIFP	Diisopropyl-fluorphosphat, Fluostigmin (= DFP)
DHT	Dihydrotestosteron	DIG	disseminierte intravasale Gerinnung; Verbrauchskoagulopathie (= DIC)
DHT	Dihydrothymin		
DHT	Dihydroxypropyl-theophyllin, Diprophyllinum	D.I.H.	Diploma in Industrial Health
DHT	Dihydroxytryptamin	DIHPPA	diiodohydroxyphenylpyruvic acid; Dijodhydroxyphenylbrenztraubensäure
DHU	Deutsche Homöopathie-Union		
D.Hy.	Doctor of Hygiene (= D.Hg.)	dil.	dilutus; verdünnt

DILE	drug induced lupus erythematosus; arzneimittelbedingter Erythematodes	DIU	dispositif intra-utérin; Intrauterinpessar (= IUD, IUCD, IUP)
DIM	Departement Innere Medizin (in schweizerischen Krankenhäusern übliche Bezeichnung)	DIU	drug induced ulcer; arzneimittelbedingtes Ulkus
		DJD	degenerative joint disease; degenerative Gelenkerkrankung, Arthrose
DIM	Dosis infectiosa media; mittlere Infektionsdosis (= ID_{50})	DJT	Dijodtyrosin (= DIT)
dim.	dimidium; „die Hälfte" (Rezeptur)	DK	Dauerkatheter
DIMDI	Deutsches Institut für Medizinische Dokumentation und Information	DK	Dezimalklassifikation
		DK	Dielektrizitätskonstante
DIMP, dIMP	Desoxyinosin-monophosphat	DKD	Deutsche Klinik für Diagnostik (Wiesbaden)
DIN	Deutsches Institut für Normung e. V. (Berlin)	DKFZ	Deutsches Krebsforschungszentrum (Heidelberg)
DINA	Diisonitrose-azeton	DKI	Deutsches Krankenhaus-Institut e. V. (Düsseldorf)
dIno	Desoxyinosin, Inosindesoxyribosid (= dI)	DKPM	Deutsches Kollegium für Psychosomatische Medizin
d.in p.aeq.	divide in partes aequales; in gleiche Teile zu teilen (Rezeptur)	DK-Pumpe	Doppelkopfpumpe (Dialyse)
		3D-Krankheit	Pellagra (mit Dermatitis, Diarrhoe und Demenz)
DIOA	Di-isooktyl-adipinat		
DIOP	Di-isooktyl-phthalat	DKS	Digoxinkonzentration im Serum
DIP	desquamative interstitielle Pneumonie		
		DKSB	Deutscher Kinderschutzbund
DIP	distal interphalangeal; distales Interphalangealgelenk	DKV	Deutsche Krankenversicherung
Dip. Bact.	Diploma in Bacteriology	DKV	Deutscher Kältetechnischer Verein e. V. (Karlsruhe)
DIPC	diffuse interstitial pulmonary calcification; diffuse interstitielle Lungenverkalkung		
		DL, dl *(dent)*	distolingual
		DL	Donath-Landsteiner(-Test)
DIPG, DiPG	Diphosphoglyzerinsäure	DL	Dosis letalis, Letaldosis (= LD)
Dip. Micr.	Diploma in Microbiology	DL	Durchleuchtung
DIQ	Direkt-Indirekt-Quotient (Bilirubin)	DL_{50}	Dosis letalis media; mittlere Letaldosis (= LD_{50})
dir.prop.	directione propria; nach entsprechender Anweisung (Rezeptur) (= d.p.)	dl	Deziliter, 100 ml
		DLa, dla *(dent)*	distolabial
DIS	diagnostisches Informationssystem	DLAC	dose liminaire d'acétylcholine; Azetylcholin-Schwellendosis
DIT	Dijodtyrosin (= DJT)		
Di-Te-Pe-Pol-Impfstoff	Impfstoff gegen Diphtherie, Tetanus, Keuchhusten und Poliomyelitis	DLal, dlai *(dent)*	distolabioinzisal
		DLE	disseminierter Lupus erythematodes
DITP, dITP	Desoxyinosin-triphosphat		

DLF	Disabled Living Foundation	DMCT	Demethylchlortetracyclin
DLI, dli *(dent)*	distolinguoinzisal	DMD	Duchenne-Muskeldystrophie
D-Linie	die von Natriumdampf emittierte gelbe Spektrallinie	D.M.D.	Dentariae Medicinae Doctor; Doctor of Dental Medicine (auch: D.D.S., D.D.Sc.)
DLM	Dosis letalis minima; kleinste Letaldosis	DMDT	4,4-Dimethoxy-diphenyltrichloräthan
DLO, dlo *(dent)*	distolinguookklusal	DMDTC	(Zink-)Dimethyl-dithio-karbamat
D.L.O.	Diploma in Laryngology and Otology	DMDTH	5,5-Dimethyl-2,4-dithio-hydantoin, Thiomedan
DLP, dlp *(dent)*	distolinguopulpal	DME	Dimethyl-tubocurarin-dichlorid, Mecostrin
DLP	dose liminaire de poussières; Pollen-Schwellendosis	D.M.E.	Director of Medical Education
DLR	Donath-Landsteiner-Reaktion	DMF, DMFA	Dimethylformamid
DLRG	Deutsche Lebensrettungs-Gesellschaft e. V. (Essen)	DMF-Index	sog. Karies-Index (diseased = erkrankte, missing = fehlende, filled = gefüllte Zähne)
DLS	d-Lysergsäure-diäthylamid	D.M.H.S.	Director of Medical and Health Services
DM	Diabetes mellitus		
DM *(kard)*	diastolic murmur; diastolisches Geräusch	DMI	Demethylimipramin
		D.M.J.	Diploma in Medical Jurisprudence
DM	Diphenylamin-chlorarsin, Adamsit	DMNA	Dimethyl-nitrosamin
DM	Dopamin (= DA)	DMO	Dimethyl-oxazolidin
dm	Dezimeter	DMP	Dimerkaprol
D.M.	Docteur en Médicine; Doctor of Medicine (Oxford) (auch: M.D.)	DMP	Dimethyl-phthalat
		DMP	Dimethyl-polysiloxan
DMA	Dimethylamin	DMP	Dystrophia musculorum progressiva; progressive Muskeldystrophie
DMAB	p-Dimethylamino-benzaldehyd		
DMAC	Dimethylazetamid		
DMAE	Dimethylamino-äthanol	DMPA	Depot-Medroxyprogesteronazetat
DMAP	3-Desoxy-alpha-methyl-17-alpha-azetoxy-progesteron	DMPA, DMPE	3,4-Dimethoxyphenyl-äthylamin
4-DMAP	4-Dimethylaminophenol	DMPE	3,4-Dimethoxyphenylessigsäure
DMASt	4-Dimethylamino-stilben (= DS)		
DMBA	9,10-Dimethyl-1,2-benzanthrazen	DMPP	1,1-Dimethyl-4-phenylpiperazin-jodid
		D.M.R.	Diploma in Medical Radiology
DMBC	Dimethylbenzylchlorid	D.M.R.D.	Diploma in Medical Radiodiagnosis
DMC	Dimethylkarbinol		
DMCMP, dMCMP	Desoxymethylzytidin-monophosphat	D.M.R.E.	Diploma in Medical Radiology and Electrology

D.M.R.T.	Diploma in Medical Radiotherapy	**DNCB**	Dinitrochlorbenzol, 1-Chloro-2,4-dinitrobenzol
DMS	Dermatomyositis	**DNCG**	Dinatriumcromoglykat (= DSCG)
DMS	Dexamethason		
D.M.S.	Director of Medical Services (brit. Armeearzt)	**DND**	double needle dialysis; Doppel-, Zweinadel-Dialyse
D.M.S.	Doctor of Medical Science	**DNE**	Director of Nursing Education
DMSA	dimercapto-succinic acid; Dimerkaptobernsteinsäure	**DNFB**	Dinitrofluorbenzol
		DNK	Dinitrokresol (= DNOC, DNOK)
D.M.S.A.	Diploma in Medical Services Administration	**DNM**	Dosis necroticans minima
DMSG	Deutsche Multiple Sklerose-Gesellschaft e. V. (Königstein/Taunus)	**DNN**	Dinitronaphthol
		D.N.O.	District Nursing Officer
		DNOC, DNOK	4,6-Dinitro-o-kresol
DMSO	Dimethylsulfoxid		
D.M.S.S.	Director of Medical and Sanitary Services	**DNP**	Desoxypentose-nukleoprotein
		DNP	Desoxyribonukleoproteid
DMT	N,N-Dimethyl-tryptamin	**DNP**	2,4-Dinitrophenol
DMTC	Demethyltetracyclin	**DNPH**	2,4-Dinitrophenyl-hydrazin
DMU	dwarf mouse unit; Zwergmaus-Einheit (Wachstumshormon)	**DNPM**	Dinitrophenyl-morphin
		D-N ratio	dextrose-nitrogen ratio; Glukose-Stickstoff-Verhältnis (= G/N-Quotient)
D.M.V.	Doctor of Veterinary Medicine (auch: D.V.M.)		
DMW	Deutsche Medizinische Wochenschrift (in Literaturzitaten nach WMP: Dtsch. med. Wschr.)	**DNS**	Desoxyribonukleinsäure (= DNA)
		DNTP	Diäthyl-p-nitrophenyl-thiophosphat, Parathion, E 605
dmW	Dezimeterwelle (= UHF)	**DO**	densité optique; optische Dichte
DN	Dibucain-Zahl		
DN	dicrotic notch; dikrote Pulswelle	**DO**	Diaminoxidase
DN	District Nurse	**DO, do** (dent)	distookklusal
D.N.	Diploma in Nursing	**D.O.**	Diploma in Optometry
D/N	siehe D-N ratio	**D.O.**	Doctor of Ophthalmology
DNA	deoxyribonucleic acid; Desoxyribonukleinsäure (= DNS)	**D.O.**	Doctor of Osteopathy
		DOA	dead on arrival; tot bei (Krankenhaus-)Einlieferung
DNA	deutscher Normenausschuß		
DNAP	deoxyribonucleic acid polymerase; DNS-Polymerase	**DOA**	Di-oktyl-adipinat
		DOA (rad)	Gewebe-Oberflächendosis an der Austrittsstelle
DNB	Dinitrobenzol		
D.N.B.	Diplomate of the National Board (of Medical Examiners)	**DO^a-Faktor**	Dombrock-Faktor, Antigen Do^a
		DOAP	Dihydroxy-azetonphosphat (= DAP)
DNBP	2,4-Dinitro-6-butylphenol		

DOB	date of birth; Geburtsdatum	DOS	Dioktyl-sebacat
D.Obst. R.C.O.G.	Diploma in Obstetrics of the Royal College of Obstetricians and Gynaecologists	DOS	disk operating system; Plattenbetriebssystem (der EDV)
		Dos.	Dosis, Dosierung (= D.)
DOC (gebh)	date of conception; Konzeptionstermin	D.O.S.	Doctor of Ocular Science; Doctor of Optometric Science
DOC	Desoxykorton, Desoxykortikosteron	DOSS	dioctylsodium-sulfosuccinate; Dioktylnatriumsulfosukzinat (= DONS)
DOCA	Desoxykortikosteronazetat (= DCA)	Dos.tol.	Dosis tolerata
DOCG	deoxycorticosterone glucoside; Desoxykortikosteronglukosid	DOX	Digoxin
		DOZ	Dioktyl-azelat
DOD	Department of Defense; US-Verteidigungsministerium, „Pentagon"	DP	Dementia praecox
		DP	diastolic pressure; diastolischer Druck
DOE	Desoxyephedrin	DP	diffusion pressure; Diffusionsdruck
DOE	dyspnea on exertion; Belastungsdyspnoe	DP	Diphosgen, Chlorameisensäuretrichlormethylester
DOE (rad)	Gewebe-Oberflächendosis an der Eintrittsstelle	DP	Diphosphat
DOG	Deutsche Ophthalmologische Gesellschaft	DP	Dipropionat
DOM	2,5-Dimethoxy-4-methylamphetamin	DP	displaced person; Vertriebener, Flüchtling
DOMA	3,4-dihydroxy-mandelic acid; 3,4-Dihydroxy-mandelsäure	DP, dp (dent)	distopulpal
		DP	donor plasma; Spenderplasma
D.O.M.S.	Diploma in Ophthalmic Medicine and Surgery (USA)	DP	Dorsalpuls
		D.P.	Doctor of Pharmacy
DON	6-Diazo-5-oxo-L-norleuzin	d.p.	directione propria; nach entsprechender Anweisung (Rezeptur)
DONS	Dioktylnatrium-sulfosukzinat (= DOSS)		
DOP	Dioktyl-phthalat	d.p. (rad)	dorso-plantar
DOPA, Dopa	3,4-Dihydroxy-phenylalanin	d.p.	dry pint (amerikan. Hohlmaß)
DOPAC	3,4-dihydroxy-phenylacetic acid; 3,4-Dihydroxyphenylessigsäure, Homoprotokatechusäure	DPA	Diphenylamin
		DPA (pharm)	Dipropylazetat (Antikonvulsivum)
Dopamin	Dihydroxy-phenyläthylamin	D.P.A.	Diploma in Public Administration
D.Oph.	Doctor of Ophthalmology (= D.O.)	DPAI	drug protein activity index; Eiweißaktivitätsindex von Arzneimitteln
DOPS	Dihydroxy-phenylserin		
-dornase	-desoxyribonuklease (z.B. Streptodornase)	DP_{AO}	diastolischer Aortendruck
		DPC	Diäthyl-pyrokarbonat (= DEPC)
D.Orth.	Diploma in Orthodontics		

DPD	Department of Public Dispensary	dpm, DPM	disintegrations per minute; Zerfall pro Minute
DPD	Diphenamid	D.P.M.	Diploma in Psychological Medicine (GB)
D.P.D.	Diploma in Public Dentistry		
dp/dt	1. Differentialquotient der Druckänderung nach der Zeit, Druckanstiegsgeschwindigkeit	D.P.M.	Doctor of Podiatric Medicine
		DPN	Diphosphopyridin-nukleotid (frühere Bezeichnung für NAD; s. dort)
dp/dv	Volumenelastizitätskoeffizient		
DPF	Dental Practitioners' Formulary	DPNH	reduzierte Form von DPN; s. NADH
DPF	Diisopropyl-fluorphosphat (= DFP), Fluostigmin	DPPD	Diphenyl-p-phenylendiamin
		DPPH	Diphenyl-pikrylhydrazyl
DPG	Deutsche Physikalische Gesellschaft (auch: DPhG)	DPPK	Dephospho-phosphorylasekinase
DPG	Deutsche Psychoanalytische Gesellschaft	DPR (gyn)	date premières règles; Menarche-Zeitpunkt
DPG	Diphospho-glyzerinsäure (= DPGS)	DPR	diaminopropionic acid; Diaminopropionsäure
DPGM	Diphospho-glyzeromutase	DPS (chir)	delayed primary suture; verzögerte Primärnaht
DPGS	Diphospho-glyzerinsäure (= DPG)	dps, DPS	disintegrations per second; Zerfall pro Sekunde
DPH	Department of Public Health	DPT	Diphenyl-thioharnstoff
DPH	Diphenylhydantoin, Phenytoin	DPT	Diphosphothiamin
D.P.H.	Diploma in Public Health (GB)	DPT	Dipropyltryptamin
D.P.H.	Doctor of Public Health (USA)	dpt	Dioptrie (= D)
D.Ph.	Doctor of Philosophy (meist: Ph.D.)	DPTI (kard)	diastolic pressure time index; diastolischer Druck-Zeit-Index
DPhG	Deutsche Pharmakologische Gesellschaft	DPT-Impfstoff	Diphtherie-Pertussis-Tetanus-Impfstoff
DPhG	Deutsche Pharmazeutische Gesellschaft	DPTI/TTI	diastolic pressure time index/tension time index; Quotient aus dem diastolischen und systolischen Druck-Zeit-Index
DPhG	Deutsche Physikalische Gesellschaft		
D.Ph.M.	Diploma in Pharmaceutical Medicine	DPV	Deutsche Psychoanalytische Vereinigung
DPHR	Dihydropteridin-reduktase	DPWV	Deutscher Paritätischer Wohlfahrtsverband
D.Phys.Med.	Diploma in Physical Medicine		
DPIP	Dichlorphenol-indophenol	DQ	deterioration quotient; Verschlechterungsquotient
DPL, dpl (dent)	distopulpolingual		
DPLa, dpla (dent)	distopulpolabial	d.q.	dry quart (amerikan. Hohlmaß)
		DR	Degenerationsreaktion (= CRD, DeR, EAR, Ea.R.)
DPM	Dipyramidol		
DPM	Dipyrromethene	DR	delivery room; Entbindungsraum, Kreißsaal

DR *(gyn)*	dernières règles; letzte Menstruation		DRP	Deutsches Reichspatent
			Dr.P.H.	Doctor of Public Health (= D.P.H.)
DR	diabetic retinopathy; diabetische Retinopathie		dRR	diastolischer Blutdruck
DR	diagnostic radiology; Röntgendiagnostik		DRS	Diabetic Retinopathy Study (Forschungsprogramm in den USA)
DR	Dihydrofolsäure-reduktase			
DR	dorsal root; Hinterwurzel (der Spinalnerven)		D.R.V.O.	Deputy Regional Veterinary Officer
dR	Desoxyribose (= dRib)		DS	dead (air) space; Totraum (= D)
dr	dram, drachm (angloamerikan. Gewichtsmaß)		DS	Dehydroepiandrosteron-sulfat
D.R.	Diploma in Radiology		DS	density standard; Standard der optischen Dichte
DR I, II, III *(gebh)*	Dammriß I., II., III. Grades		DS	Dermatansulfat
Drag.	Dragée		DS	diabetische Serumfaktoren
DRC	dynamic range compression; naturgetreue Begrenzung der Eingangslautstärken (bei Hörgeräten)		DS	dilute strength; Verdünnungsgrad (von Lösungen)
			DS	4-Dimethylamino-stilben (= DMASt)
D.R.C.O.G.	Diplomate of the Royal College of Obstetricians and Gynaecologists		DS	dioptric strength; dioptrische Stärke
			DS	donor serum; Spenderserum
DRF	Deutsche Rettungsflugwacht e. V.		DS, ds	double-stranded; Doppelstrang, Doppelhelix (der DNS)
DRF	Deutsche Rezeptformeln		DS	double strength; doppelte Stärke
DRG	Deutsche Raketen-Gesellschaft; heute: Deutsche Gesellschaft zur Förderung der Erforschung und Erschließung des Weltraums e. V. (Hannover)		DS	Down-Syndrom
			DS	Duodenalsonde (= D-Sonde)
			DS	systolic diameter; systolischer Durchmesser (des Herzens)
DRGM	Deutsches Reichs-Gebrauchsmuster		D.S., D.Sc.	Doctor of Science (etwa: Dr. rer. nat.)
DRI	Dextranpräparat mit Molekulargewicht 7×10^4		d.s.	da! signa! (Rezeptur)
			D/S	dextrose/saline; Glukose-Kochsalzlösung (zur Infusion)
dRib	Desoxyribose (= dR)			
DRK	Deutsches Rotes Kreuz		D/S *(psych)*	dominance and submission; „Dominanz und Unterwerfung"
DRM	Dosis reagens minima			
DRNA, DRNS	desoxyribonucleic acid; Desoxyribonukleinsäure (meist: DNA, DNS)		DSA	digitale Subtraktionsangiographie
			DSÄB, DSpÄB	Deutscher Sportärztebund
DRO	Disablement Resettlement Officer			
DRP	Desoxyribophosphat		DSC	disodium cromoglycate; Dinatrium-cromoglykat (= DSCG, DSNG)

D.S.C.	Doctor of Surgical Chiropody	DT	Delirium tremens
DSCG	disodium cromoglycate; Dinatrium-cromoglykat (= DNCG)	DT	Deutsche Tuberkulose-Gesellschaft
DSD	dry sterile dressing; steriler Trockenverband	DT	Digitoxin (= DTX)
ds-DNA	Doppelstrang-DNA (oder -DNS)	dT	Desoxythymidin (= dThd)
DSFI *(psych)*	Derogatis Sexual Functioning Inventory	D.T.C.D.	Diploma in Tuberculosis and Chest Diseases
DSH	Deutsche Hauptstelle gegen die Suchtgefahren (= DHS)	d.t.d.	dentur tales doses (Rezeptur)
DSI	Digital Speech Interpolation	DTDP, dTDP	Desoxythymidin-diphosphat
DSM	Diagnostic and Statistical Manual (of Mental Disorders)	d-TGA	Transposition der großen Arterien (vgl. I-TGA)
DSM	Dihydrostreptomycin (= DHSM, DST)	DTH	delayed-type hypersensitivity; Überempfindlichkeit vom verzögerten Typ (s. a. DH)
d.s.n.	detur suo nomine (Rezeptur)	D.T.H.	Diploma in Tropical Hygiene
D-Sonde	Duodenalsonde (= DS)	dThd	Desoxythymidin (= dT)
DSP	Disulfanilamido-phenolphthalein	3-D-Therapie	klassische Therapie der Herzinsuffizienz mit Digitalis, Diuretika, Diät (= DDD)
DSPGG	Deutsche Sektion für psychosomatische Geburtshilfe und Gynäkologie	D-Therme	Diatomeen-Therme
		DTI	Dauertropfinfusion
DS-Prothese	drum-to-stapes prosthesis; Trommelfell-Steigbügel-Prothese	DTIC	Dimethyl-triazeno-imidazolcarboxamid
		DT-Impfstoff	Diphtherie-Tetanus-Impfstoff
DSS	dioctylsodium-sulfosuccinate; Dioktylnatrium-sulfosukzinat (= DONS, DOSS)	D.T.M.	Doctor of Tropical Medicine; Diploma in Tropical Medicine
DSS-Agar	Dextrose-Stärke-Saccharose-Agar	D.T.M.H.	Diplomate of Tropical Medicine and Hygiene
D.S.Sc.	Diploma in Sanitary Science	DTMP, dTMP	Desoxythymidin-monophosphat
DST	daylight saving time; Sommerzeit	DTN	diphtheria toxin normal; normale Reaktion auf Diphtherie-Toxin (Schick-Test)
DST *(psych)*	desensitization time; Desensitisationszeit	DTNB	Dithionitrobenzol
DST	Dexamethason-Suppressionstest	DTNB	5,5'-Dithio-bis(2-nitrobenzoesäure)
DST	Dihydrostreptomycin (= DHSM, DSM)	D_{tox}	Dosis toxica (= Dos.tox.)
DS-Test	Digit-Symbol-Test	DTP	distal tingling on percussion; Hoffmann-Tinel-Klopfphänomen
DSTÖ	Diäthylstilböstrol		
DSUH	direkte Suggestion unter Hypnose	DTPA	Diäthylen-triamin-pentaazetat
DT	Dauertetanie	DTP-Impfstoff	Diphtherie-Tetanus-Pertussis-Impfstoff

DTPT	Dithiopropyl-thiamin	d.v. *(rad)*	dorso-volar
DTR	deep tendon reflex; tiefer Sehnenreflex	D&V	diarrhea and vomiting; Durchfall und Erbrechen
DTT	Diphtherie-Tetanus-Toxoid	DVA	Datenverarbeitungsanlage
DTTAB	vaccin antidiphthérique, antitétanique, antitypho-parathyphoidique A et B	DVA	duration of voluntary apnea; Dauer der willkürlichen Apnoe (Test)
DTTP, dTTP	Desoxythymidin-triphosphat	DVD	Druckvolumendiagramm
D.T.V.M.	Diploma in Tropical Veterinary Medicine	DVE	D-Vitamin-Einheit
D-Typus *(psych)*	Desintegrationstypus	DVG	Deutsche Veterinärmedizinische Gesellschaft (auch: DVMG)
DTX	Digitoxin	DVGW	Deutscher Verein von Gas- und Wasserfachleuten
DU	density unknown; optische Dichte unbekannt	D.V.H.	Diploma in Veterinary Hygiene
DU	diagnosis undetermined; Diagnose ungeklärt	D.V.M.	Doctor of Veterinary Medicine (USA)
DU, d.u.	dienstuntauglich	DVMG	Deutsche Veterinärmedizinische Gesellschaft (auch: DVG)
DU	dog unit; Hunde-Einheit		
DU	Duodenalulkus	D.V.M.S.	Doctor of Veterinary Medicine and Surgery
dU	Desoxyuridin, Uridindesoxyribosid (= dUrd)	DVOR	Doppler very high frequency omni-range; UKW-Drehfunkfeuer (s.a. VOR)
dU	Tagesurin, 24-Stunden-Harn		
Duazor	Färbeverfahren (Hypophyse) mit Duroechtrot und Azur-II-Eisenalaun, Differenzierung mit Orange-G-Lösung	DVR	Department of Vocational Rehabilitation
		DVR	Deutscher Verkehrssicherheitsrat
DUB	dysfunctional uterine bleeding; dysfunktionelle Uterusblutung	DVS	Datenvermittlungssystem
DUDP, dUDP	Desoxyuridin-diphosphat	DVS	Deutscher Versicherungs-Schutzverband
DÜ	Datenübertragung		
DUMP, dUMP	Desoxyuridin-monophosphat	D.V.S.	Doctor of Veterinary Surgery (USA)
dUrd	Desoxyuridin, Uridindesoxyribosid (= dU)	D.V.S., D.V.Sc.	Doctor of Veterinary Science
DUS	Doppler-Ultraschall-Strömungsmesser	D.V.S.M.	Diploma in Veterinary State Medicine
DUTP, dUTP	Desoxyuridin-triphosphat	DVT	deep vein thrombosis; tiefe Venenthrombose (= TVT)
DV	Datenverarbeitung		
DV	direct voltage; Gleichspannung	DVV	diastolisches Ventrikelvolumen
DV *(vet)*	distemper virus; Staupe-Virus	DW	Danziger wirtschaftliche Rezeptformeln
DV	double vibrations; Doppelschwingungen (Schallwellen)	DW	distilled water; destilliertes Wasser (= Aq.dest.)
d.v. *(rad)*	dorso-ventral		

D/W	dextrose in water; Glukose in Wasser (zur Infusion)	DZ	dizygot
DWK	Deutsche Gesellschaft für Wiederaufbereitung von Kernbrennstoffen	DZ	Druckanstiegszeit (= DAZ)
		dz.	dozen; Dutzend
		D.Z.	Doctor of Zoology
Dx	angloamerikanische Kurzform für: Diagnose	D-Zellen	Deltazellen (Pankreas, HVL)
dX, dXao	Desoxyxanthosin, Xanthosindesoxyribosid	DZV	Deutscher Zentralverein (homöopathischer Ärzte)
DXM	Dexamethason(-Test)	DZW	Deutsche Dokumentationszentrale Wasser e. V. (Düsseldorf)
DXRT	deep x-ray therapy; Röntgen-Tiefenbestrahlung		

E

E	Beleuchtungsstärke (Einheit: Lux, lx)	EA *(chir)*	Enteroanastomose
		EA	Entwicklungsalter
E	Einheit	EA	Erythrozyten-Antikörper
E	Einstein (photochemische Einheit)	EA	estivo-autumnal; Form der Malaria durch Plasmodium falciparum
E *(kard)*	ejection click; Austreibungston		
E *(gyn)*	Ektopie, Ektropion	EA	ethyl alcohol; Äthylalkohol, Äthanol
E *(phys)*	Elastizitätsmodul		
E *(phys)*	elektrische Potentialdifferenz (elektrochemische Reaktionen)	EA *(kard)*	Extremitätenableitung
		EAA	essential amino acids; essentielle Aminosäuren
E *(phys)*	elektromotorische Kraft	EAA	European Academy of Anaesthesiology
E	Elektron (= e$^-$)		
E *(ophth)*	Emmetropie (= Em.)	EAACI	European Academy of Allergology and Clinical Immunology
E *(phys)*	Energie		
E	Enzym	EAC	erythrocyte antibody complement; Erythrozyten-Antikörper-Komplement
E	Epinephrin (Adrenalin)		
E	Erythrozyt	EAC	external auditory canal; äußerer Gehörgang (= EAM)
E *(bakt)*	Escherichia		
E *(chem)*	Ester	EACA	epsilon-aminocaproic acid; Epsilon-Aminokapronsäure (= EACS)
E	Extinktionskoeffizient		
e *(phys)*	elektrische Elementarladung	EACD	eczematous allergic contact dermatitis; ekzematöse allergische Kontaktdermatitis
e$^+$	Positron		
e$^-$	Elektron	EACR	European Association of Cancer Research
EA	educational age; Ausbildungsalter		
EA	Eigenanamnese	EACS	Epsilon-Aminokapronsäure (= EACA, ACS)

E-Adgo, E-ADGO	Ersatzkassen-Adgo (Gebührenordnung, auch: E-GO)	EB-Antikörper, EBAK	Epstein-Barr-Antikörper
EAE	experimentelle allergische Enzephalomyelitis	EBF	Erythroblastosis fetalis
EAES	European Atomic Energy Society; Europäische Atomenergie-Gesellschaft	EBF	estimated blood flow; geschätzte Durchblutung
EAG, Eag (kard)	Elektroatriogramm	EBI, EBJ	emetine-bismuth-iodide; Emetin-Wismuth-Jodid (Amöbenmittel)
EAHF	eczema, asthma, hay fever complex; Ekzem-Asthma-Heuschnupfen-Komplex	EBK	Eisenbindungskapazität
		EBL	estimated blood loss; geschätzter Blutverlust
EAI	Erythrozyten-Aggregationsindex	EBM	expressed breast milk; exprimierte Muttermilch
EAM	external acoustic meatus; äußerer Gehörgang (= EAC)	EBMT	European Cooperative Group for Bone Marrow Transplantation
EAMF	Europäische Akademie für Medizinische Fortbildung	EBS	electric brain stimulator; elektrischer Hirnstimulator
EAN	Europäische Artikelnummer		
EAO	European Association of Orthodontists	EBS	Emergency Bed Service; Notbetten-Zentrale
EAO	experimentelle allergische Orchitis	EBS	Ernährungsberatungssystem
		EBT	p-Äthylsulfonyl-benzaldehyd-thiosemikarbazon
EAOS	European Association of Oral Surgeons	EBV	Epstein-Barr-Virus
EAP	Epiallopregnanolon	EC	Äthylzellulose
EAP	evoziertes Aktionspotential	EC	effective concentration; Wirkkonzentration
EAR, Ea.R.	Entartungsreaktion		
EASD	European Association for the Study of Diabetes (London)	EC	electron capture; Elektroneneinfang
EASL	European Association for the Study of the Liver	EC (pharm)	enteric coated; dünndarmlöslich (Tabletten)
EAT	Ehrlich-Aszites-Tumor	EC, E.C.	Enzyme Commission (der IUB)
EAT	Epidermolysis acuta toxica	EC	expiratory center; Ausatmungszentrum
EATA	European Association for Transactional Analysis	EC	extracellular; extrazellulär
EAV	Elektroakupunktur nach Voll	E/C	estrogen-creatinine ratio; Östrogen/Kreatinin-Quotient
EB	ectopic beat; Extrasystole		
EB	elementary body; Elementarkörperchen (= El.K.)	ECA	Electrical Control Activity
		ECAO-Virus	enteric cytopathogenic avian orphan; Virusart bei Vögeln
EBA	ethoxy-benzoic acid; Äthoxybenzoesäure	ECBO	European Cell Biology Organization
EBAD, Ebad	exfoliative broncho-alveolar disease; nekrotisierende alveoläre Bronchopathie	ECBO-Virus	enteric cytopathogenic bovine orphan; Virusart bei Rindern

ECC	electrocorticogram; Elektrokortikogramm (Form des EEG)	ECHO	Echoenzephalogramm (Ultraschall-Verfahren)
ECC	emergency cardiac care; kardiale Reanimation	ECHO-Virus	enteric cytopathogenic human orphan; beim Menschen vorkommende Enterovirus-Art
ECC	external cardiac compression; äußere Herzmassage	ECI	effective conductivity index; Wärmedurchgangszahl
ECC	extracorporeal circulation; extrakorporaler Kreislauf (= EKZ)	ECI	extracorporeal irradiation; extrakorporale Bestrahlung
ECCE	Exposiciones Congresos y Convenciones de España (Madrid)	EC-Leitzellen	enterochromaffine Leitzellen (= EC-Zellen)
ECCE *(ophth)*	extra-capsular cataract extraction; extrakapsuläre Linsenextraktion	ECLSO	European Contact Lens Society of Ophthalmologists
		ECL-Zellen	Enterochromaffin-like-Zellen
ECCO-Virus	enteric cytopathogenic cat orphan; Virusart bei Katzen	EC mixture	ether-chloroform mixture; Äther-Chloroform-Narkosegemisch
ECD	electron capture detector; Elektroneneinfangdetektor (Gaschromatographie)	ECMO-Virus	enteric cytopathogenic monkey orphan; Virusart bei Affen
ECDEU	early clinical drug evaluation units; Systeme zur frühen klinischen Arzneimittelbewertung	ECO	electron-coupled oscillator; elektronengekoppelter Oszillator
ECDO-Virus	enteric cytopathogenic dog orphan; Virusart bei Hunden	ECOAA	European Congress on Obstetrical Anaesthesia and Analgesia
ECEO-Virus	enteric cytopathogenic equine orphan; Virusart bei Pferden	ECOC	European Congress on Optical Communication
ECF	eosinophil chemotactic factor; eosinophiler chemotaktischer Faktor (s. a. ECFA)	ECoG	electrocorticogram; Elektrokortikogramm (= ECC, ECG)
ECF	extra-cellular fluid; Extrazellularflüssigkeit	ECO mixture	Mixtur aus Äthylestern des Chaulmoogra-Öls, Kampfer, Kreosot und Olivenöl (Lepramittel)
ECFA	eosinophil chemotactic factor of anaphylaxis; eosinophiler chemotaktischer Anaphylaxie-Faktor	ECP	estradiol-cyclopentyl-propionate; Östradiolzyklopentylpropionat
ECFMG	Educational Council for Foreign Medical Graduates; Zulassungsbehörde für ausländische Krankenhausärzte in den USA	ECPG, ECPOG	electro-chemical potential gradient; elektrochemische Potentialdifferenz
		ECPO-Virus	enteric cytopathogenic porcine orphan; Virusart bei Schweinen (s. a. ECSO-Virus)
ECFMS	Educational Commission for Foreign Medical Students (USA)	ECRO-Virus	enteric cytopathogenic rodent orphan; Virusart bei Nagetieren
ECG	electrocorticogram; Elektrokortikogramm (= ECC, ECoG)	ECS	electroconvulsive shock; Elektroschock
ECG, E.C.G.	(engl. bzw. französ. Abkürzung für) Elektrokardiogramm (EKG)		

ECSO-Virus	enteric cytopathogenic swine (suis) orphan; Virusart bei Schweinen (s. a. ECPO-Virus)	EDDHA	Äthylendiamin-di-(ortho)-hydroxy-phenylessigsäure, -azetat
ECT	electroconvulsive therapy; Elektroschocktherapie (= EST)	EDG	Elektrodermographie
		EDG	Elektrodurogramm
ECT	enteric coated tablet; dünndarmlösliche Tabletten	ED_{max}	maximale Einzeldosis (= EMD)
ECTEOLA-Zellulose	Reaktionsprodukt aus Epichlorhydrin, Triäthanolamin und Natriumzellulose; Trägerstoff für Dünnschicht- und Säulenchromatographie	EDN	electrodesiccation; Elektrodesikkation
		EDP	electronic data processing; elektronische Datenverarbeitung
ECU, Ecu	environmental control unit (Kontrollaggregat für Raumanzüge)	EDP *(kard)*	enddiastolic pressure; enddiastolischer Druck
ECV	extra-cellular volume; extrazelluläres Volumen	EDPAP	enddiastolic pulmonary artery pressure; enddiastolischer Lungenarteriendruck
ECW	extra-cellular water; extrazelluläres Wasser	EDPM	electronic data-processing machine; elektronische Datenverarbeitungsanlage
EC-Zellen	enterochromaffine Zellen		
ED *(pharm)*	Effektivdosis, Wirkdosis	EDR	effective direct radiation; effektive Direktstrahlung
ED *(rad)*	Einfalldosis	EDR	elektrodermale Reaktion
ED *(pharm)*	Einzeldosis	Eds.	editors; Herausgeber, Redakteure
ED	Elektrodiagnose		
ED *(biochem)*	Entner-Doudoroff(-Abbauweg)	EDTA	ethylene diamine tetraacetate; Äthylendiamintetraessigsäure, Edetate, Edathamil (= ADTE, ÄDTA)
ED	epidural		
ED *(rad)*	Erythemdosis		
ED *(chem)*	ethyl-dichlorarsine; Äthyldichlorarsin	EDTA	European Dialysis and Transplant Association
Ed.	editor; Herausgeber, Redakteur	EDTNA	European Dialysis and Transplant Nurses Association
ED_{50}	mittlere Wirkdosis	EDV	elektronische Datenverarbeitung
EDA	elektrodermale Aktivität		
EDB	ethylene dibromide; Äthylenbromid, Dibromäthan	EDV *(kard)*	enddiastolisches Ventrikelvolumen
EDC	ethylene dichloride; Äthylenchlorid, Dichloräthan	EDVI *(kard)*	enddiastolic volume index; enddiastolischer Volumenindex
EDC, EDD	expected date of confinement, ... of delivery; errechneter Entbindungstermin	EDx	electrodiagnosis; Elektrodiagnostik
		EE	Embryo-Extrakt
EDD *(kard)*	enddiastolic diameter; enddiastolischer Durchmesser des linken Ventrikels	EE	equine encephalitis; Pferdeenzephalitis
		EE	eye and ear; Auge und Ohr

E-E	erythematous-edematous; erythematös-ödematös (Reaktion)	EFA	essential fatty acids; essentielle Fettsäuren
EEA *(chir)*	End-zu-End-Anastomose	EF$_6$-Ableitung	Brustwandableitung über dem Processus ensiformis (s. a. V$_E$-Ableitung)
EEC	European Economic Community; Europäische (Wirtschafts-) Gemeinschaft, EG, EWG	E-Faktor	Erythematodes-Faktor (= LE-Faktor)
EECO	European Endoscopy Congress	EFE	Endokardfibroelastose
EED	Einstrahl-Einzeldosis	EFM	electronic fetal monitoring; elektronische Fetalüberwachung
EEDTA	2,2′-Bis-(diazetylamino)-diäthyläther (= BAETA)	EFMI	European Federation of Medical Information (= FEIM)
EEE	eastern equine encephalomyelitis; Encephalomyelitis equina	EFP	effective filtration pressure; effektiver Filtrationsdruck
EEG	Elektroenzephalogramm	EFPW	European Federation for the Protection of Waters; Europäischer Gewässerschutz-Bund
EEL	emergency exposure limits; Kurzzeitwerte (s. a. MUK)		
EEM	Erythema exsudativum multiforme	EFR	effektive Filtrationsrate
EE3ME	ethinylestradiol-3-methyl ether; Äthinylöstradiol-3-methyläther	EFR	examen (épreuve) de la fonction respiratoire; Atem-, Lungenfunktionsprüfung
EENT	eye, ear, nose and throat; Auge, Hals, Nase und Ohren	EFS	Esterfettsäuren
EE-Plasmodien	exoerythrozytäre Plasmodien-Formen (Malaria)	e.g.	exempli gratia; zum Beispiel (im angloamerikanischen Schrifttum)
EES	ethyl ethanesulphate; Äthyläthansulfat	EGA	Elephantiasis genito-anorectalis, Elephantiasis venerea, „Esthiomène"
	Z0=02663 Z1=00164 Z2=002-663	EGF	epidermal growth factor; epidermaler Wachstumsfaktor
EET *(gebh)*	errechneter Entbindungstermin (= ET)	EGG	Elektrogastrogramm
EEV *(chir)*	encircling endocardial ventriculotomy; elektrische Isolierung des Herzens	EGJ	eiweißgebundenes Jod (meist: PBI, PBJ)
		E-GO	Ersatzkassen-Gebührenordnung (= E-Adgo)
EF	edema factor; Ödemfaktor	EGOT	erythrozytäre Glutamat-oxalazetat-transaminase
EF *(kard)*	Ejektionsfraktion	EGPC	Europäische Gesellschaft für plastische Chirurgie
EF *(pharm)*	Etafenon		
EF	Exkretionsfraktion (Niere)	EGTA	Äthylenglykol-bisaminoäthyläther-N-N-tetraazetat; 1,2-Bis-[2-di(karboxymethyl)-aminoäthoxyl]-äthan
EF	exophthalmogener Faktor (= EPA, EPF, EPS)		
EF	Extrinsic-Faktor	EGW *(hyg)*	Einwohnergleichwert
EFA	Essener Fortbildung für Augenärzte	EH	enlarged heart; Herzvergrößerung

eH, E_h	Elektronenübertragungspotential, Oxidations-Reduktionspotential, Redoxpotential	EIA	Enzym-Immunoassay
		EIA	exercise-induced asthma; belastungsbedingtes Asthma
E&H (psych)	environment and heredity; Umwelt und Erbgut	EIC	espace intercostal; Interkostalraum (= ICR)
EHA	encéphalite humaine aiguë; akute Enzephalomyelitis des Menschen (Viruskrankheit)	EICT	external isovolumic contraction time; Druckanstiegszeit
EHAA	epidemic hepatitis associated antigen; Antigen der Hepatitis epidemica	EIDS	erworbenes Immundefekt-Syndrom (meist: AIDS)
		EIN	exzitatorisches Interneuron
EHBF	estimated hepatic blood flow; geschätzte Leberperfusion	EIRnv	extra incidence rate in non-vaccinated groups; Extra-Erkrankungshäufigkeit in nicht-geimpften Populationen
EHBF	extrahepatic blood flow; extrahepatische Durchblutung		
EHC	enterohepatic circulation; enterohepatischer Kreislauf	EIRv	extra incidence rate in vaccinated groups; Extra-Erkrankungshäufigkeit in geimpften Populationen
EHC	enterohepatic clearance; enterohepatische Clearance		
EHD	Einzelhöchstdosis	EIS	Epidemiological Investigational Service
EHD (vet)	epizootic hemorrhagic disease; epizootische Hämorrhagie (bei Geflügel)	EIT	erythroid iron turnover; Eisenumsatz im Blutfarbstoff
EHDP	Etidronsäure-diphosphonat	EIT	Erythrozyten-Inkorporierungstest
EHF	epidemisches hämorrhagisches Fieber	EJ	elbow jerk; Ellenbogenreflex
		EJC	European Journal of Cardiology
EHF	extremely high frequency (in der Elektrotherapie engl. Bezeichnung für Millimeterwelle = mmW)	EJP	excitatory junction potential; exzitatorisches Übergangspotential
EH-Färbung	Eosin-Hämatoxylin-Färbung (= HE)	EK	Eikultur (zur Virenzüchtung)
		EK	Elementarkörperchen (= EB)
EHL	effective half-life; effektive Halbwertszeit	EK	Ersatzkasse
EHL	essentielle Hyperlipämie (Bürger-Grütz)	EKC	epidemic keratoconjunctivitis; epidemische Keratokonjunktivitis (= EKK)
EHP, ehp	effective horse power; effektive Pferdestärke	EKDV	elektronische kombinierte Datenverarbeitung
EHR	evoked heart rate response; audiometrische Herzfrequenzänderung	EK-Filter	Entkeimungsfilter, Bakterienfilter
EHSDS	Experimental Health Service Delivery System	EKG, Ekg	Elektrokardiogramm
		EKK	epidemische Keratokonjunktivitis
EHT	Elektrohauttest		
EHWZ	Eliminationshalbwertszeit (Clearance)	EKK	extrakorporaler Kreislauf (= ECC, EKZ)

EKKG	Elektro-Karto-Kardiographie	EMB	Eosin-Methylenblau (Nährboden)
EKoG	Elektrokortikogramm (= ECG, ECoG)	EMB	Ethambutol
E-Kohle	zur Entfärbung verwendete Aktivkohle	EMBO	European Molecular Biology Organization
EKT	Elektrokrampftherapie, Elektroschocktherapie (= ECT, EST)	EMC	Enzephalomyokarditis, Enzephalomeningokarditis (Viruskrankheit)
EKV	Elektrokardioversion	EMC	Erythromycin
Eky, EKyG	Elektrokymogramm	EMCRO	Experimental Medical Care Review Organization
EKZ	extrakorporale Zirkulation (= ECC, EKK)	EMD	Einzelmaximaldosis (= ED_{max}, EHD, MED)
EL	exercise limit; Belastungsgrenze	EME, emE	elektromagnetische (Ladungs-)Einheit
e_L	Lysin-Exponent (Bakteriophagen-Titer)	EMF	electromotive force; elektromotorische Kraft (= EMK, FEM)
ELC	electrocoagulation; Elektrokoagulation	EMF	elektromagnetischer Flußmesser
ELISA	enzyme-linked immunosorbent assay; enzymgebundene radioimmunologische Probe (s. a. EIA)	EMF	Endomyokardfibrose
		EMF	erythrocyte maturation factor; Erythrozytenreifungsfaktor
El.K.	Elementarkörperchen (= EB, EK)	EMG	Elektromyogramm
ELR	Epidermis/Lymphozyten-Reaktion	EMG-Syndrom	Exophthalmus-Makroglossie-Gigantismus-Syndrom
ELS	Erregungsleitungssystem	EMI	Elektro-Myointegral
EM	Elastizitätsmodul (= E)	EMIC (gebh)	emergency maternity and infant care; perinatale Notfall- oder Intensivpflege
EM	Elektronenmikroskopie		
EM (biochem)	Embden-Meyerhof-Schema (= EMP-Schema)	EMK	elektromotorische Kraft (= EMF, FEM)
EM (mil)	enlisted men; Unteroffiziere und Mannschaften (der US-Armee)	EML, emL	elektromagnetische Ladungseinheit (= EME, emE)
		EMMA	Elektronenmikroskop- und Mikrosonden-Analyse
EM	Enterovirus-Meningitis		
EM	Erwerbsminderung	EMMA	Engström-Multigas-Monitor-Anästhesie
EM	Erythema multiforme		
Em	Emanation	EMMV	erweitertes mandatorisches Minutenvolumen
Em.	emmetropia; Emmetropie (= E)	EMO-Gerät	Epstein-MacIntosh-Oxford-Inhalationsgerät (s. a. Emotril)
em.	emeritus, emeritiert	EMO-Syndrom	Schilddrüsen-Hypophysen-Syndrom (mit Exophthalmus, prätibialem Myxödem und Osteoarthropathia hypertrophicans)
E&M	endocrine and metabolism; sich auf Hormone und Stoffwechsel beziehend		

Emotril-Gerät	Epstein-MacIntosh-Oxford-Inhalator für Narkosen mit Trichloräthan (= Trilen) (s. a. EMO-Gerät)	ENG	Elektroneurographie
		ENG	Elektronystagmographie
		ENL	Erythema nodosum leprosum
EMPA	Eidgenössische Materialprüfungs- und Versuchsanstalt (St. Gallen)	ENMS	European Nuclear Medicine Society
		Eno, ENOL	Enolase (= EN)
Empl.	emplastrum; Pflaster	ENP	ethyl-p-nitrophenylthiobenzene-phosphate; Äthyl-p-nitrophenylthiobenzolphosphat
EMP-Schema	Embden-Meyerhof-Parnas-Glykolyseschema		
EMRO	European Media Research Organization	ENR	extrathyroidal neck radioactivity; Radioaktivität im Hals außerhalb der Schilddrüse
EMS	early morning specimen; Morgenurin		
		ENT	ear, nose and throat; Hals, Nase und Ohren (HNO)
EMS (kard)	elektromechanische Kammersystole		
		EO	ethylen oxide; Äthylenoxid
EMS	Emergency Medical Service; ärztlicher Notfalldienst (GB)	EOA (klin)	examination, opinion, advice; Untersuchung, Meinung (Diagnose), Rat
EMS	ethyl methane sulphonate; Äthylmethansulfonat	E of M	error of measurement; Meßfehler, Meßabweichung
EMU	electromagnetic unit; elektromagnetische Einheit (= EME, EML)	EOG	Elektrookulogramm
		EOG	Elektroolfaktogramm
EMV	elektromagnetische Verträglichkeit	EOM	external ocular muscles; äußere Augenmuskeln
EMW	electromagnetic wave; elektromagnetische Welle	EOM	extraocular movement; extraokuläre Bewegung
EN	efferentes Neuron	EORBS	earth orbiting recoverable biological satellite; mit Tieren besetzte Raumkapsel
EN	Enolase (= Eno, ENOL)		
EN	Erythema nodosum		
ENA	European Neuroscience Associations	EORTC	European Organization for Research and Treatment of Cancer
ENA	extrahierbares nukleäres Antigen		
		Eos.	Eosinophile
ENB (kard)	endgültige Negativitätsbewegung	Eosin-BNX	Eosin-Scharlach (Farbstoff)
		EOTA	Äthylen-bis-(hydroxyäthylennitrilo)-tetraessigsäure
END	Enhancement Newcastle Disease		
ENDOR	electron-nuclear double resonance; Elektron-Kern-Doppelresonanz	EOU	epidemic observation unit; Beobachtungsstation für ansteckende Krankheiten
ENE	ethylnorepinephrine; Äthylnorepinephrin	EP	ectopic pregnancy; Extrauteringravidität (= EU, EUG)
		EP	Elektrophorese
ENEA	European Neuroendocrine Association	EP	endogenous pyrogen; endogenes Pyrogen, Endotoxin
ENEA	European Nuclear Energy Agency	EP	endpoint; Endpunkt

EP	Epoxid	EPR	electron paramagnetic resonance; Elektronenspinresonanz (= ESR, RPE)
EP	Erstarrungspunkt, Gefrierpunkt (= FP)		
EP	evoziertes Potential	EPR	electrophrenic respiration; künstliche Beatmung durch elektrische Reizung des N. phrenicus
EP	extreme pressure; extremer Druck		
E-4-P	D-Erythrose-4-phosphat	EPR	elektronischer Prozeßrechner
EPA	Environmental Protection Agency; Umweltschutzamt	EPRS	European Paediatric Respiratory Society
EPA (rad)	erect posterior-anterior; posterior-anterior im Stehen	EPS	Elementar-Psychologie
		EPS (kard)	Erholungspulssumme
EPA	exophthalmus-producing activity (= EF, EPF, EPS)	EPS	Exophthalmus-produzierende Substanz (= EF, EPA, EPF)
EPC	Epilepsia partialis continua (Kojewnikoff)	EPS	extrapyramidales System
EPEC	enteropathogene Escherichia coli	EPSP	exzitatorisches postsynaptisches Potential
EPF	Exophthalmus-produzierender Faktor (= EF, EPA, EPS)	EPT	endoskopische Papillotomie
		EQ	Eiweißquotient (= A/G)
EPG	eggs per gram; Eier pro Gramm (Parasitologie)	EQ	Energiequotient
		EQ (psych)	Entwicklungsquotient
EPG	Elektropupillographie	EQ	Erholungsquotient
E-Phänomen	Erythematodes-Phänomen (= LE-Phänomen)	Eq	Äquivalent
EPH-Gestose	Schwangerschaftstoxikose (Trias: edema-proteinuria-hypertension; Ödem-Albuminurie-Hypertonie)	equ	Gramm-Äquivalent (Mol/Wertigkeit)
		ER	Elektroresektion
		ER	emergency room; Notaufnahme-Station
E-Phorese	Elektrophorese		
EPI (psych)	Eysenck personality inventory; Eysenck-Persönlichkeits-Fragebogen	ER	endoplasmatisches Retikulum
		ER	epigastric region; Epigastrium
EPL	essentielle Phospholipide	ER	equivalent roentgen; Röntgenäquivalent (s. a. RBW, Rem)
E-Plasmodien	exoerythrozytäre Plasmodien bei der Malaria (= EE-Plasmodien)	ER	estrogen receptor; Östrogenrezeptor (ER+, ER−)
EPMS	extrapyramidal-motorisches System	ER	evoked response; evozierte Reaktion
EPN	Phenylthiophosphonsäure-p-nitrophenyl-äthylester	ER	external resistance; äußerer Widerstand
EPP	Endplattenpotential	ERA	Electroshock Research Association
EPP	equal pressure point; Punkt des Druckgleichgewichts	ERA (otorhin)	Elektroreaktionsaudiometrie (s. a. BERA)
EPP	erythropoetische Protoporphyrie	ERBF	effective renal blood flow; effektive Nierenperfusion

ERC			**ESCVS**
ERC	endoskopische retrograde Cholangiographie	E-Ruhr	durch Rasse E des Pseudodysenterie-Bazillus (Shigella sonnei) verursachte Bazillenruhr
ERC	expiratory reserve capacity; exspiratorisches Reservevolumen		
		ERV	exspiratorisches Reservevolumen (= ERC)
ERCP	endoscopic retrograde cannulation of the papilla (Vateri); endoskopische retrograde Cholangiopankreatikographie (auch: elektive retrograde Cholangio-Pankreoduktugraphie)	ERY	Erysipelothrix (grampositive Bakterien)
		Ery	Erythrozyten
		ES	elektrische Stimulierung
		ES	emergency service; Notfalldienst
ERCS	endoskopisch-retrograde Cholangioskopie	ES	endoscopic sphincterotomy; endoskopische Papillotomie
ERC-Viren	ECHO 28-Rhino-Coryza-Viren (Rhinoviren)	ES	enema saponis; Seifenklistier
		ES	Enzymsubstrat
ERD	evoked response detector; Gerät zur Erkennung evozierter Reaktionen	ES	Extrasystole
		ESA	End-zu-Seit-Anastomose
ERDA	Energy Research and Development Administration	ESA	Entomological Society of America
		ESA	European Space Agency
ERF	Education and Research Foundation (der AMA)	ESA	European Strabismological Association (= CESSD)
ERG	Elektroretinogramm	ESACT	European Society of Animal Cell Technology
Erg.B.	Ergänzungsband (z. B. Erg.B.6 = Ergänzungsband zum DAB 6)	ESAO	European Society for Artificial Organs
ERIA	Elektroradio-Immunoassay	ESA-Test	Embryo-Sinapis alba-Test
ERICA	Engström respirator for intensive care; Respirator zur Intensivpflege	ESB	electrical stimulation to the brain; elektrische Hirnstimulierung
Erio T	Eriochromschwarz T	ESC	European Society of Cardiology
ERP *(kard)*	effective refractory period; effektive Refraktärzeit	ESCC	Elektrolyt-Steroid-Kardiopathie mit Kalzifizierung
ERP	endoskopisch-radiologische Pankreatikographie	ESCH	Elektrolyt-Steroid-Kardiopathie mit Hyalinisation
ERP-AVN	effektive Refraktärphase des AV-Knotens	ESCN	Elektrolyt-Steroid-Kardiopathie mit Nekrose
ERPF	effective renal plasma flow; effektiver Nierenplasmafluß	ESCO	European Sterility Congress Organization
ERS *(kard)*	Erregungsrückbildungsstörung	ESCPB	European Society for Comparative Physiology and Biochemistry
ERT *(kard)*	elective replacement time; Zeitpunkt für den Austausch eines Herzschrittmachers		
		ESCVS	European Society of Cardiovascular Surgery
ERTS	Earth Resources Technology Satellite		

ESD *(kard)*	endsystolischer Durchmesser des Herzens	ESRD	end-stage renal disease; Nephropathie im Endstadium
ESDAC	European Space Data Center; Europäisches Weltraum-Datenzentrum (Darmstadt), Abteilung der ESRO	ESRIN	European Space Research Institute; Europäisches Weltraumforschungsinstitut (Frascati), Abteilung der ESRO
ESDR	European Society for Dermatological Research	ESRO	European Space Research Organization; Europäische Organisation für Weltraumforschung (Paris)
ESE, esE	elektrostatische (Ladungs-) Einheit (= esL)		
ESF	Erythropoese-stimulierender Faktor, Erythropoietin	ESS	electronic switching system; elektronisches Schaltsystem
ESG	Erythrozyten-Senkungsgeschwindigkeit (= BSR, BSG, BKS, ESR)	ESSR	European Society for Sleep Research
		ESSR	European Society for Surgical Research
ESGCP	European Study Group for Cell Proliferation	EST	Elektroschocktherapie (= ECT, EKT)
ESIMV	expiration synchronized intermittent mandatory ventilation; der Exspiration angepaßte intermittierende Positivdruckbeatmung	EST	endoskopische Sphinkterotomie (der Papilla Vateri) (= ES, EPT)
ESL, esL	elektrostatische Ladungseinheit (= ESE, esE)	EST	European Society of Toxicology
ESLAB	European Space Research Laboratory; Europäische Weltraumforschungsanstalt	E-Stadium	exoerythrozytäre Form der Malaria-Plasmodien (= E-, EE-Plasmodien)
ESP	elektrostatisches Potential	ESTEC	European Space Technology Centre
ESP *(kard)*	endsystolic pressure; endsystolischer Druck	ESTRO	European Society for Therapeutic Radiology and Oncology
ESP	extra-sensory perception; außersinnliche Wahrnehmung		
ESPE	European Society for Paediatric Endocrinology	e-Strophanthin	Emicymarin
ESPEN	European Society of Parenteral and Enteral Nutrition	ESU	electrostatic unit; elektrostatische Einheit (= ESE, esE)
ESPR	European Society of Paediatric Radiology	ESV	endsystolisches Ventrikelvolumen, Restblutmenge
ESPR	European Society for Paediatric Research; Europäische Gesellschaft für pädiatrische Forschung	ET	Endotrachealnarkose (= ETN, ITN)
		ET	endotracheal tube; Endotrachealtubus
ESR	Einstein-Stokes-Radius (der Molekülgröße)	ET *(gebh)*	errechneter Termin (der Entbindung)
ESR	Elektronenspinresonanz (= EPR, RPE)	ET-3	Erythrozyten-Trijodthyronin
		ETA	Ethionamid (= ETH, ETHA)
ESR	Erythrozyten-Senkungsreaktion (= BKS, BSG, BSR, ESG)	ETA	European Thyroid Association

et al.	et alii; und Mitarbeiter (im Schrifttum)	EUL	expected upper limit; erwartete Obergrenze
ETC	effective thermal conductivity; Wärmetransportzahl	EULAR	European League against Rheumatism; Europäische Rheuma-Liga
ETC	European Translation Centre; Europäisches Übersetzungszentrum (Delft)	EUPSYCA	European Working Group for Psychosomatic Cancer Research
ETD	erythemogenic threshold dose; erythemogene Schwellendosis	EURAG	Bund für die Ältere Generation Europas
ETDRS	Early Treatment Diabetic Retinopathy Study (vgl. DRS)	EUREM	European Congress on Electron Microscopy
ETF	electron transferring flavoprotein; elektronenübertragendes Flavoprotein	EUROTOX	European Committee on Chronic Toxicity Hazards
ETH	Eidgenössische Technische Hochschule	EUV	extreme ultraviolet laser; extremer UV-Laser
ETH, ETHA	Ethionamidum, Äthioniamid	EV	extrasystole ventriculaire; Kammerextrasystole
ETN	Endotrachealnarkose (= ET, ITN)	EV	extravascular; extravasal
ETN	Erythrityl-tetranitrat	eV	Elektronenvolt
ETP, ETPH	Elektronen-Transportpartikel	EVA	ethylene vinyl acetate; Äthylenvinylazetat
ETPhos	Elektronen-Transportphosphorylierung	EVA	ethyl violet azide; Äthylviolettazid (Nährlösung)
ETR	effective thyroxin ratio; effektiver Thyroxin-Quotient	EVA	extravehikuläre Aktivität (in der Raumfahrt)
ETS	European Teratology Society	EVE	ethyl vinyl ether; Äthylvinyläther
ETT	epinephrine tolerance test; Adrenalin-Toleranztest	EVE-Krone (dent)	Hohlkrone für den Frontzahnbereich
ETT	exercise tolerance test; Belastungstoleranztest	EVG	Elektroventrikulogramm
ETU	Emergency and Trauma Unit	EVU	Energie-Versorgungsunternehmen
ETU	Emergency Treatment Unit		
ETVG	European Tumour Virus Group (Kopenhagen)	EW	eingetragenes Warenzeichen (= R, TM, WZ)
EU	entropy unit; Entropie-Einheit	EW	Eiweiß
EU	enzyme unit; Enzym-Einheit	EW	emergency ward; Notfallstation
EU	Erwerbsunfähigkeit	E-Wasser	entmineralisiertes Wasser
EU	Extrauteringravidität (= EUG)	EWG	Europäische Wirtschaftsgemeinschaft (heute: EG)
E+U (gyn)	Ektopie und Umwandlungszone (Kolposkopie)	EWGCF	European Working Group for Cystic Fibrosis
EUA	examination under anesthesia; Narkoseuntersuchung	EWL	Edelmetall-Legierung aus Silber und Palladium
EUG	Extrauteringravidität (= EU)		

EWL *(psych)*	Eigenschaftswörterliste (Befindlichkeitstest)	EZ	Ernährungszustand
EWL	evaporative water loss; Wasserverlust durch Verdampfung	EZ	Erscheinungszeit; first appearance time
		EZ	Esterzahl
EWPHE	European Working Party on High Blood Pressure in the Elderly	EZEE	Entectic Zone Electrical Evaluation
		E-Zelle	Epsilon-Zelle des HVL
exper.	experimentell	E-Zellen	Erythematodes-Zellen (= LE-Zellen)
Ext.	Extrakt		
ext.	externus	EZF	extrazelluläre Flüssigkeit
EZ	eineiige Zwillinge	EZR	Extrazellularraum
EZ	Epidermiszellen	EZV	extrazelluläres Volumen

F

F *(phys)*	Fahrenheit (= °F)	F.	Fellow
F *(phys)*	Farad	F. *(ophth)*	field of vision; Gesichtsfeld
F *(phys)*	Faraday-Konstante (spezifische Ionenladung)	f. *(pharm)*	fac, fiat, fiant (Rezeptur)
		f.	weiblich; female, femininus
F *(gyn)*	Felderung (bei der Kolposkopie)	F_1, F_2	1., 2. Filialgeneration
		FA	Facharzt
F	Fett	FA	Familienanamnese
F *(phys)*	Fick (Einheit des Diffusionskoeffizienten)	FA *(chem)*	fatty acid; Fettsäure
F	Fokus	FA, f.A.	fehlende Angabe
F	force; Kraft	FA	fibrillation auriculaire; Vorhofflimmern
F	formula; Rezept		
F	freie Energie	FA	field ambulance; US-Sanitätskraftwagen
F	Frequenz		
F *(kard)*	Friktion, Reiben (im Phonokardiogramm)	FA	filterable agent; filtrierbar
		FA	first aid; Erste Hilfe
F *(phys)*	Fusionspunkt, Schmelzpunkt (= Fp.)	FA	Fluoreszein-konjugiertes Pertussis-Antiserum
F	Harnfarbwert	FA	Fluoreszenz-Antikörper
f	Aktivitätskoeffizient	FA	folic acid; Folsäure
f	Femto (das 10^{-15}-fache der jeweiligen Einheit)	FA	Formamid
		FA	Freund-Adjuvans
f *(biol)*	forma; Form	FAA	folic acid antagonists; Folsäure-Antagonisten
f	Freiheitsgrade		
f *(phys)*	Frequenz	FAA	formalin, acetic, alcohol; Formalin-Essigsäure-Alkohol-Lösung (Fixiermittel)
f *(math)*	Funktion		

F.A.A.P.	Fellow of the American Academy of Pediatrics	F-α₂-Globulin	fast-α_2-Globulin (Immunelektrophorese)
FAB	fragment antigen binding	F.A.G.O.	Fellow of the Academy of Gynaecology and Obstetrics
FAC	Forschungs- und Arbeitsgemeinschaft für Chiropraxis	FAH	facteur anti-hémophilique; antihämophiler Faktor
FAC	zytostatische Kombinationstherapie mit 5-Fluorouracil, Adriamycin und Cyclophosphamid	FAK	filtration artificial kidney; mit Filtration arbeitende künstliche Niere
F.A.C.A.	Fellow of the American College of Anesthetists	F-AK	Forssman-Antikörper, Heterohämagglutinin
F.A.C.C.	Fellow of the American College of Cardiologists	F.A.M.A.	Fellow of the American Medical Association
F.A.C.D.	Fellow of the American College of Dentists	FAMA-Test	Fluoreszenz-Antikörpertest gegen (Varizellen-Zoster-Virus-)Membran-Antigen
F.A.C.D.S.	Fellow of the Australian College of Dental Surgeons	Fam.Phys.	family physician; Hausarzt
F.A.C.F.S.	Fellow of the American College of Foot Surgeons	FAN	facteur anti-nucléaire; antinukleärer Faktor (= ANF)
F.A.C.M.A.	Fellow of the Australian College of Medical Administrators	FANOK	Fach-Normenausschuß für das Krankenhauswesen
F.A.C.O.G.	Fellow of the American College of Obstetricians and Gynecologists	F.A.N.S.	Fellow of the American Neurological Society
F.A.C.P.	Fellow of the American College of Physicians	F-Antigen	Fertilisationsantigen
		F-Antigen	Fimbrienantigen
F.A.C.R.	Fellow of the American College of Radiologists	F-Antigen	Forssman-Antigen
FACS	fluorescence-activated cell sorter; fluoreszenz-aktiviertes Zelltrenngerät	F.A.N.Z.C.P.	Fellow of the Australian and New Zealand College of Psychiatrists
F.A.C.S.	Fellow of the American College of Surgeons	FAO	Food and Agriculture Organization (der UNO) (= OAA)
F.A.C.S.M.	Fellow of the American College of Sports Medicine	F.A.P.A.	Fellow of the American Psychiatric Association
FACT (psych)	Flanagan Aptitude Classification Test	F.A.P.A.	Fellow of the American Psychoanalytical Association
FAD	Flavin-adenin-dinukleotid	F.A.P.H.A.	Fellow of the American Public Health Association
FADH₂	(reduziertes) Flavin-adenindinukleotid	FAR	flight aptitude rating; Bewertung der Flugtauglichkeit
FADN	Flavin-adenin-dinukleotid (= FAD)	FAS	Federation of American Scientists
FAD-Pyrophosphorylase	FMN-adenylyl-transferase	FASEB	Federation of American Societies for Experimental Biology
FADR	funktioneller Aufbau digitaler Rechensysteme	F.A.S.H.N.S.	Fellow of the American Society of Head and Neck Surgery

FASST	Forum for the Advancement of Students in Science and Technology (USA)	F.C.G.P.	Fellow of the College of General Practitioners
FAT	fluoreszenzmikroskopischer Antikörpertest	FCHL	familiary combined hyperlipidemia; familiäre kombinierte Hyperlipidämie
FAZ *(ophth)*	foveal avascular zone; gefäßfreie Fovea-Zone	F-Chromosomen	durch Fragmentation entstandene Bruchstücke der B-Chromosomen
FB	Fachbereich		
FB	Faktor B	F.Ch.S.	Fellow of the Society of Chiropodists
FB	finger breadth; Fingerbreite, Querfinger (= QF)	FCM	fréquence cardiaque maternelle; mütterliche Herzfrequenz
FB *(vet)*	Fleischbeschau		
FB	foreign body; Fremdkörper	F.C.O.G.(SA)	Fellow of the College of Obstetricians and Gynaecologists (South Africa)
FBA	Fetalblutanalyse		
FBA	Finger-Boden-Abstand	FCP *(neurol)*	final common pathway; letzte gemeinsame Bahn
F.B.A.	Fellow of the British Academy		
FBCOD *(ophth)*	foreign body cornea right eye; Hornhaut-Fremdkörper rechts	F.C.Path.	Fellow of the College of Pathologists
FBCOS *(ophth)*	foreign body cornea left eye; Hornhaut-Fremdkörper links	F.C.P.S.	Fellow of the College of Physicians and Surgeons
		F.C.P.S.A.	Fellow of the College of Physicians and Surgeons of South Africa
FBN	Federal Bureau of Narcotics		
F.B.Ps.S.	Fellow of the British Psychological Society	F.C.P.(SA)	Fellow of the College of Physicians (South Africa)
FBS	fasting blood sugar; Nüchternblutzucker	F.C.R.A.	Fellow of the College of Radiologists, Australasia
FBS	Feedback-Signal	F.C.S.	Fellow of the Chemical Society
FBS	feedback system; Rückkoppelungssystem	FD	fatal dose; Dosis letalis 75, DL_{75}
FBS	fetal bovine serum; fetales Rinderserum	FD	Felddesorption
		FD	focal distance; Fokusabstand
FC	fragment crystallizable	FD	forceps delivery; Zangenentbindung
Fc	komplementbindende Fraktion		
fc	foot candle (photometrische Einheit) (auch: ft-c)	FD	freeze-dried; gefriergetrocknet
		FD	Froschdosis (Digitalis)
FCA	Fluocinolon-acetonid	FD_{50}	median fatal dose; mittlere Letaldosis
F.C.A.P.	Fellow of the College of American Pathologists		
		FDA	Fachverband Deutscher Allgemeinärzte
FCC	Federal Communications Commission	FDA *(rad)*	Fokus-Drehpunkt-Abstand
F.C.C.P.	Fellow of the American College of Chest Physicians	FDA	Food and Drug Administration (Washington)
FCF	fréquence cardiaque foetale; fetale Herzfrequenz	FDA *(gebh)*	fronto-dextra anterior (position); vordere rechte Stirnlage

Fd.Amb.Coy	Field Ambulance Company; Sanitätskompanie (brit.)	feb.dur.	febre durante; bei anhaltendem Fieber
FDC	Food, Drug, and Cosmetic (Act); US-Gesundheitsgesetz	FEBS	Federation of European Biochemical Societies
FDD	Food and Drug Directorate	FEC	final expiration capacity; End-Exspirationskapazität
FDG	Fluordesoxyglukose		
FDH-Syndrom	fokale dermale Hypoplasie (Goltz-Gorlin)	FECG	fetal ECG; fetales Elektrokardiogramm
FDI	Fédération Dentaire Internationale; Internationale Zahnärztliche Vereinigung	FECT	fibro-elastic connective tissue; fibroelastisches Bindegewebe
		FEEG	fetales Elektroenzephalogramm
FDIU	fetal death in utero; intrauteriner Fruchttod	FEF	forcierte exspiratorische Flußrate
FDL	Fluoreszein-dilaurat(-Test)		
FdM	Fortschritte der Medizin (dt. Fachzeitschrift)	FEFANA	Fédération Européenne des Fabricants d'Adjuvants pour la Nutrition Animale; Europäischer Verband für Wirkstoffe in der Tiernahrung (Bonn)
FDMS	Felddesorptions-Massenspektrometrie		
FDNB	1-Fluor-2,4-dinitrobenzol	FEH	fixierte essentielle Hypertonie
F.D.O.	Fleet Dental Officer; Flottenzahnarzt	FEHBP	Federal Employees Health Benefits Program
FDP	Fibrinogen-Degradationsprodukt	FEIM	Fédération Européenne d'Informatique Médicale (= EFMI)
FDP (gebh)	fronto-dextra posterior (position); hintere rechte Stirnlage	F-EKG	Funktions-Elektrokardiogramm
FDP (biochem)	Fruktose-1,6-diphosphat	FELASA	European Federation of Laboratory Animal Science
FDP-ALD	Fruktosediphosphat-aldolase	F-Elektrode	Funktionselektrode
FDR	fluorogenic drug reagent	FeLV	feline leukemia virus; Leukämie-Virus der Katzen
FDS	field dressing station; Feldverbandsplatz (brit.)		
FDS (kard)	fractional diameter shortening	FEM	force électromotrice; elektromotorische Kraft (= EMK, EMF)
F.D.S.	Fellow in Dental Surgery		
F.D.S.R.C.S. Ed.	Fellow in Dental Surgery of the Royal College of Surgeons of Edinburgh	F-Enzym	Fluorokinase
		ferv.	fervens; kochend
F.D.S.R.C.S. Eng.	Fellow in Dental Surgery of the Royal College of Surgeons of England	FES	forciertes exspiratorisches Spirogramm
		FeSV	feline sarcoma virus; Sarkom-Virus der Katzen
FDT (gebh)	fronto-dextra transversa (position); rechte quere Stirnlage	FET	Fäzes-Exkretionstest
FE	fetale Erythroblastose	FEV	forcierte exspiratorische Sekundenkapazität
FE	fractional excretion; anteilige Ausscheidung (z.B. von Elektrolyten im Harn)	FEV_1	forciertes Exspirationsvolumen in 1 sec (= AST)

FF	fat free; fettfrei	FFU	focus forming unit; fokusbildende Einheit, Virusinfektionszentrum
FF *(rad)*	Feinfokus		
FF	Filtrationsfraktion	FFWW	fat-free wet weight; fettfreies Naßgewicht
FF	finger flexion; Fingerbeugung		
FF	fixing fluid; Fixierflüssigkeit	FG	Fachgruppe
FF	Fleckfieber	FG *(stat)*	Freiheitsgrad
FF	Forel-(Hauben-)Feld	FGAM	Formyl-glyzinamidin-ribonukleotid
FF	fresh frozen; frisch gefroren		
FFA	Flufenaminsäure	FGAR	Formyl-glyzinamid-ribonukleotid
FFA *(rad)*	Fokus-Film-Abstand (= FFD)	FG-Bohrer *(dent)*	friction grip; zahnärztl. Bohrertyp
FFA	free fatty acids; freie Fettsäuren (= FFS)		
F.F.A.	Fellow of the Faculty of Anesthetists	F-Gen	weiblicher Geschlechtsrealisator
F-Faktor	Antigen Duffy, Fy-Faktor	F_1-, F_2- Generation *(gen)*	1. (2. etc.) Filialgeneration
F-Faktor	Fertilitätsfaktor		
F.F.A.R.C.S.	Fellow of the Faculty of Anaesthetists, Royal College of Surgeons	F-G-Sh-System *(orth)*	Definition der menschlichen Bewegung: Fortbewegung, Greifbewegung, Sichhalten
FFC	free from chlorine; chlorfrei	FH	Fachhochschule
FFD	Fokus-Film-Distanz	FH	family history; Familienanamnese
F.F.D.R.C.S.	Fellow of the Faculty of Dental Surgery, Royal College of Surgeons	FH	Follikelhormon
		FH	Frankfurter Horizontale
FFDW	fat-free dry weight; fettfreies Trockengewicht	FH_2	Dihydrofolsäure
		FH_4	Tetrahydrofolsäure
F.F.Hom.	Fellow of the Faculty of Homoeopathy	FHA *(rad)*	Fokus-Haut-Abstand (= FHD)
FFH-Raster *(rad)*	Feinraster für Hartstrahltechnik	FHCH	familiäre Hypercholesterinämie
		FHD	Fokus-Haut-Distanz (= FHA)
FFI	free from infection; frei von ansteckenden Krankheiten	FHF	fetale Herzfrequenz (= FHR)
F-Form	Fadenform von Zellen in Nährboden-Kolonien	FhG	Fraunhofer-Gesellschaft
		FHIP	Family Health Insurance Plan
FFP	fresh frozen plasma; frisch gefrorenes Plasma	FHNH *(gebh)*	fetal heart not heard; kindliche Herztöne nicht hörbar
F.F.R.	Fellow of the Faculty of Radiologists	FHR	fetal heart rate; fetale Herzfrequenz
FF-Raster *(rad)*	Feinstraster	FHRO	International Federation of Health Records Organizations
FFS	freie Fettsäuren (= FFA)	FHS	fetal heart sounds; fetale Herztöne
FFT	flicker fusion threshold; Flimmerverschmelzungsschwelle		
		FHT	fetale Herztöne (= FHS)

FI	Färbeindex	F.I.M.L.T.	Fellow of the Institute of Medical Laboratory Technology
FIA-ABS-Test	Fluoreszenz-Immun-Absorptionstest	FIMS	Fédération Internationale Medicine Sportive; Sportärzte-Weltverband
F.I.A.C.	Fellow of the International Academy of Cytology		
FIAT	Field Information Agency, Technical	FIN *(chir)*	fine intestinal needle; feine Darmnadel
FIAT	free fatty acids incorporation in adipose tissue triglycerides; Einbau von (markierten) freien Fettsäuren in die Gewebstriglyzeride	F.Inst.S.P.	Fellow of the Institute of Sewage Purification
		F_IO_2	fraction of inspiratory oxygen concentration; Sauerstoffanteil im Einatmungsgas
F.I.Biol.	Fellow of the Institute of Biology	FIP	Fédération Internationale Pharmaceutique; Internationale Pharmazeutische Vereinigung (Den Haag)
FIC	Fluoreszein-isozyanat		
F.I.C.	Fellow of the Institute of Chemistry	FISP	Fédération Internationale de la Sclérose en Plaques
FICA	Federal Insurance Contribution Act (US-Sozialversicherung)	FITC	Fluoreszein-isothiozyanat
		FI-Test	halbquantitative Fibrinogenbestimmung
F.I.C.A.	Fellow of the International College of Anesthetists	FIV_1	forcierte inspiratorische Sekundenkapazität (Volumen in 1 sec)
F.I.C.D.	Fellow of the International College of Dentists		
F.I.C.S.	Fellow of the International College of Surgeons	FIVC	forced inspiratory vital capacity; forcierte inspiratorische Vitalkapazität
FID	fosse iliaque droite; rechte Darmbeingrube	FJRM	full joint range of movement; volle Gelenkbeweglichkeit
FIF	forcierte inspiratorische Flußrate	FK	Fremdkörper
FIFRA	Federal Insecticide, Fungicide and Rodenticide Act	FKH	Fachkrankenhaus
		FKO	Funktionskieferorthopädie
FIG	Formiminoglyzin	F-Körper	am Y-Chromosom liegender Fleck, durch Fluoreszenzuntersuchung besonders gut darzustellen
FIG	fosse iliaque gauche; linke Darmbeingrube		
FIGLU	Formiminoglutaminsäure (= FIGS)		
		FKW	Fluorkohlenwasserstoffe
FIGO	Fédération Internationale de Gynécologie et Obstétrique; Internationaler Verband für Gynäkologie und Geburtshilfe	Fl.	Flasche, Fläschchen
		Fl. *(pharm)*	flos, flores; Blüten
		fl.	fluidus; flüssig (auch: fld.)
		FLA	Flimmerlichtaktivität
FIGS	Formiminoglutaminsäure (= FIGLU)	FLA *(gebh)*	fronto-laeva anterior (position); vordere linke Stirnlage
FIH	fat-induced hyperglycemia; fettinduzierte Hyperglykämie	f.l.a.	fiat lege artis; vorschriftsmäßig zuzubereiten (Rezeptur)

fld.	fluidus; flüssig (auch: fl.)	FMF *(gebh)*	fetal movement felt; Kindesbewegungen fühlbar
fl dr	fluid dram (angloamerikan. Gewichtsmaß)	FMFT	forced mid-expiratory flow time; forcierte mittelexspiratorische Atemstromzeit
FLEX	Federation Licensing Examination (USA)	FMH	fettmobilisierendes Hormon (= FMS)
FLI	fulminante Leberinsuffizienz		
fl oz	fluid ounce (angloamerikan. Gewichtsmaß)	FMH	Foederatio Medicorum Helveticorum
FLP *(gebh)*	fronto-laeva posterior (position); hintere linke Stirnlage	FMLP	N-Formyl-methionyl-leuzyl-phenylalanin
FLQ	Faserlichtquelle (Kaltlicht)	FMN	Flavin-mononukleotid (s. a. AMN)
F.L.S.	Fellow of the Linnaean Society		
FLT *(psych)*	Formlegetest	$FMNH_2$	(reduziertes) Flavin-mononukleotid
FLT *(gebh)*	fronto-laeva transversa (position); linke quere Stirnlage	FMP	Family Nurse Practitioner
flu	im englischen Sprachraum häufige Abkürzung für Influenza, Grippe	FMP	first menstrual period; Menarche
		FMP	Flumethasonpivalat
Fluate	Fluorosilikate	FMP	Fruktose-monophosphat
FL-Zellen	Fogh-Lund-Zellen	FMR-Antigen	gemeinsames Antigen der Friend-, Moloney- und Rauscher-Leukämieviren
FM *(gebh)*	fetal movements; Fetalbewegungen		
FM	Frauenmilch	FM-Relation	female-male relation; Geschlechtsverhältnis
FM	Frequenzmodulation		
fm *(phys)*	Femtometer (= 10^{-15} m)	FMS	Fetal Monitoring System
f.m. *(pharm)*	fiat mixtura (Rezeptur)	FMS	fettmobilisierende Substanz (= FMH)
FMAC-Test *(gebh)*	fetal movement acceleration test; Akzelerationstest der Fetalbewegungen	FMS	full mouth series; Röntgenbild aller Zähne
FMB *(pharm)*	Formulae Magistrales Berolinenses	FMX	full mouth x-ray; Rö-Untersuchung aller Zähne
FMC	Foundation for Medical Care	FN *(pharm)*	Freiname, wissenschaftliche Bezeichnung, nicht geschützt
FM-Card *(mil)*	field medical card; Verwundetenzettel	Fneg	falsch-negativ
		FNKe	Fachnormenausschuß Kerntechnik
FMD	foot and mouth disease; Maul- und Klauenseuche (= MKS)	FNM	Fachnormenausschuß Materialprüfung
FME *(dent)*	full mouth extraction; Extraktion sämtlicher Zähne	FNR	Fachnormenausschuß Radiologie
FMEF	forcierter mittelexspiratorischer Fluß	FNS	formule normale du sang; normales Blutbild
FMF	familial mediterranian fever; familiäres Mittelmeerfieber, Siegal-Cattan-Mamou-Krankheit	FNV	Finger-Nasen-Versuch
		FO	Fluor-orotsäure

FO		F.R.A.C.S.	
FO	fond d'oeil; Augenhintergrund	FPG	fasting plasma glucose; Nüchternblutzucker
FO	Foramen ovale		
FO	frontookzipital	FPI-Test *(psych)*	Freiburger Persönlichkeitsinventar-Test
FOA *(rad)*	Fokus-Objekt-Abstand	f.pil. *(pharm)*	fiant pilulae (Rezeptur)
FOB	fecal occult blood; okkultes Blut im Stuhl	FPK	fieberhafte Pharyngokonjunktivitis
Fol. *(pharm)*	folia; Blätter		
For. *(anat)*	foramen; Loch, Öffnung	FPK	Fruktose-6-phosphat-kinase
FORATOM	Forum Atomique Européen	fpm	feet per minute; Fuß pro Minute
FORFA	Forschungsinstitut für Arbeitspsychologie	FPM-Test	Fließpapiermikrotest (Luesdiagnostik)
Fortran	formula translation; Programmiersprache für die EDV	FPN	Lösung aus $FeCl_3$, Perchlorsäure und Nitrat
FOZ	Frontoktanzahl	Fpos	falsch-positiv
FP	Family Planning; Familienplanung	fps	feet per second; Fuß pro Sekunde
FP	family practitioner; Hausarzt	F.P.S.	Fellow of the Pharmaceutical Society (of Great Britain)
FP, Fp	Flammpunkt, Fusionspunkt (= Schmelzpunkt)	FQ	Flächenquotient
FP	Flavinphosphat, Riboflavin-5'-phosphat (= FMN)	FR	failure rate; Versagerrate (Kontrazeption)
FP	Flavoproteine	FR	fixed ratio; konstantes Verhältnis
FP	frozen plasma; gefrorenes Plasma	FR	Flockungsreaktion
FP	Fußpuls	FR *(anat)*	Formatio reticularis
f.p. *(pharm)*	fiat potio (Rezeptur)	FR	fréquence respiratoire; Atemfrequenz
f.p. *(pharm)*	fiat pulvis (Rezeptur)		
f.p.	foot-pound (angloamerikan. Maßeinheit)	F&R	force and rhythm; Kraft und Rhythmus (des Pulses)
f.p. *(phys)*	freezing point; Gefrierpunkt	Fr *(phys)*	Franklin
F-1-P	Fruktose-1-phosphat	Fr	Frequenz
F-6-P	Fruktose-6-phosphat	fr *(phys)*	Frigorie
F-1,6-P	Fruktose-1,6-diphosphat	FRA	Flexorreflexafferenz
FPA	Family Planning Association	F.R.A.C.G.P.	Fellow of the Royal Australian College of General Practitioners
FPA	Fluprednylidenazetat		
FPC	Family Planning Clinic; Familienplanungsberatungsstelle	F.R.A.C.O.G.	Fellow of the Royal Australian College of Obstetricians and Gynaecologists
FPC	Family Practitioner Committee	F.R.A.C.P.	Fellow of the Royal Australian College of Physicians
FPC	fish protein concentrate; Fischproteinkonzentrat	F.R.A.C.S.	Fellow of the Royal Australian College of Surgeons
FPE *(pharm)*	First-pass-Effekt		

F.R.A.I.	Fellow of the Royal Anthropological Institute
F-Raster *(rad)*	Feinraster
FRB *(dent)*	Fernröntgenbild
FRC	Federal Radiation Council
FRC	frozen red cells; gefrorene Erythrozyten
FRC	functional residual capacity; funktionelle residuale Kapazität (= FRK)
FRCD	fixed-ratio combination drug; in festem Verhältnis kombiniertes Arzneimittel
F.R.C.D.	Fellow of the Royal College of Dentists
F.R.C.G.P.	Fellow of the Royal College of General Practitioners
F.R.C.O.G.	Fellow of the Royal College of Obstetricians and Gynaecologists
F.R.C.P.	Fellow of the Royal College of Physicians
F.R.C.Path.	Fellow of the Royal College of Pathologists
F.R.C.P.C.	Fellow of the Royal College of Physicians of Canada
F.R.C.P.Ed.	Fellow of the Royal College of Physicians of Edinburgh
F.R.C.P.(G)	Fellow of the Royal College of Physicians and Surgeons of Glasgow [internist. Titel; vgl. F.R.C.S.(G)]
F.R.C.P.I.	Fellow of the Royal College of Physicians of Ireland
F.R.C.P.S.	Fellow of the Royal College of Physicians and Surgeons (Glasgow)
F.R.C.Psych.	Fellow of the Royal College of Psychiatrists
F.R.C.R.	Fellow of the Royal College of Radiologists
F.R.C.S.	Fellow of the Royal College of Surgeons
F.R.C.S.C.	Fellow of the Royal College of Surgeons of Canada
F.R.C.S.Ed.	Fellow of the Royal College of Surgeons of Edinburgh
F.R.C.S.(G)	Fellow of the Royal College of Physicians and Surgeons of Glasgow [chirurgischer Titel; vgl. F.R.C.P.(G)]
F.R.C.S.I.	Fellow of the Royal College of Surgeons of Ireland
F.R.C.V.S.	Fellow of the Royal College of Veterinary Surgeons
frem.	fremitus vocalis; Stimmfremitus
F.R.E.S.	Fellow of the Royal Entomological Society
FRF	follicle-stimulating hormone releasing factor; FSH-Releasing-Faktor (= FSH-RF)
F.R.F.P.S.	Fellow of the Royal Faculty of Physicians and Surgeons (Glasgow)
FRG	Federal Republic of Germany; Bundesrepublik Deutschland
FRH	Follikelhormon-Releasing-Hormon (= FRF)
F.R.I.C.	Fellow of the Royal Institute of Chemistry
F.R.I.P.H.H.	Fellow of the Royal Institute of Public Health and Hygiene
FRJM	full range joint movement; volle Gelenkbeweglichkeit
FRK	funktionelle Residualkapazität (= FRC)
F.R.M.S.	Fellow of the Royal Microscopical Society
F.R.N.Z.C.G.P.	Fellow of the Royal New Zealand College of General Practitioners
FROM	full range of movement; volle Beweglichkeit
FRP *(kard)*	functional refractory period; funktionelle Refraktärzeit (vgl. ERP)
FRP-AVN	funktionelle Refraktärphase des AV-Knotens
FRS	Fernröntgenseitenbild
FRS	Ferredoxin-reduzierende Substanz

FRS	Furosemid	FSME		Frühjahr-Sommer-Meningoenzephalitis (= REFSE)
F.R.S.	Fellow of the Royal Society			
F.R.S.A.	Fellow of the Royal Society of Arts	FSME		Fumarsäure-monoäthylester
		FSP		Fibrin-Spaltprodukte
F.R.S.C.	Fellow of the Royal Society of Canada	f.sp.		forma specialis; Spezialform (bestimmter Parasiten)
F.R.S.E.	Fellow of the Royal Society of Edinburgh	FSR		Fällungsschnellreaktion (nach Zondek)
F.R.S.H.	Fellow of the Royal Society for the Promotion of Health	FSR		Farbsenkungsreaktion
		F.S.R.		Fellow of the Society of Radiographers
F.R.S.P.S.	Fellow of the Royal Society of Physicians and Surgeons (Glasgow)	F.S.S.		Fellow of the Royal Society of Statistics
F.R.S.S.	Fellow of the Royal Statistical Society	FST		field surgical team; Chirurgengruppe der brit. Armee
FRT	full recovery time; gesamte Erholungszeit	FSU		Family Service Unit
		FSU		follikelstimulierender Urin, Menopausengonadotropin (= HMG)
Fru, Fruc	Fruktose, Lävulose			
FS	factor of safety; Sicherheitsfaktor			
		FT		Fluoreszenz-Antiglobulin-Test
FS	Fettsäuren	FT		Formoltoxoid
FS	frozen section; Gefrierschnitt	FT		freies Thyroxin
FSA	Federal Security Administration	FT (gebh)		full term; ausgetragen
		ft		foot; Fuß (angloamerik. Längenmaß = 30,48 cm)
FSA	fetales Sulfoglykoprotein			
f.s.a. (pharm)	fiat secundum artem (Rezeptur)	F_3T		5-Trifluor-methylurazil
		FTA-ABT		Fluoreszenz-Treponemen-Antikörper-Absorptionstest (auch FTA-ABS-Test)
FSC	Food Standards Committee (GB)			
FSD (rad)	focus-skin distance; Fokus-Haut-Abstand (= FHA, FHD)	FTA-Test		Fluoreszenz-Treponemen-Antikörper-Test
FSF	fibrinstabilisierender Faktor, Faktor XIII	FTBD (gebh)		full term born dead; Totgeburt nach voll ausgetragener Schwangerschaft
FSGS	fokale segmentale Glomerulosklerose	FTC		Federal Trade Commission
FSH	follikelstimulierendes Hormon, Follikelreifungshormon	ft-c		foot candle (photometrische Einheit) (auch: fc)
FSH-RF, FSH-RH	FSH-Releasing-Faktor, -Hormon	F_3TDR		Trifluorthymidin-desoxyribosid 5-Trifluormethyl-2'-desoxyuridin
FSJ	Freiwilliges Soziales Jahr	F-Test (stat)		Prüfung der Homogenität von Mittelwertgruppen in Varianzanalysen (nach Fisher)
FSK	frequency shift keying; Frequenzumtastung			
FSMB	Federation of State Medical Boards (USA)	F-II-Test		Präzipitintest mit der (Cohn-) Fraktion II

FTI	free thyroxin index; freier Thyroxin-Index
ft-La, ft-la	foot-Lambert (amerik. photochemische Einheit)
FTLB *(gebh)*	full-term living birth; termingerechte Lebendgeburt
FTND *(gebh)*	full-term normal delivery; termingerechte normale Entbindung
FTR	funktioneller (physiologischer) Totraum (= V_T)
FTT	failure to thrive; Gedeihstörung
FTT	field transfusion team; militärische Transfusionsgruppe
FTT	Fruktose-Toleranztest
FT₄-Test	Bestimmung des freien Thyroxins
FU	fecal urobilinogen; Urobilinogen im Stuhl
FU	Finsen unit; Finsen-Einheit
FU, 5-FU	Fluorouracilum, 5-Fluorourazil
FU	follow-up; Nachbeobachtung, Nachbetreuung
FU	fractional urinalysis; fraktionierte Urinanalyse
FU, FUB	Freie Universität (Berlin)
FUB	funktionelle Uterusblutung
FUDR	Fluor-desoxyuridin
FUK	Fläche unter der Kurve (= AUC)
FUM	Fumarat-hydratase, Fumarase
FUO	fever of undetermined origin; Fieber unbekannter Ursache (= FUU)
FUR	5-Fluoruridin
fur	Furlong (Maßeinheit, USA)
FUU	Fieber unbekannter Ursache
FV	fibrillation ventriculaire; Kammerflimmern
FVC	forced vital capacity; forcierte Vitalkapazität (= FVK), Sekundenkapazität
FVDZ	Freier Verband Deutscher Zahnärzte
F-Verteilung *(stat)*	Wahrscheinlichkeitsverteilung des Quotienten zweier zufälliger Variablen (nach Fisher) (s. a. F-Test)
FVF	Flimmerverschmelzungsfrequenz (= CFF)
FVK	forcierte Vitalkapazität, Sekundenkapazität (= FVC)
f.vs.	fiat venaesectio; ärztliche Anordnung zur Durchführung einer Venae sectio oder eines Aderlasses
FWA	Family Welfare Association
F-Wellen *(kard)*	Flatterwellen (im EKG)
FWPCA	Federal Water Pollution Control Administration
Fx	angloamerikanische Kurzform für: Fraktur
FY	full year; ganzjährig
Fy-Faktor	Duffy-Faktor, Antigen Fy
F.Z.S.	Fellow of the Zoological Society
FZV	Forschungsinstitut für die zahnärztliche Versorgung

G

G *(rad)*	Flächendosisprodukt
G *(chem)*	Gangliosid
G	Gastrin
G	gauge; Eichmaß (z. B. für Kanülen)
G *(phys)*	Gauß
G	Gentamycin
G	Giga-
G, g *(dent)*	gingival
G	Globulin
G	Glukose
G *(phys)*	gravity; Schwerkraft

G *(chem)*	Guanin	Gal	Galaktose
G *(chem)*	Guanosin (= Guo)	gal	Gallone
G	Körpergewicht (= KG)	GALCIT	Guggenheim Aeronautical Laboratory, California Institute of Technology
g	Gramm		
g *(phys)*	Gravitation		
G. *(anat)*	Ganglion (= Ggl.)	GalN	Galaktosamin
		GalNAc	N-Azetylgalaktosamin
G I, G II, G III	Anzahl vorausgegangener Graviditäten	Gal-1-P	D-Galaktose-1-phosphat
GA	gastric analysis; Magensaftuntersuchung	Gal-1-PUT	Galaktose-1-phosphat-uridyltransferase
GA	general anesthesia; Allgemeinnarkose	GALT	gut-associated lymphoid tissue; im Darmtrakt vorhandenes lymphatisches Gewebe
GA	general appearance; allgemeine Erscheinung	GalTT	Galaktose-Toleranztest
GA	Gesamtaktivität	Gal-Virus	Gallus-adenolike-Virus
GA, ga *(dent)*	gingivo-axial	GAMM	Gesellschaft für Angewandte Mathematik und Mechanik
GA	glucuronic acid; Glukuronsäure	Gamma-GT	Gamma-Glutamyl-transpeptidase (= GGT, γ-GT)
GA	guaiaretic acid; Guajaretsäure		
GA	guessed average; geschätzter Durchschnitt	Gamma-M-FTA-Test	Gamma-M-Fluoreszenz-Treponema-Antikörper-Test
GA	gut-associated; mit dem Darm zusammenhängend	GAP	D-Glyzerinaldehyd-3-phosphat
		GAPDH	Glyzerinaldehyd-3-phosphat-dehydrogenase
GABA, GABS	gamma-aminobutyric acid; Gamma-Aminobuttersäure	GAPS	general adjustment and planning scale
GABHS	group A β-hemolytic streptococci; β-hämolytische Streptokokken der Gruppe A	GAR	Glyzinamid-ribonukleotid
		GARP	Global Atmospheric Research Program
GAC	Glukose-Assimilations-Koeffizient	GAS	general adaption syndrome; allgemeines Anpassungssyndrom (= AAS)
GAD	(general) Acyl-CoA-dehydrogenase		
GAD	Glutamat-dekarboxylase	GAS	generalisierte Arteriosklerose
GAE	Glykogen-Anthron-Einheit, Amylase-Einheit	GAS	group A streptococci; Streptokokken der Gruppe A
GAeM	Gesellschaft für Aerosole in der Medizin	GASA *(gebh)*	growth adjusted sonographic age; dem Wachstum angepaßtes sonographisches Alter (des Feten)
GAG	Glykosaminglykane		
GAG	Glyoxal-bis-guanylhydrazon		
GaG	Gesellschaft für analytische Gruppendynamik (München)	GAU	„größter anzunehmender Unfall" (z. B. bei Atomkraftwerken)
GAGPS	Glykosaminglykan-polysulfat		
GAH	globuline antihémophilique; antihämophiles Globulin	GB	gallbladder; Gallenblase
		GB	Guillain-Barré(-Syndrom)

Gb	Gilbert (Einheit der Spannung im elektromagnetischen CGS-System)	GCVC	great cardiac vein flow; Perfusion der großen Herzvenen
GBA	Gastro-Bioassay	GCWM	General Conference on Weights and Measures
GBA, gba *(dent)*	gingivobukkoaxial	GD	Gesamtdosis
		GDCh	Gesellschaft Deutscher Chemiker (Frankfurt/Main)
GBCh	Gesellschaft für Biologische Chemie	GDH	Glukose-dehydrogenase
GBG	Gesetz zur Bekämpfung der Geschlechtskrankheiten	GDH	Glutamat-dehydrogenase (= GLDH)
GBH	γ-Benzolhexachlorid (s. a. BHC)	GDH	Glyzerin-3-phosphat-dehydrogenase
GBM	glomerular basement membrane; glomeruläre Basalmembran	GDH	growth and differentiation hormone; Wachstums- und Differenzierungshormon (bei Insekten)
GBS	gall bladder series; Röntgenserie der Gallenblase	GDL	Gleichrichter-Dioden für Leistungselektronik
GBS	glycerine buffered saline; glyzeringepufferte Kochsalzlösung	GDMO	General Duties Medical Officer
		GDN	Gesamtverband Deutscher Nervenärzte (Marburg)
GBS	group B streptococci; Streptokokken der Gruppe B	GDP	Guanosin-5'-diphosphat
GBT	Glutaminsäure-brenztraubensäure-transaminase, Alaninaminotransferase (= GPT)	GDR	German Democratic Republic, DDR
		GE	Gastroenterologie
GC	ganglion cell; Ganglienzelle	GE *(chir)*	Gastroenterostomie
GC	Gas-Chromatographie	GE	Gesamteiweiß
GC	glucocorticoid; Glukokortikosteroid	GE	Gifteinheit
		GE	gonadotroper Epithelfaktor (= FSH)
GC	(engl. Abkürzung für) Gonokokken	GebFra	im Fachjargon für: Geburtshilfe und Frauenheilkunde (Zeitschrift)
gcal	Grammkalorie		
GCFT	gonococcal complement-fixation test; Gonokokken-Komplementbindungstest	GebO	Gebührenordnung (für Ärzte/Zahnärzte)
		GEBS	Gesellschaft zur Erforschung und Bekämpfung von Schlafstörungen (Würzburg)
Gc-Gruppen	group specific component; gruppenspezifische Komponente		
GCIIS	glucose-controlled insulin infusion; Gerät zur blutzuckerkontrollierten Insulin-Infusion	GECA	Groupe Européen de Chimiothérapie Anticancéreuse; Europäischer Verband für Krebs-Chemotherapie
GCS	German Convention Service (Kongreßorganisation, Berlin)	GEF	gonadotrophin enhancing factor; gonadotropinfördernder Faktor
Gc/s	gigacycles per second, Gigahertz, GHz	Ge-Faktor	Gerbich-Faktor, Antigen Ge

GEFAP	Groupement Européen des Associations Nationales de Fabricants de Pesticides; Europäische Vereinigung der nationalen Verbände der Hersteller von Schädlingsbekämpfungsmitteln (Brüssel)
G-E-Index	granuloerythrozytärer Index
GEMOI	Gesellschaft zur Erforschung der makromolekularen Organo- und Immuntherapie
Ges.Bil.	Gesamtbilirubin
GET	gastric emptying time; Magenentleerungszeit
GEU	grossesse extra-uterine; Extrauteringravidität (= EU, EUG)
GeV	Gigaelektronenvolt
GEW	Gewerkschaft Erziehung und Wissenschaft
GewO	Gewerbeordnung
GF	germ-free; keimfrei
GF	glass factor; Glasfaktor (in Gewebekulturen)
GF	Glomerulumfiltrat
g-Faktor *(psych)*	„gemeinsamer" Faktor (Faktorenanalyse)
G-forces	Beschleunigungskräfte
G-Form	Gonidien-Form von Nährboden-Kolonien
GFP	Gamma-Fetoprotein
GFR	glomeruläre Filtrationsrate
GG	Gammaglobulin
GG	Glyzylglyzin
GG	Grundgesetz
GGE	generalized glandular enlargement; generalisierte Drüsenschwellung
GGG	Gummi guttae gambiae; Gummi Gutti (Gummiharz)
Ggl.	Ganglion (= G.)
GGT, γ-GT	Gamma-Glutamyl-transpeptidase
GG-Test	Gammaglobulin-Test
GGTP	Gamma-Glutamyl-transpeptidase, D-Glutamyltransferase
GH	General Hospital; allgemeines Krankenhaus
GH	growth hormone; Wachstumshormon, Somatotropin
GHAA	Group Health Association of America
GHBS *(kard)*	getriggerte Herzbinnenraum-Szintigraphie (auch: gHBRS)
GHC	Group Health Cooperative (Form einer Patienten-Interessengemeinschaft in den USA)
GHD *(rad)*	Gesamtherddosis
GHR	galvanische Hautreaktion
GHRF, GHRH	growth hormone releasing factor or hormone; Freisetzungsfaktor (-hormon) für das Wachstumshormon
GHRIH	growth hormone release-inhibitory hormone; die Freisetzung von Wachstumshormon hemmendes Hormon
GHS	Gesamthochschule
GHWS *(rad)*	Gewebehalbwertsschicht
GHWT *(rad)*	Gewebehalbwertstiefe
GHz	Gigahertz
GI	gastrointestinal
GI	Globin-Insulin
GI	gonadotroper Interstitiumfaktor (= ICSH)
GI	growth inhibition; Wachstumshemmung
gi	Gill (angloamerikanisches Hohlmaß)
GIAT	glucose incorporation in adipose tissue triglycerides; Inkorporation von radioaktiv markierter Glukose in die Fettgewebstriglyzeride
GIF	growth hormone inhibiting factor; Hemmfaktor der Wachstumshormon-Sekretion (Hypothalamus)
GIH	gastrointestinal hemorrhage; Magendarmblutung

GIH	gastrointestinal hormone; Gastrointestinalhormon	GKV	gesetzliche Krankenversicherung
GII	gastrointestinale Infektion	GKW	Gesamtkörperwasser
GIIP	Groupement International des Industries Pharmaceutiques des Pays de la CEE; Internationale Vereinigung der Pharmazeutischen Industrie der EG (Brüssel)	GL *(gebh)*	Gesichtslage
		GL *(gebh)*	greatest length; größte Länge
		Gl	Glucinium (= Beryllium)
		Gl.	glandula; Drüse
GIL	Glabello-Inionlinie	Gl-I	Glyoxylase I
GIP	Gastric-inhibitory-Polypeptid	GLA, gla *(dent)*	gingivolinguo-axial
GIR	global improvement rating; globale Bewertung der Besserung	GLC	gas-liquid-chromatography; Gas-Flüssigkeits-Chromatographie
GIRP	Groupement International de la Repartition Pharmaceutique des Pays de la CEE; Internationale Vereinigung des Pharmazeutischen Großhandels der EG (Paris)	Glc	Glukose
		GLCF	Gärungs-Lactobacillus-casei-Faktor
		Glc-N	D-Glukosamin
GIS *(rad)*	gastrointestinal series; Magen-Darm-Passage	GLD, GLDH	Glutamat-dehydrogenase (= GDH)
GIS	Gastrointestinalsystem	GLI	Glukagon-like-Immunreaktivität
GIS	growth-initiating substance; wachstumseinleitende Substanz	GLL	Glabello-Lambda-Linie
		Gll.	glandulae; Drüsen
GI-Trakt	Gastrointestinaltrakt	Gln	Glutamin
GITT	Glukose-Insulin-Toleranztest (Himsworth)	Glob. *(pharm)*	Globuli
GIX	Difluor-diphenyl-trichloräthan (Insektizid)	GLP	Glykolipoide
		GLP	„good laboratory practice"; anerkannte Laborverfahren (nach den FDA-Regeln in den USA)
GK	Ganzkörper		
GK	Gegenstandskatalog		
GK	Gewebekultur (= TC)	Glu	Glutaminsäure
GK	Glyzerin-kinase	Gly	Glykokoll
GK	Grubenklima (im Bergbau)	GlyR	Glyoxylat-reduktase
G-Karte	Gesundheitskarte (der Bundeswehr)	GM	General Medicine; Allgemeinmedizin
GKB	Ganzkörperbestrahlung	GM	grand mal; Epilepsie
GKC	Gesellschaft der Kosmetik-Chemiker	GMA	Glykolmethakrylat
		GMA	gross motor activities; grobe motorische Verrichtungen
GKID	Gewebekultur-Infektionsdosis		
G-Kräfte	Gravitationskräfte, Beschleunigungskräfte (= G-forces)	GMC	General Medical Council (GB)
		GMD	Gesellschaft für Mathematik und Datenverarbeitung (Bonn)
GKRT	Gesamtkörperretentionstest		

GMDS	Gesellschaft für Medizinische Dokumentation und Statistik	**GNT**	Ganglio-N-tetraose
		GO, Go	Gonorrhö
Gm-Faktoren	Gammaglobulingruppen Gm	**G&O**	gas and oxygen; Lachgas-Sauerstoff-Narkose
GMK	Green-monkey-kidney(-Zellen)	**GOÄ**	Gebührenordnung für Ärzte
gmol	Gramm-Molekül, Grammol		
GMP	Glukosemonophosphat	**Go^a-Faktor**	Gonzales-Faktor, Antigen Go^a
GMP	Guanosinmonophosphat	**GOD**	Gesamtoberflächendosis
GMP *(pharm)*	Guidelines for Manufacturing Pharmaceuticals; Grundregeln für die Herstellung von Arzneimitteln und die Qualitätssicherung nach WHO	**GOD**	Glukose-oxidase
		GOD/POD	Glukoseoxidase-Peroxidase (-Methode)
		GOE	gas, oxygen, ether; Äther-Lachgas-Sauerstoff-Narkose
GMS	General Medical Services	**GOL**	Glabello-Opisthion-Linie
GMS	Glyzerinmonostearat	**GOPS**	geschützte Operationsstandorte (Katastrophenmedizin)
GM&S	General Medicine and Surgery; Allgemeinmedizin und Chirurgie		
		GOQ	Glukoseoxidationsquotient
GMT	Greenwich mean time; westeuropäische Zeit	**GOR**	general operating room; allgemeiner Operationssaal
GMW	gram molecular weight; Gramm-Molekulargewicht	**GOT**	Glutamat-oxalazetat-transaminase, Aspartataminotransferase (s.a. SGOT)
GN	Graduate Nurse; graduierte Krankenschwester		
		GOX	gaseous oxygen; gasförmiger Sauerstoff
GN	Glomerulonephritis		
GN	gramnegativ	**GOZ**	Gebührenordnung für Zahnärzte
GNA	glomérulo-néphrite post-angineuse; postanginöse Glomerulonephritis		
		GP	general paresis; allgemeine Parese
		GP, G.P.	General Practitioner; Allgemeinmediziner
G-NaDi-Reaktion	Gewebsoxidase-Reaktion (mit α-Naphthol und Dimethyl-p-phenylendiamin)		
		GP	geometrische Progression
		GP	grampositiv
GNB	Chlorophenothanum technicum (= DDT)	**GP**	guinea pig; Meerschweinchen
		α-GP	Glyzerin-1-phosphat
GNB	größte Negativitätsbewegung (im EKG)	**G-1-P**	Glukose-1-phosphat
GNC	general nursing care; allgemeine Krankenpflege	**G-6-P**	Glukose-6-phosphat
		G-1,6-P	Glukose-1,6-diphosphat
GNC	General Nursing Council	**G-6-Pase**	Glukose-6-phosphatase
G/N-Quotient	Glukose-Stickstoff-Quotient, Glukose-Eiweiß-Quotient (= G/N ratio, glucose-nitrogen ratio)	**GPC** *(lab)*	Gel-Permeations-Chromatographie
		GPC *(chem)*	Glyzerophosphorylcholin
GNRH	Gonadotropin-Releasing-Hormon	**GPD**	Glyzerinaldehyd-phosphat-dehydrogenase (= GAPDH)

GPD, G-6-PD	Glukose-6-phosphat-dehydrogenase (= G-6-PDH)	gr	grain (angloamerikanisches Gewichtsmaß)
α-GPD	Glyzerinphosphat-dehydrogenase	Gr.	Gravida
GPDH, G-6-PDH	Glukose-6-phosphat-dehydrogenase (= G-6-PD)	GRAE	generally regarded as effective; allgemein als wirksam angesehen
GPE	Glyzerophosphoryl-äthanolamin	GRAS	generally recognized as safe; allgemein als sicher anerkannt
G.Ph.	Graduate in Pharmacy	GRD	β-Glukuronidase
G-Phase	Gap-Phase (im Zellzyklus)	GRF	Gonadotropin-Releasing-Faktor (= GRH)
GPI	general paralysis of the insane; Dementia paralytica	Gr-Faktor	Graydon-Faktor, Antigen Gr
GPI	Glukosephosphat-isomerase	GRH	Gonadotropin-Releasing-Hormon (= GRF)
GPM	general preventive medicine; allgemeine Präventivmedizin	GRIA	Gastrin-Radioimmunoassay
GPM	Glyzeratphosphat-mutase	gr.m.p. (pharm)	grosso modo pulverisatum; grob gepulvert (Rezeptur)
GPO	Glyzerin-1-phosphat-oxidase		
GPP	generalized pustular psoriasis; generalisierte pustulöse Psoriasis	GRN	Ceresgelb, fettfärbender Sudanfarbstoff
		GRS	Gesellschaft für Reaktorsicherheit (Garching)
GPP	Glukose-6-phosphat-dehydrogenase (= G-6-PDH)	GRS	graphic rating scale; Stufenskala für Testmethoden
GPRA	General Practice Reform Association	GRT	Gesamtkörper-Retentionstest (= GKRT)
GPRT	Guanosin-phosphoribosyl-transferase	GS	Gallensäure(n)
GPS	Gesellschaft für Praktische Sexualmedizin	GS	Ganglion spinale
		GS	general surgery; Allgemeinchirurgie
GPS	guinea pig serum; Meerschweinchen-Serum	GS	glomerular sclerosis; Glomerulosklerose
GPT	Glutamat-pyruvat-transaminase; Alanin-aminotransferase (s. a. SGPT)	gs	gruppenspezifisch
		GSA	general somatic afferent; allgemein somatisch afferent (Nerven)
GPW	gesamter peripherer (Strömungs-)Widerstand		
GR	gamma rays; Gammastrahlen	GSC	gas-solid chromatography; Gas-Adsorptions-Chromatographie
GR	gastric resection; Magenresektion		
GR	general research; allgemeine Forschung	GSD (rad)	genetisch signifikante Dosis
		GSD	Glutaminsäure-dekarboxylase
GR	globule rouge; Erythrozyt	GSD	glycogen storage disease; Glykogenspeicherkrankheit
GR	Glutathion-reduktase		
GR, gR	Gramm-Röntgen		
GR	gymnastique respiratoire; Atemgymnastik	GSDH	Glutaminsäure-dehydrogenase

GSE	general somatic efferent; allgemein somatisch efferent (Nerven)	GTP	Guanosin-5'-triphosphat
		GTR	granulocyte turnover rate; Granulozyten-Umsatzrate
GSE	gluten-sensitive Enteropathie	GTS	Glukose-Transportsystem
GSF	Gesellschaft für Strahlenschutz und Umweltforschung (München)	GTT	Glukose-Toleranztest
		gtt. *(pharm)*	guttae; Tropfen
GSH	Glutathion (reduziertes)	GU	gastric ulcer; Magenulkus
GSR	galvanic skin response; galvanische Hautreaktion, Hautwiderstandsmessung (= GHR)	GU	genito-urinary; urogenital
		GU	Glukuronidase
		GU	Goldblatt unit; Goldblatt-Einheit
GSR	generalized Shwartzman reaction; generalisierte Sanarelli-Shwartzman-Reaktion	GU	Gonokokken-Urethritis
		GU	gravitational ulcer; Senkungsgeschwür, Senkungsabszeß
GSSG	Glutathiondisulfid (oxidiertes Glutathion)		
GST-Abdruck *(dent)*	Kieferabdruckmethode nach Greene, Supplee und Tench	GU	Grundumsatz
		Guo	Guanosin
g-Strophanthin	Gratus-Strophanthin	GUVU	Gesellschaft für Ursachenforschung bei Verkehrsunfällen (Köln)
G-suit	Anti-Gravitations-Schutzkleidung	GV	Gentianaviolett
		GV	Geschlechtsverkehr
GSW	gunshot wound; Schußwunde	GV	Gesellschaft für Versuchstierkunde
GT	Geburtstermin		
GT *(biol)*	generation time; Generationszeit	GVA	general visceral afferent; allgemein viszeral afferent (Nerven)
GT	genetic therapy; genetische Therapie	GVE	general visceral efferent; allgemein viszeral efferent (Nerven)
GT	gereinigtes Tuberkulin	GVHR	Graft-versus-host reaction; „Transplantat-gegen-Empfänger"-Reaktion, Immunreaktion bei Transplantationen
GT	Glukose-Toleranz		
GT	Gruppentherapie		
gt	granulation tissue; Granulationsgewebe	GW	Generationswechsel
γ-GT	γ-Glutamyl-transpeptidase (= GGT)	G-Wert *(rad)*	Ausbeutefaktor bei Eisensulfat-Dosimetrie
		GX	Glyzinxylidid
GTF	Glukose-Toleranz-Faktor	Gy	Gray; Einheit für die Energiedosis (= 1 J/kg = 100 rd)
GTH	gonadotrope(s) Hormon(e)		
GTN	gestational trophoblastic neoplasia; Chorionepitheliom	GZ	Gerinnungszeit
		GZ	Gipfelzeit
GTN	Glyzerintrinitrat; Nitroglyzerin	G-Zellen	Gamma-Zellen (Hypophyse)
G-Toleranz	Belastungstoleranz bei hohen Beschleunigungskräften (G-Kräften)	G-Zellen	Zellen im Antrum pylori mit einem Golgi-Apparat

H

H	Enthalpie (Gibbs)
H *(phys)*	Hefner
H *(phys)*	Henry (Einheit der Induktivität)
H	Heroin
H *(rad)*	Holzknecht-Einheit
H	human, menschlich, vom Menschen
H	Hyoscin (Scopolamin)
H *(ophth)*	Hypermetropie, Hyperopie
H	magnetic field intensity; magnetische Feldstärke
h	hekto (= 100)
h	hora; Stunde
h *(phys)*	Planck-Wirkungsquantum
H_1, H_2	Haubenfeld 1 bzw. 2 nach Forel
H3	Procainhydrochlorid
HA	Hämadsorption
HA	Hämagglutination
HA	hämolytische Anämie
HA	headache; Kopfschmerz
HA	Herzarbeit
HA	hyaluronic acid; Hyaluronsäure
Ha *(ophth)*	Hyperopia absoluta
H.A.	Holländische Anfangsnahrung (Diätpräparat)
HA 1, HA 2	Hämadsorptionsvirus 1 bzw. 2
HAA	Hepatitis-assoziiertes Antigen, Australia-Antigen (= HB_s-AG, SH-AG)
HAAg, HAAG	Hepatitis-A-Antigen
HAAk, HAAK	Hepatitis-A-Antikörper
HAB	Deutsches Homöopathisches Arzneibuch
hab *(psych)*	habit; Gewohnheit
HACC	Hexachlorzyklohexan (auch: HCC, HCCH, HCH)
HAD	hospital administration; Krankenhausverwaltung
HÄS	Hydroxyäthyl-Stärke (= HES)
HAG	Hochschularbeitsgemeinschaft
H-Ag	„Hauch"-Antigen, Geißel-Antigen von Bakterien
HAGG	hyperimmune antivariola gamma globulin; Pocken-Hyperimmungammaglobulin
HAH	Hämagglutinationshemmung (= HAI)
HAHT	Hämagglutinationshemmungstest (auch: HHT)
HAI	hemagglutination inhibition; Hämagglutinationshemmung (= HAH)
HAIns	Health and Accident Insurance
HAIR	hemagglutination inhibition reaction; Hämagglutinationshemmungsreaktion (= HAH, HI)
HAK	hemodialysis artificial kidney; mit Hämoperfusion arbeitende künstliche Niere, Hämodialyse-Gerät
HALP	homologes menschliches Antilymphozyten-Plasma
HaLV	hamster leukemia virus; Leukämie-Virus der Hamster
HAM *(pharm)*	Höchstabgabemenge (bei BTM-Verordnung)
HAMA *(psych)*	Hamilton Anxiety Scale (= HAS)
HAMA	Magnesium-Aluminium-Glyzinat
HANE, HANÖ	hereditary angioneurotic edema; hereditäres angioneurotisches Ödem
H-Antigen	Histokompatibilitätsantigen

HAP	Heredopathia atactica polyneuritiformis, Refsum-Syndrom
HAP	Histaminazoprotein
HAR	Hämagglutinationsreaktion
H-Arzt	am berufsgenossenschaftlichen Heilverfahren beteiligter Arzt
HAS *(psych)*	Hamilton Anxiety Scale
HAS	highest asymtomatic (dose); höchste beschwerdefrei vertragene Dosis
HAS	hypertensive arteriosclerotic; hypertonisch-arteriosklerotisch
HASHD	hypertension and arteriosclerotic heart disease; Hypertonie und arteriosklerotische Herzkrankheit
HASP	Hospital Admission and Surveillance Program
HAV	Hepatitis-A-Virus
HA-Virus	Hämadsorptionsvirus
HAW	high-active waste; radioaktiver Abfall
HAWIE	Hamburg-Wechsler-Intelligenztest für Erwachsene
HAWIK	Hamburg-Wechsler-Intelligenztest für Kinder
HB	Härteskala nach Brinell
HB	Hartmann-Bund
HB	heart block; Herzblock
HB	Hepatitis B
HB	His-Bündel
Hb	Hämoglobin (auch: Hgb)
Hb.	herba; Kraut
Hb II	Hämoglobin (reduziertes)
Hb III	Hämiglobin
HBAG, HBAg	Hepatitis-B-Antigen
HBB	2-(α-Hydroxybenzyl)-benzimidazol
HBC	„hit by car"; vom Auto angefahren (amerikanisches Anamnese-Kürzel)
HB_c-AG	Hepatitis-B-Core-Antigen
HbCO	Kohlenmonoxid-Hämoglobin
HBD	Hydroxybutyrat-dehydrogenase
HBDH	3-Hydroxybutyrat-dehydrogenase
HBE *(kard)*	His-Bündel-Elektrokardiogramm
Hb_E	Hb-Gehalt des Erythrozyten, Färbekoeffizient (= MCH)
HBF	hepatic blood flow; Leberdurchblutung
Hb_F	fetales Hämoglobin
Hb-Hp-Komplex	Hämoglobin-Haptoglobin-Komplex
HBIG	Hepatitis-B-Immunglobulin
HBK	Hammelblutkörperchen
HbO_2	Oxyhämoglobin
HBP	high blood pressure; Hypertonie
Hb_p	frühfetales („primitives") Hämoglobin
Hbr *(rad)*	Herzbreite
HBRS	Herzbinnenraum-Szintigraphie (s. a. gHBRS, GHBS)
Hb_s	Hämoglobin S (Sichelzellenanämie) (auch Hb_{sc} und andere)
HB_sAg, HB_s-AG	Hepatitis-B-Surface-Antigen
HbSCD	hemoglobin sickle cell disease; Hämoglobin-Sichelzellenanämie
HBT	6-Hydroxy-1,3-benzoxathiol-2-on
HBV	Hepatitis-B-Virus
HC	home care; Heimpflege
HC	Hospital Corps; amerik. Sanitätseinheit
HC	house call; Hausbesuch
HC	hydrocarbon; Kohlenwasserstoff (= KW)
HC	Hydrokortison
HC-3	Hemicholinium

HCA	Hospital Corporation of America (Nashville)	HD	Hansen's disease; Lepra
HCA	Hydrokortisonazetat	HD *(rad)*	Hautdosis
HCB	Hexachlorbenzol	HD *(otorhin)*	hearing distance; Hörweite
HCC	Hepatitis contagiosa canum	HD	heart disease; Herzkrankheit
HCC, HCCH	Hexachlorzyklohexan (= BHC, HACC, HCH)	HD	hemolysing dose; hämolysierende Dosis
25-HCC	25-Hydroxycholekalziferol	HD *(rad)*	Herddosis
HCFA	Health Care Financing Administration (USA)	HD	hernie discale; Bandscheibenvorfall
HCG	human chorionic gonadotrophin; Humanchoriongonadotropin	HD	Herzdämpfung
		HD	Hexadekan
		HD	high density; hohe Dichte
HCH	Hexachlorzyklohexan (= BHC, HACC, HCC, HCCH)	HD	hip disarticulation; Hüft-Exartikulation, -Amputation
HCL	hair cell leukemia; Haarzell-Leukämie	HD	Hodgkin's disease; Morbus Hodgkin
HCP	hereditäre Koproporphyrie	h.d.	hora decubitus; beim Schlafengehen (Rezeptur)
HCP	Hexachlorophen	HDA	Harnleiter-Darm-Anastomose
HCS	hormone chorionique somatotrophique; Chorionsomatotropin	HDA	Hydroxydopamin
		HDC	Histidin-dekarboxylase
HCS	Hospital Car Service	HDC	human diploid cells; menschliche Diploidzellen
HCS	human chorionic somatomammotrophin; Human-Chorionsomatomammotropin (= HCSM, HPL)	HDC	Hydrokortison (= HC)
		HDC	Hydroxyazetylen-diurein-karbonsäure
HCSA	Hospital Consultants and Specialists Association	H.D.D.	Higher Dental Diploma (Glasgow)
HCSM	human chorionic somatomammotrophin; Chorionsomatomammotropin	HDE	Head-drop-Einheit (Curare-Einheit) (= HDU)
HCT	hematocrit; Hämatokrit (= HK)	H₄DE	1,2-Bis-[2-di-(karboxymethyl)-aminoäthoxyl]-äthan (= EGTA)
HCT	human chorionic thyrotrophin; Chorionthyreotropin	HDF	Herzdämpfungsfigur
HCT	Hydrochlorothiazid	HDFP	Hypertension Detection and Follow-up Program (vgl. CHEC)
HCV	hog cholera virus; Schweinepest-Virus (= SPV)		
HCV	human coronary virus	HDL	high density lipoproteins; Lipoproteine von hoher Dichte
HCVD	hypertensive cardiovascular disease; hypertonische Herz-Gefäß-Erkrankung	HDLC	high-density lipoprotein cholesterol; HDL-Cholesterin
HCy	Hämozyanine	HDLW *(otorhin)*	hearing distance left watch; Entfernung, bei der eine Uhr mit dem linken Ohr gehört wird
HD	Hämodialyse		

HDN	hemolytic disease of the newborn; Morbus haemolyticus neonatorum	HED *(rad)*	Hauteinheitsdosis
		HED *(rad)*	Hauterythemdosis
HDO	schweres Wasser	HEDTA	N'-(2-Hydroxyäthyl)-äthylendiamin-N,N,N'-triessigsäure
HdO-Gerät	hinter dem Ohr getragener Hörapparat (vgl. IdO-Gerät)	HEENT	head, ears, eyes, nose, throat; Kopf, Augen, HNO
HDP	Hexose-diphosphat	He-Faktor	Henshaw-Faktor, Antigen He
HDRW *(otorhin)*	hearing distance right watch; Entfernung, bei der eine Uhr mit dem rechten Ohr gehört wird	HEH	hyperkinetische essentielle Hypertonie
		HEK	human embryonic kidney (cells); Nierenzellen menschlicher Embryonen (für Versuchs- und Laborzwecke)
HDS *(psych)*	Hamburger Depressionsskala		
HDS	hemodynamic stroke; hämodynamischer Schlag		
		HEL	Hühnereiweiß-Lysozym
HDU	head drop unit (Curare-Einheit) (= HDE)	HEL	human embryonic lung (cells); Lungenzellen menschlicher Embryonen (für Versuchs- und Laborzwecke)
HDU	hemodialysis unit; Hämodialyse-Station		
HDV	Heeresdienstvorschrift (einschließlich der Sanitätsvorschriften)	HeLa-Zellstamm	Henrietta-Lacks-Krebszellstamm (bisweilen auch: Helen Lake)
HD$_{50}$-Wert	mittlerer Reduktionswert der optischen Dichte bei Hämagglutination	HEMA	Hydroxyäthyl-methakrylat
		H$_2$-enta-H$_2$	Äthylendiamintetraessigsäure (= EDTA)
HE	Hämatoxylin-Eosin(-Färbung)	H-Enzym	Adenylkarbonat-pyrophosphorylase
HE	Hahnenkamm-Einheit (= KE)		
HE	Heptachlorepoxid	HEP	high egg passage; virologisches Kulturverfahren
HE	highly explosive; hochexplosiv		
HE	Houndsfield-Einheit (Dichtemessung) (= HU)	HEP	high energy phosphate; energiereiches (aktives) Phosphat
HE	Huggins-Einheit	HEP	histamine equivalent in prick (Testsystem)
HE	Hunde-Einheit		
HE	Hypophysektomie	HEP *(bakt)*	human epitheloid cells; menschliche Epitheloidzellen
He	Heparin		
H&E	hemorrhage and exudate; Blutung und Exsudat	HEPA *(hyg)*	high efficiency particulate air (filter); Hochleistungsluftfilter
H&E *(psych)*	heredity and environment; Erbgut und Umwelt (= E&H)	HEPES	N-2-hydroxyethylpiperazine-N-2-ethanesulfonic acid; N-2-Hydroxyäthylpiperazin-N-2-äthan-sulfonsäure (Puffersubstanz)
HEA	human erythrocyte antigen; Erythrozyten-Antigen		
HEAT	human erythrocyte agglutination test; Human-Erythrozyten-Agglutinationstest	HEp-2-Zellen	human epithelium-2-cells; Zellen aus menschlichem Larynxepitheliom (z. B. für Viruskulturen)
HEB	hemato-encephalic barrier; Blut-Hirn-Schranke	HES	Hydroxyäthyl-Stärke

HET, HETP	Hexaäthyl-tetraphosphat	**HGO**	hepatic glucose output; Glukosefreisetzung in der Leber
HETE	12(S)-Hydroxy-5-cis-8-cis-10-trans-14-cis-eikosatetraensäure	**HG-Prinzip, HGP**	hyperglykämisch-glykogenolytisches Prinzip
HEW	Health, Education, and Welfare (Department); US-Gesundheitsministerium	**HGPRT**	Hypoxanthin-guanidin-phosphoribosyl-transferase
		HGR	hautgalvanische Reaktion
HEZ	Hehner-Zahl	**HH**	hard of hearing; schwerhörig
HF	hämorrhagischer Faktor	**H-Hämagglutinin**	Heterohämagglutinin
HF	Hageman-Faktor, Faktor XII		
HF	hay fever; Heuschnupfen	**HHD**	hypertensive heart disease; hypertonische Herzkrankheit
HF	heart failure; Herzversagen		
HF	Herzfrequenz	**HHE-Syndrom**	Hemikonvulsion-Hemiplegie-Epilepsie-Syndrom
HF	high frequency; Hochfrequenz (in der Elektrotherapie engl. Bezeichnung für Kurzwelle = KW)	**HHG**	human hypophysary gonadotrophin; menschliches hypophysäres Gonadotropin (= HPG)
HFA *(rad)*	Herzfernaufnahme	**HHHO**	hypotonia, hypomentia, hypogonadism, obesity; Prader-Labhart-Willi-Fanconi-Syndrom
HF-Chirurgie	Hochfrequenzchirurgie, Elektrochirurgie		
		HHL *(gebh)*	Hinterhauptslage
H-Fistel	horizontal verlaufende (H-förmige) Ösophagotrachealfistel	**HHL** *(anat)*	Hypophysenhinterlappen
		HHN	Hypothalamus-Hypophysen-Nebennieren-Achse (= HPA)
H-Form	„Hauchform", hauchartiger Schleier über bestimmten Bakterien-Nährböden	**HHR**	Hinterherzraum (= HKR)
		HHS	hyperkinetisches Herzsyndrom
h-Form	Hefeform (in Pilzkulturen)		
Hfr	high frequency of recombination; hohe Rekombinationsfrequenz	**HHT**	Hämagglutinationshemmungstest (= HAHT)
Hfr-Zellen	high frequency recombinant-Zellen; Bakterien mit hoher Rekombinationsneigung (F-Faktor)	**HHT**	hereditary hemorrhagic teleangiectasia; Teleangiectasia hereditaria haemorrhagica, Osler-Syndrom
HF-Titration	Hochfrequenz-Titration	**HH-Zellen**	Hargraves-Haserick-Zellen (= LE-Zellen)
Hg, Hgb	Hämoglobin	**HI**	hemagglutination inhibition; Hämagglutinationshemmung (= HAH, HAI)
H-Gen	Histokompatibilitätsgen		
HGF	hyperglykämisch-glykogenolytischer Faktor, Glukagon	**HI**	Herzindex (= CI)
		HI	Hospital Insurance
HGG	human gamma globulin; Human-Gammaglobulin	**5-HIAA**	5-hydroxyindole acetic acid (= 5-HIE, 5-HIES)
HGH	human growth hormone; Wachstumshormon (= STH)	**HIB**	Haemophilus-influenzae-Bakterium
HG-Insulin	Humanglobulin-Insulin	**HIC**	Heart Information Center

HID	headache, insomnia, depression; Kopfschmerz–Schlaflosigkeit–Depression (Syndrom)	HKH syndrome	hyperkinetic heart syndrome; hyperkinetisches Herzsyndrom (= HHS)
5-HIE, 5-HIES	5-Hydroxyindolessigsäure (= 5-HIAA)	HKL-Test	Heparin-Kalziumchlorid-Lipoprotein-Test
HIF	histoplasma-inhibitory factor; Hemmfaktor für Pilze	HKP	hereditäre Koproporphyrie (= HCP)
HIFC	hog intrinsic factor concentrate; Intrinsicfaktor-Konzentrat vom Schwein	HKR (rad)	Holzknecht-Raum (= HHR)
		H-Krankheit	Hartnup-Syndrom
		HKS	hyperkinetisches Syndrom (= HHS)
HIG	Hyperimmunglobulin		
HiHHL (gebh)	hintere Hinterhauptslage	HKT	Hämatokrit (= HC, HK)
		HL	half-life; Halbwertszeit (= HWZ)
HIM	Hexosephosphat-isomerase		
HIMDA	N-hydroxy-ethylimino-diacetic acid; N-Hydroxyäthyliminodiessigsäure	HL	Harnleiter
		HL (rad)	Herzlänge
		HL	Hypertrichosis lanuginosa, Hypertrichosis fetalis
HIOMT	Hydroxyindol-0-methyltransferase		
HIP	Health Insurance Plan	Hl (ophth)	latent hypermetropia; latente Hyperopie
HIP	hydrostatischer Indifferenzpunkt	H&L	heart and lungs; Herz und Lungen
His	Histidin	HLA	Histokompatibilitätsantigene (= H-Antigen)
HISG	human immune serum globulin; Immunserumglobulin vom Menschen	HLA	Human-Leukozyten-Allo-Antigene
HIT	hemagglutination inhibition test; Hämagglutinationshemmungstest (= HAHT)	HLA	human lymphocytic antigen; Human-Lymphozytenantigen
		HLB-Faktor	Hydrophil-Lipophil-Balance-Faktor
HIU	hemaggregation inhibiting unit; Einheit der Hämaggregationshemmung	HLE	Heyl-Laqueur-Einheit (für TSH)
HJ	Howell-Jolly-Körperchen	HLF	Heart and Lung Foundation (USA)
HJR	hepatojugularer Reflux		
HJV	japanisches Hämagglutinationsvirus (= HVJ)	HLI	Hirnleistungsinsuffizienz
		HLM	Herz-Lungen-Maschine
HK	Hämatokrit (= HC, HKT)	Hlm (phys)	Hefner-Lumen
HK (phys)	Hefner-Kerze	H-Locus (gen)	Histokompatibilitätslocus
HK	Hexokinase		
HK cells	human kidney cells; menschliche Nierenzellen	HLP	Herz-Lungen-Präparat
		HLP	Hyperlipoproteinämie
H-Kette	heavy chain; schwere Kette, Polypeptidkette mit größerem Molekulargewicht (vgl. L-Kette)	HLQ	Herz-Lungen-Quotient
		HLQ	Herzvolumenleistungsquotient

HLR	heart-lung resuscitation; Herz-Lungen-Wiederbelebung	HMPG	4-Hydroxy-3-methoxy-phenylglykol
HLS	Health Learning Systems (med. Fortbildungsprogramm)	HMS	Harvard Medical School (Cambridge/Boston)
HLT	Halbleitertechnik	HMS	Hexosemonophosphat-Shunt, Pentosephosphatzyklus
HLV	Herpes-like-Virus	HMS	hyaline Membran-Syndrom
HM	hand movements; Handbewegungen	HMU	Hydroxymethylurazil
		HMV	Herzminutenvolumen
Hm (ophth)	manifest hypermetropia; manifeste Hyperopie	HMW	Halbminutenwert
HMB	Homatropin-methylbromid	HN	head nurse; Oberschwester
5-HMC	5-Hydroxymethylzytosin	HNBB	2-Hydroxy-5-nitrobenzylbromid
HMCMP	Hydroxymethyl-zytidinmonophosphat	HNC	hypothalamic-neurohypophyseal complex; hypothalamisch-neurohypophysärer Komplex
HMD	hyaline membrane syndrome; hyaline Membrankrankheit der Neugeborenen (= HMS)	HNCM	hypertrophische nicht-obstruktive Kardiomyopathie
HME (orthop)	heat, massage, exercise; Wärme, Massage, Körperbewegung	HNO	Hals-Nase-Ohren(-Arzt, -Heilkunde, -Abteilung)
		HNOCM	hypertrophic non-obstructive cardiomyopathy; hypertrophische nicht-obstruktive Kardiomyopathie (= HNCM)
HMG	human menopausal gonadotrophin; Menopausengonadotropin		
HMG	3-Hydroxy-3-methyl-glutarsäure	HNP	herniated nucleus pulposus; Bandscheibenvorfall
HMG-CoA	3-Hydroxymethylglutaryl-Coenzym A	HOADH	3-Hydroxyacyl-CoA-dehydrogenase
H-Milch	ultrapasteurisierte Milch (s. UHT)	HOAL	hirnorganisches Anfallsleiden
HMKKT	Hamm-Marburger-Körperkoordinationstest	HOCM	hypertrophische obstruktive Kardiomyopathie
HML	Hypophysenmittellappen	HOD	hyperbaric oxygen drenching; hyperbare Oxygenation (= HOT)
HMM	heavy meromyosin; schweres Meromyosin, H-Meromyosin		
HMM	Hexamethylmelamin	HO-Formenwechsel	in der Bakteriologie Wechsel von der begeißelten H-Form zur geißellosen O-Form
HMMA	4-Hydroxy-3-methoxy-mandelsäure, Vanillinmandelsäure (= VMS)		
		HOG	Hermann-Oberth-Gesellschaft
HMO	Health Maintenance Organization	Homo-PAS	p-Aminomethylsalizylsäure (= PAMSA)
HMO	heart minute output; Herzminutenvolumen (= HMV)	HON	L-δ-Hydroxy-γ-oxonorvalin (Antibiotikum)
HMP	Hexosemonophosphat	HOP	high oxygen pressure; hoher Sauerstoffdruck
HMPA	Hexamethylphosphoramid		

HOP-Schema	zytostatische Kombinationstherapie mit Adriamycin, Vincristin (Oncovin) und Prednison		HPD	hypothalamic-pituitary dysfunction; hypothalamisch-hypophysäre Funktionsstörung
hor.decub.	hora decubitus; beim Schlafengehen (Rezeptur)		HPF	high pass filter; Hochpaßfilter (= HP)
hor.som.	hora somni; beim Schlafengehen (Rezeptur)		HPF, hpf	high-power field; starke Vergrößerung (Mikroskop)
hor.un.spat.	horae unius spatio; stündlich (Rezeptur)		HPF	hypothalamic-pituitary failure; Hypothalamus-Hypophysen-Insuffizienz
HOS	human osteosarcoma; Osteosarkom des Menschen		HPG	human pituitary gonadotrophin; menschliches Hypophysen-Gonadotropin (= HHG)
HOT	hämatogene Oxidationstherapie		HPG	Human-Postmenopausen-Gonadotropin (= HPMG)
HOT	human old tuberculin; menschliches Alttuberkulin		HPI	Hexosephosphat-isomerase
HOT	hyperbaric oxygen therapy; hyperbare Oxygenation		HPI	history of present illness; jetzige Anamnese (= HPC)
5-HOT	5-Hydroxytryptamin, Serotonin		h.p.i.	hora(e) post injectionem; Stunde(n) nach der Injektion
HOZ	Hydroxylzahl (= OHZ)			
HP	Hämoperfusion		HPL	human parotid lysozyme; Human-Parotislysozym
HP	high pass; Hochpaß (= HPF)		HPL	Human-Plazenta-Laktogen
HP	high pressure; Hochdruck			
HP, hp	horse power; Pferdestärke (= PS)		HPLC	high pressure liquid chromatography; Hochdruck-Flüssigkeits-Chromatographie
HP	hot pack; heiße Packung		HPL-Rezeptor	Helix-pomatia-Lezithin-Rezeptor
HP	hydrostatic pressure; hydrostatischer Druck		HPMG	Human-Postmenopausen-Gonadotropin (= HPG)
Hp	Haptoglobin			
H&P	history and physical; Anamnese und Allgemeinuntersuchung		HPO	hypothalamo-pituitary-ovarian (system); Hypothalamus-Hypophysen-Ovar-System
HPA	4-Äthylsulfonyl-naphthalin-1-sulfonamid		HPP	hours post-prandial; Stunden nach der Mahlzeit
HPA	hypothalamic-pituitary-adrenal; Hypothalamus-Hypophyse-Nebennieren(-Achse)		HPP	human pancreatic polypeptide; menschliches Pankreaspolypeptid
HPC	history of present condition; jetzige Anamnese		HPP	Hydroxyphenylpyruvat
HPC	Hydroxyphenylcinchoninsäure		HPP	4-Hydroxypyrazolpyrimidin, Allopurinol
h.p.c.	hora(e) post cenam; Stunde(n) nach der Mahlzeit		HPr	Human-Prolaktin
HpCa	Haptoglobin Carlberg		HPRSD	Hamilton psychiatric rating scale for depression
HPCT	hereditäre Porphyria cutanea tarda		HPRT	Hypoxanthin-phosphoribosyltransferase

HPS	high protein supplement; eiweißreicher Nahrungszusatz	HRE	high resolution electrocardiography; Hochauflösungs-Elektrokardiographie
HPS *(kard)*	His-Purkinje-System	H-Reflex	Hoffmann-Reflex (elektrische Muskelreizung)
HPS-Färbung	Hämalaun-Phloxin-Safran-Färbung	HREM	high resolution electron microscope; Elektronenmikroskop mit hohem Auflösungsvermögen
HPT	Histaminprovokationstest		
HPT	human placenta thyrotrophin; menschliches Plazenta-Thyreotropin	HRH	high renin hypertension; Hypertonie mit erhöhter Plasmarenin-Aktivität
HPT	Hyperparathyreoidismus		
HPT	hypothalamic-pituitary-thyroid (function); Funktionssystem Hypothalamus – Hypophyse – Schilddrüse	HRL	head rotated left; Kopfdrehung links
		HRP	high risk pregnancy; Risikoschwangerschaft
HP-Test	Hydroxyprolin-Test	HRP	horseradish peroxidase; Meerrettich-Peroxidase
HPTH	human parathyroid hormone; menschliches Parathormon		
HPTLC	high pressure thin-layer chromatography; Hochdruck-Dünnschicht-Chromatographie	HRR	head rotated right; Kopfdrehung rechts
		HRS *(psych)*	Hamilton Rating Scale (= HPRSD)
HPV 77	high passage virus 77; attenuierter Rötelnvirus-Stamm	HRS	Health Research Survey (USA)
HPV 77 DK	high passage virus 77 dog kidney; Rötelnvirus-Stamm	HS	Harnsäure
		HS *(dent)*	Hartman's solution; Hartman-Lösung
HPVD	hypertensive pulmonary vascular disease; Cor pulmonale vasculare	HS	heart sounds; Herztöne
HQ	Herzquerdurchmesser	HS	Heparinsulfat
8-HQ	8-Hydroxychinolin	HS	Herpes simplex
HQÖ	hereditäres Quincke-Ödem	HS	homologes Serum
HR	heart rate; Herzfrequenz	HS	horse serum; Pferdeserum
HR	o-β-Hydroxyäthyl-rutosid	H.S.	House Surgeon (etwa: dienstältester chirurgischer Assistent)
hr	hour, Stunde		
HRA	Health Resources Administration	h.s.	hora somni; beim Schlafengehen (= hor.som.)
HRAE *(kard)*	high right atrial electrocardiogram; hohe Vorhofableitung beim His-Bündel-EKG	H/S *(immun)*	Hyposensibilisierung
		H&S *(gyn)*	Hysterotomie und Sterilisation
		HSA	Health Services Administration
HRBC	horse red blood cells; Pferde-Erythrozyten	HSA	Hospital Savings Association
		HSA	Human-Serumalbumin
HRC-CSNS	heart rate controlled carotis sinus nerve stimulation; herzfrequenzkontrollierte Karotissinusnerven-Stimulierung	HSAP	hitzestabile alkalische Phosphatase
		HSC-Syndrom	Hand-Schüller-Christian-Krankheit

Hsb	Hefner-Stilb	HTB	hot tub bath; heißes Wannenbad
HSD	Hydroxysteroid-dehydrogenase	HTC	hepatoma cells; Hepatomzellen
HSE	Herpes-simplex-Enzephalitis	H-Test	Hämaggregationstest
H-Sera	Antisera gegen die Geißelantigene (H-Antigene) von Enterobakterien	H-Tetanase	hämolytische Komponente im Tetanustoxin
HSF	Herzschlagfrequenz	HTF	heterothyreotroper Faktor
HSFR	Harnsediment-Farbreaktion	HTG	Hypertriglyzeridämie
HSG	Herpes simplex genitalis	HTH	homöostatisches Thymushormon
HSG	Hysterosalpingographie		
HSL	Herpes simplex labialis	HTL	Höhere Technische Lehranstalt
HSMHA	Health Services and Mental Health Administration (Abteilung des US-Gesundheitsministeriums)	HTO	tritiiertes Wasser; überschweres Wasser
		HTP	Human-Trockenplasma
HSS	Herzspitzenstoß	HTP	hyperimmune thrombocytopenia; Hyperimmun-Thrombozytopenie
Hstf. (pharm)	Hilfsstoff (s. a. TH)		
		HTP	hypertension portale; portale Hypertension
H-Streifen	Hensen-Streifen		
H-Streptokokken	hämolysierende Streptokokken	HTP	hypertension pulmonaire; pulmonale Hypertonie
h-Strophanthin	Hispidus-Strophanthin	5-HTP	5-Hydroxytryptophan
		HTP-Test (psych)	house-tree-person test; Haus-Baum-Personen-Test
H-Substanz	heterogenetische Substanz		
H-Substanzen	Gruppe biologisch aktiver Substanzen (Histamin, 5-Hydroxytryptamin, Heparin), die zu anaphylaktischen Erscheinungen führen	HTST	high temperature short time; Pasteurisierungsverfahren
		HTV	Herpes-type-Virus
		HTVD	hypertensive vascular disease; hypertonisches Gefäßleiden
HSV	Herpes-simplex-Virus		
HSV	highly selective vagotomy; hochselektive Vagotomie	HU	Harvard University (Cambridge)
HT (rad)	Herdtiefe	HU	Houndsfield unit (= HE)
HT	Herzton, Herztöne	HU	hyperemia unit; Hyperämie-Einheit
HT	home treatment; Heimbehandlung		
		HÜS	Herzüberwachungsstation (= CCU)
HT	Hydrotherapie		
Ht (ophth)	total hypermetropia; totale Hyperopie	Hu-Faktor	Hunter-Faktor, Antigen Hu
		HUS	hämolytisch-urämisches Syndrom
4-HT, 5-HT	4- bzw. 5-Hydroxytryptamin		
ht	height; Höhe, Größe	HU-1-System	Histokompatibilitätsantigene (s. HLA)
HTA	hypertension artérielle; arterielle Hypertonie	HV	Härtewert nach Vickers
		HV	Heilverfahren

HV	Hepatitis-Virus
HV	Herzvolumen
HV	Hochvakuum
HV	Hyperventilation
HVA	homovanillic acid; Homovanillinsäure (= HVS)
HVC	hypertrophie ventriculaire combinée; kombinierte Ventrikelhypertrophie
HVD	hypertensive vascular disease; hypertonisches Gefäßleiden (= HTVD)
HVD	hypertrophie ventriculaire droite; Hypertrophie des rechten Ventrikels
HVDH-Verfahren	Goedecker-Verfahren (mit Heißluft–Vorwärmen–Dampf–Heißluft)
HVG	host versus graft (reaction); Transplantat-Abstoßung durch den Empfänger-Organismus
HVG	hypertrophie ventriculaire gauche; Hypertrophie des linken Ventrikels
HVH	Herpesvirus hominis
HVJ	hemagglutinating virus of Japan; japanisches Hämagglutinationsvirus (= HJV)
HVL (rad)	half value layer; Halbwertsschicht (= HWS)
HVL	Hypophysenvorderlappen
HVLQ	Herzvolumenleistungsquotient
HVR	Hypophysenvorderlappen-Reaktion
HVS	Homovanillinsäure (= HVA)
HVS	Hyperventilationssyndrom
HVT (rad)	half value thickness; Halbwertsschichtdicke (= HWD)
HV-Zeit (kard)	Zeit der Erregungsausbreitung vom Beginn der His-Bündel-Depolarisation bis zum Beginn der Ventrikelerregung
HW	Halswirbel
HW	housewife; Hausfrau
HWD (rad)	Halbwertsdosis
HWD (rad)	Halbwertsschichtdicke (= HVT)
HWG	Gesetz über die Werbung auf dem Gebiet des Heilwesens
HWG, h.w.G.	häufig wechselnder Geschlechtsverkehr
HWI (urol)	Harnwegsinfekt
HWI (kard)	Hinterwandinfarkt
HWK	Halswirbelkörper
HWS (rad)	Halbwertsschicht (= HVL)
HWS (anat)	Halswirbelsäule
HWS	hot water soluble; in heißem Wasser löslich
HWT	Halbwertstiefe
HWY	hundred woman years; hundert Frauenjahre (statistischer Begriff in der Gynäkologie)
HWZ	Halbwertszeit
HX	Hämopexin
HX	Hypoxanthin, 6-Hydroxypurin
Hx	angloamerikanisches Kürzel für: Anamnese (history)
HXG	N,N-Dihydroxyäthylglyzin
Hy (ophth)	hypermetropia; Hyperopie
Hy (psych)	Hysterie
Hyl	Hydroxylysin
Hyp, Hypro	L-Hydroxyprolin
Hy-Sa (gyn)	Hysterosalpingographie (= HSG)
Hz	Hertz (Einheit der Frequenz)
HZD	Hessische Zentrale für Datenverarbeitung (Wiesbaden)
HZDS	höchstzulässige Dosis, Notfalldosis
HZE (rad)	hohe Ladung Z und hohe Energieabgabe (HZE-Partikel = Teil der Weltraumstrahlung)
HZL	Hypophysenzwischenlappen
H-Zone	Hensen-Zone (= H-Streifen)
HZV	Herzzeitvolumen
HZVI	Herzzeitvolumen-Index
HZW	Herz-Zwerchfell-Winkel

I

I *(phys)*	Imaginäreinheit	IABP	intraaortale Ballonpumpe
I *(phys)*	Impulsrate	IAC	International Academy of Cytology
I *(dent)*	Incisivus; Schneidezahn		
I	Index	IAD	inactivating dose
I	Indikator	IAD	inhibiting antibiotic dose; Aktivitätsangabe für phagenhemmende Antibiotika
I *(phys)*	inertia; Flächenträgheitsmoment		
I	Inklination	IAD	interkurrente Anstaltsdyspepsie
I *(chem)*	Inosin (= Ino)	IADR	International Association of Dental Research
I *(phys)*	Intensität (Licht, Schall, Strom)		
I	International	IÅE	Internationale Ångström-Einheit (= IÅ)
I	Isotop		
i *(phys)*	optisch inaktiv	IAEA	International Atomic Energy Agency (Wien) (= AIEA)
i- *(chem)*	Iso-	IAEA	International Atomic Energy Authority
IA, IAA	indole acetic acid; β-Indolylessigsäure (= IES)		
IA	insuffisance aortique; Aorteninsuffizienz	IAF	International Astronautical Federation
IA	Intelligenzalter	IAFI	infantile amaurotische familiäre Idiotie
IA	intrinsic activity; Eigenwirkung	IAFS	International Association of Forensic Science
IA	irradiation area; Bestrahlungsfläche	IAG	International Association of Gerontology
I$_a$	Anodenstrom	IAGP	International Association of Geographic Pathology
i.a.	intraarteriell		
i.a.	intraartikulär	IAGUS	International Association of Genito-Urinary Surgeons
i.a.	intraatrial		
IÅ	Internationale Ångström-Einheit (= IÅE)	IAI	induction-abortion interval; Intervall zwischen Aborteinleitung und Abort
IAA	International Antituberculosis Association	IAM	Internationale Arbeitsgemeinschaft für Müllforschung
IAA	iodo-acetic acid; Jodessigsäure	IAMANEH	International Association for Maternal and Neonatal Health
IAATM	International Association of Accident and Traffic Medicine	IAMAT	International Association for Medical Assistance to Travelers (Toronto)
IAB	Industrial Accident Board		
IAB *(kard)*	intraatrialer Block	IAMC	Indian Army Medical Corps
IABC *(kard)*	intra-aortic balloon counterpulsation; intraaortale Ballonpulsation	IAMLT	International Association of Medical Laboratory Technologists

IAMM	International Association of Medical Museums	IB	index of body build; Körperbauindex
IAMS	International Association of Microbiological Societies	IB	infektiöse Bronchitis
IAN	Internationale Anatomische Nomenklatur	IBBBB	incomplete bilateral bundle branch block; inkompletter bilateraler Schenkelblock
IANC	International Anatomical Nomenclature Committee (s. a. PNA)	IBC	iron-binding capacity; Eisenbindungskapazität (= EBK)
		IBE	Internationale Benzoat-Einheit
IANS	idiopathisches Atemnotsyndrom	IBI	intermittent bladder irritation; intermittierende Reizblase
IAO *(klin)*	immediately after onset; unmittelbar nach Beginn	IBK	Internationale Beleuchtungskommission
IAO	intermittent aortic occlusion; intermittierender Aortenverschluß	IBP	International Biological Program
IAP	International Academy of Pathology	IBP	iron-binding protein; eisenbindendes Protein
IAP	International Academy of Proctology	IBR *(vet)*	inclusion body rhinitis; Einschlußkörperchen-Rhinitis (bei Schweinen)
IAPB	International Association for Prevention of Blindness	IBR *(vet)*	infectious bovine rhinotracheitis; infektiöse Rinder-Rhinotracheitis
IAPP	International Association for Preventative Pediatrics		
IARC	International Agency for Research on Cancer (Lyon)	IBRO	International Brain Research Organization; Internationale Hirnforschungsorganisation (Paris)
IAS	Institute of the Aerospace Sciences; Institut für Raumfahrttechnik	IBS	Indolyl-3-buttersäure
		IBS	irritable bowel syndrome; Colon irritabile, Intestinum irritabile
IAS	intra-amniotic saline; Kochsalzinfusion in den Fruchtsack		
IASD	interatrial septal defect; Vorhofseptumdefekt (= ASD, VSD)	IBSt	Intensiv-Behandlungsstation
		IBT	Isatin-β-Thiosemikarbazon
IASL	International Association for the Study of the Liver	IBU	international benzoate unit; Internationale Benzoat-Einheit (= BE, IBE)
IAT	Ionen-Austauscher		
IAT *(gebh)*	intrauterine Austauschtransfusion	IBV	infectious bronchitis vaccine; Vakzine gegen infektiöse Bronchitis
IATA	International Air Transport Association	IBV	Infektions-Bronchitis-Virus
IAV	intermittent assisted ventilation; intermittierende assistierte Beatmung	IBW	ideal body weight; ideales Körpergewicht
		IBWM	International Bureau for Weights and Measures; Internationales Büro für Gewichte und Maße (Sèvres)
IB	immune body; Immunkörper		
IB	inclusion bodies; Einschlußkörperchen		

IC	index cardiaque; Herzindex	ICC	Internationales Kongreß-Zentrum (Berlin)
IC	initial condition; Anfangszustand	ICCR	International Committee for Contraceptive Research
IC	inspiratory capacity; Inspirationskapazität (= IK)	ICD	Institute for Crippled and Disabled
IC	inspiratory center; Einatmungszentrum	ICD	International Classification of Diseases, Injuries and Causes of Death; Internationale Klassifikation der Krankheiten, Verletzungen und Todesursachen
IC	integrated circuit; integrierter Schaltkreis		
IC	intensive care; Intensivpflege		
IC	intercellular; interzellulär	ICD	International Congress on Dietetics
IC	interkostal		
IC	interstitial cells; interstitielle Zellen	ICD *(gyn)*	intrauterine contraceptive device; Intrauterinpessar (= IUCD, IUP)
IC	intracellular; intrazellulär	ICD	Isozitrat-dehydrogenase (= IDH)
IC	intrapleural catheter; Intrapleuralkatheter		
		ICDA	International Classification of Diseases, Adapted
i.c. *(pharm)*	inter cibos; zwischen den Mahlzeiten (Rezeptur)	ICECN	International Congress on Encephalography and Clinical Neurology
i.c.	intrakardial		
i.c.	intrakranial		
i.c.	intrakutan	ICDH	isocitric dehydrogenase; Isozitrat-dehydrogenase (= ICD, IDH)
i.c.	intrazerebral		
ICA	insuffisance du cœur aigue; akute Herzinsuffizienz	ICF	Intensive Care Facility; Intensivpflege-Einrichtung
ICAA	International Council on Alcohol and Addiction	ICF	Intermediate Care Facility; Kranken-Durchgangsstation (mil: Etappenlazarett)
ICAA	Invalid Children's Aid Association		
ICAAC	Interscience Conference on Antimicrobial Agents and Chemotherapy	ICF	intracellular fluid; Intrazellularflüssigkeit
		ICF	intravascular coagulation and fibrinolysis; intravasale Gerinnung und Fibrinolyse
ICASSI	International Committee for Adlerian Summer Schools and Institutes	ICFA	induced complement-fixing antigen; induziertes komplementbindendes Antigen
ICBL	International Conference on the Biochemistry of Lipids		
ICBN	International Committee on Bacteriological Nomenclature	ICF(M)A	International Cystic Fibrosis (Mucoviscidosis) Association
		ICG	Indozyaningrün
ICBP	interzelluläre Bindungsproteine	ICH *(vet)*	infectious canine hepatitis; infektiöse Hepatitis beim Hund
ICC	Information Center Complex		
ICC	insuffisance circulatoire cérébrale; zerebrale Kreislaufinsuffizienz	ICI	Imperial Chemical Industries
		ICLA	International Committee on Laboratory Animals

ICM

ICM	Intergovernmental Committee for Migration
ICM	International Confederation of Midwives; Internationaler Hebammenverband
ICMMP	International Committee of Military Medicine and Pharmacy
ICMP	International College of Medical Practice; Internationale Gesellschaft für praktische Medizin
ICN	International Council of Nurses; Internationaler Krankenschwestern-Rat
ICNBV	International Code of Nomenclature of Bacteria and Viruses (London/Delft)
ICO	International Commission for Optics; Internationale Optik-Kommission
ICP	International Candle Power (Einheit der Lichtstärke)
ICP	intracranial pressure; intrakranieller Druck
ICPA	International Commission for the Prevention of Alcoholism
I-C-PM-M (dent)	incisors, canines, premolars, molars; Schneidezähne, Eckzähne, Prämolaren, Molaren
ICR	Interkostalraum
ICR	International Congress of Radiology
ICR	Intrakutanreaktion
ICRC	International Committee of the Red Cross; Internationales Komitee vom Roten Kreuz (Genf) (= IKK, IKRK)
ICRO	International Cell Research Organization; Internationale Zellforschungsorganisation (Paris)
ICRP	International Commission on Radiation Protection; Internationale Strahlenschutz-Kommission
ICRS	Index Chemicus Registry System

ICU

ICRU, ICRUM	International Commission on Radiological Units and Measurements; Internationale Kommission für radiologische Einheiten und Maße (Washington)
ICS	impulse-conducting system; Reizleitungssystem
ICS	Intensive Care, Surgical; chirurgische Intensivpflege
ICS	intercostal space; Interkostalraum (= ICR)
ICS	intermediate coronary syndrome; intermediäres Koronarsyndrom
ICS	International College of Surgeons
ICS	International Continence Society
ICSF	International Council on Social Welfare; Internationaler Rat für Soziale Wohlfahrt
ICSG	Internationales Zentrum für Soziale Gerontologie (Paris)
ICSH	International Committee for Standardization in Hematology; Internationales Standardisierungskomitee für Hämatologie (Utrecht)
ICSH	interstitial cell stimulating hormone; interstitialzellenstimulierendes Hormon
ICSO	intermittent coronary sinus occlusion; intermittierender Koronarsinus-Verschluß
ICSU	International Council of Scientific Unions; Internationaler Rat für Wissenschaftliche Vereinigungen (Rom)
ICT	inflammation of connective tissue; Bindegewebsentzündung
ICT	insulin coma therapy; Insulin-Schock-Therapie (= IST)
ICT	intrakranialer Tumor
ICT	isovolumic contraction time; Druckanstiegszeit im linken Ventrikel
ICU	intensive care unit; Intensivpflegestation (= IPS)

ICUMSA	International Commission for Uniform Methods of Sugar Analysis; Internationale Kommission für einheitliche Methoden der Zuckerbestimmung	**IDM**	idiopathic disease of the myocardium; idiopathische Myokarderkrankung
i.c.v.	intracerebroventriculary; in den Hirnventrikel (= i.vt.)	**IDM** *(gebh)*	infant of a diabetic mother; Kind einer diabetischen Mutter
ID	inclusion disease; Einschlußkörperchen-Krankheit	**IDM**	infarctus du myocarde; Myokardinfarkt
ID *(stat)*	index of discrimination; Diskriminierungsindex	**IdO-Gerät**	in dem Ohr getragener Hörapparat (vgl. HdO-Gerät)
ID	infectious disease; Infektionskrankheit	**IDP**	immunodiffusion procedures; Immundiffusionsverfahren
ID	Infektionsdosis	**IDP**	Inosin-5′-diphosphat
ID	inhibitory dose; Hemmdosis	**IDP**	integrated data processing; integrierte Datenverarbeitung
ID	initial dose; Anfangsdosis	**IDPN**	β,β′-Imino-dipropionitril-bisulfat
ID	inside diameter; Innendurchmesser	**IDS**	Investigative Dermatological Society
ID *(gebh)*	intrauterine Dystrophie	**IDT**	Immunodiffusionstest
i.d.	in dies; täglich (Rezeptur)	**IDT**	Intradermaltest
i.d.	intradermal	**IDU**	Idoxuridinum, 5-Jod-2′-desoxyuridin (= 5-IUDR)
I&D	Inzision und Dränage		
ID₅₀	Dosis infectiosa media; mittlere Infektionsdosis (= DIM)	**IDV**	intermittent demand ventilation; intermittierende bedarfsorientierte Beatmung
IDA	imino-diacetic acid; Iminodiazetessigsäure	**IDZ**	isoliertes Dialysezentrum (= IHC, IHZ)
IDC	Internationale Dokumentationsgesellschaft für Chemie (Frankfurt/M)	**IE**	Immunelektrophorese
		IE	Immunitätseinheit (= AE, Antitoxin-Einheit)
IDCN	infectious disease control nurse; Hygienefachschwester	**IE**	Internationale Einheit (= IU)
		i.e.	id est; das heißt, d. h.
IDDM	insulin-dependent diabetes mellitus; insulinpflichtiger Diabetes mellitus (= JOD)	**IEA**	immunelektrophoretische Analyse
		IEA	International Epidemiological Association
IDF	International Diabetes Federation	**IEA**	intravasale Erythrozyten-Aggregation
IDH	Isozitrat-dehydrogenase (= ICD, ICDH)	**I-Ebene** *(gyn)*	Interspinalebene
IDI	immunologically detectable insulin; immunreaktives Insulin (s. a. IMI, IRI)	**IEC**	International Electrotechnical Commission
		IEC	intraepitheliales Karzinom
IDKD	Internationale Diagnostik-Kurse Davos	**IEC**	ion exchange chromatography; Ionenaustauscher-Chromatographie
IDL	Intermediär-Lipoproteine		

ID_{50} = Dosis infectiosa media

IEE	inner enamel epithelium; inneres Schmelzepithel	IFORS	International Federation of Operational Research Societies
I-Effekt	Induktionseffekt		
IEM	inborn error of metabolism; angeborene Stoffwechselanomalie, Enzymdefekt	IFOS	International Federation of Oral Surgeons
		IFRP	International Fertility Research Program; Internationales Fertilitätsforschungsprogramm
IEP	isoelektrischer Punkt		
IER	Institute of Educational Research	IFSECN	International Federation of Societies for Electroencephalography and Clinical Neurophysiology (Boston)
IES	β-Indolylessigsäure (= IA, IAA)		
IEZ (kard)	isovolumetrische Erschlaffungszeit	IFSEM	International Federation of Societies for Electron Microscopy; Internationaler Verband der Gesellschaften für Elektronenmikroskopie
IF	Immunfluoreszenz		
IF	inhibiting factor; Hemmfaktor		
IF	interstitial fluid; interstitielle Körperflüssigkeit	IFT	Immunfluoreszenztest
		IFT	International Frequency Tables
IF	Intrinsic-Faktor		
		Ig	Immunglobulin
IFAPP	International Federation of Associations of Pharmaceutical Physicians	IGAEM	Internationale Gesellschaft für Aerosol-Therapie in der Medizin
IFA-Test	indirekter Fluoreszenz-Antikörpertest	IGH	immunoreactive growth hormone; immunreaktives Wachstumshormon
IFC	International Federation of Chromatography	IGV	Internationale Gesundheitsvorschriften
IFCC	International Federation of Clinical Chemistry; Internationale Vereinigung für Klinische Chemie	IGV	intrathorakales Gasvolumen
		IGY	International Geophysical Year; Internationales Geophysikalisches Jahr
IFFS	International Federation of Fertility Societies; Internationaler Verband der Fertilitätsvereinigungen		
		IGZ	intermittierend gesteuerte Zusatzbeatmung
		IH	immediate-type hypersensitivity; allergische Sofortreaktion
IFL-rA	rekombinantes Leukozyten-A-Interferon (internationale Nomenklatur: IFN-α_2)		
		IH	infektiöse Hepatitis
IFMSA	International Federation of Medical Students Associations	IH	Inguinalhernie
		IH	inhibitory hormone; Hemmhormon
IFMSS	International Federation of Multiple Sclerosis Societies		
		IH	inpatient hospital; Krankenhaus für stationäre Versorgung
IFN	Interferon		
IFN-α_2	rekombinantes Leukozyten-A-Interferon (s. a. IFL-rA)	IH	intrazerebrales (oder -kraniales) Hämatom
I-Form	indeterminierte Form der Lepra	IH	iron hematoxylin; Eisen-Hämatoxylin

IHA	indirekte Hämagglutination
IHB *(kard)*	Infra-His-Block
IHC	idiopathische Hyperkalzurie
IHC	isolation hemodialysis center; isoliertes Hämodialysezentrum (= IDZ, IHZ)
IHCT	International Histological Classification of Tumors
IHD	ischemic heart disease; ischämische Herzkrankheit
IHF	International Health Foundation
IHF	International Hospital Foundation
IHP	Inositol-hexaphosphat
IHS	Inspirationshilfe für die Spontanatmung
IHSA	iodinated human serum albumin; Radiojod-markiertes Human-Serumalbumin (= RIHSA)
IHSS	idiopathische hypertrophische subvalvuläre Aortenstenose
i.h.V.	in homöopathischer Verdünnung
IH-Virus	Infektiöse-Hepatitis-Virus; Hepatitis-Virus A
IHZ	isoliertes Hämodialysezentrum (= IDZ, IHC)
II	Ikterus-Index
IIN	inhibitorisches Interneuron
IIT	integrated isometric tension; integrierter isometrischer Druck
IK	Immunkörper
IK	Immunkonglutinin
IK *(physiol)*	Inspirationskapazität (= IC)
IK *(phys)*	Internationale Kerze
IK *(ophth)*	interstitielle Keratitis
IKA	Immunkörper-Agglutinin
IKAR	Internationale Kommission für alpines Rettungswesen
IKD	intrakranialer Druck
IKK	Innungskrankenkasse
IKK	Internationales Komitee vom Roten Kreuz (Genf) (= CICR, ICRC, IKRK)
IKN	Immunkomplex-Nephritis
IKP	Innenknöchelpuls
IKR	Interkostalraum (= ICR, ICS)
IKRK	Internationales Komitee vom Roten Kreuz (Genf) (= CICR, ICRC, IKK)
IKS	Intensiv- und Koronarpflegestation (s. a. CCU, ICU, IPS)
IKS	Interkantonale Kontrollstelle für Heilmittel (Bern)
IKZ *(kard)*	isovolumetrische Kontraktionszeit (= ICT, IVCT)
IL, il *(dent)*	inzisolingual
i.l.	intralumbal
ILA	insulin-like activity; insulinähnliche Wirkung
ILa, ila *(dent)*	inzisolabial
ILAE	International League against Epilepsy; Internationale Liga gegen Epilepsie
ILCO	Ileostomie-Kolostomie-Selbsthilfegruppen (Freising)
Ile, Ileu	Isoleuzin
ILEP	Internationale Vereinigung der Lepra-Hilfswerke
I-Linie	Interspinallinie, Interspinalebene (= I-Ebene)
ILMAC	Internationale Fachmesse für Laboratoriums- und Verfahrenstechnik, Meßtechnik und Automatik in der Chemie
ILO	International Labor Organization; Internationales Arbeitsamt (Genf) (= OIT)
ILo	iodine lotion; Jodtinktur
IM	Index Medicus
IM	Indometacin (= IMC)
IM	infektiöse Mononukleose
IM	insuffisance mitrale; Mitralinsuffizienz
IM	Internal Medicine; Innere Medizin

i.m.	intramuskulär	IMS	Indian Medical Service; ärztliche Versorgung der Indianer-Reservate
IMA	Industrial Medical Association		
IMA	Irish Medical Association	IMS	Information Management System
IMAO	inhibiteur de monoaminoxidase; Monoaminooxidase-Hemmer (= MAOH, MAOI)	IMS	Institutes for Medical Science (San Francisco)
IMBC	indirect maximum breathing capacity; indirekte maximale Atemkapazität	IMS	Institut für Medizinische Statistik (Frankfurt/M)
IMBI	Institute of Medical and Biological Illustrators	IMS	International Menopause Society (Brüssel)
IMC	Indometacin (= IM)	IMV	intermittent mandatory ventilation; intermittierende Beatmung
IMED	idiopathic mural endomyocardial disease; idiopathische murale Endomyokardiopathie, Becker-Krankheit	IMVC-Test	Differenzierung von Enterobakterien durch: Indolprobe, Methylrotreaktion, Voges-Proskauer-Prüfung und Zitrattest
IMF	internal magnetic focus tube; Kathodenstrahlröhre mit magnetischer Fokussierung		
IMI	immunologisch meßbares Insulin (= IDI, IRI)	IM-Winkel *(dent)*	Inzisivomandibular-Winkel (Margolis)
		In	Inulin
IMI	inferior myocardial infarction; Herzhinterwandinfarkt	in.	inch; Zoll
¹³¹I-MIBG	radioaktiv markiertes Metajodbenzylguanidin	i.n.	intranasal
		INA	infectious nucleic acid; infektiöse (virale) Nukleinsäure
IMIS	integrated mean inhibition score; integrierter mittlerer Hemmwert	INA	Intensivmedizin – Notfallmedizin – Anästhesiologie (Schriftenreihe)
IMLT	intermittent multiple load test; intermittierender Belastungstest		
		INA	Internationale Normalatmosphäre
IMP	Inosin-5'-monophosphat		
IMPA *(dent)*	incisal mandibular plane angle; Inzisivomandibular-Winkel (Margolis) (= IM-Winkel)	INA	International Neurological Association
		INA	Jenaer Nomina Anatomica (= JNA)
IMPP	Institut für Medizinische und Pharmazeutische Prüfungsfragen (Mainz)	INAH	isonicotinic acid hydrazide; Isonikotinsäurehydrazid (= INH)
IMPS	Inpatient Multidimensional Psychiatric Scale; psychiatrischer Fragebogen-Test bei stationären Patienten	INB *(kard)*	intranodal block; intranodaler Block
		IncB	inclusion body; Einschlußkörperchen
IMRaD	introduction, material, results and discussion; Einleitung, Krankengut, Ergebnisse und Diskussion (Aufbau einer wissenschaftlichen Veröffentlichung)	IND *(pharm)*	investigational new drug; neues Arzneimittel im Erprobungsstadium
		Ind.	Indikation

INF	Internationale Naturisten-Föderation
Inf.	Infus, Infusion
inf.	inferior; unten, unterer
INFAS	Institut für angewandte Sozialwissenschaften (Bonn)
ING	Isotopen-Nephrographie (= RIN)
ing.	inguinalis
INGP	Indolglyzerinphosphat
INH	Isonikotinsäurehydrazid, Isoniazid
INHG	Isonikotinoylhydrazon-D-glukose, Glyconiazid
INH-PAS	Pasiniazidum (Tuberkulostatikum)
INHS	Salinazidum, 1-Isonikotinoyl-2-salizylidenhydrazin (Tuberkulostatikum)
INI	intranuclear inclusion; Kerneinschluß
Inj.	Injektion
INN *(pharm)*	International Non-Proprietary Name; internationaler Freiname, „generic name" (s. a. DCI)
inn.	innerlich
INNv	International Non-Proprietary Name (vorgeschlagen) (= pINN, rINN)
Ino	Inosin (= I)
INPEA	N-Isopropyl-p-nitrophenyläthanolamin, Nifenalolum
INPH	Iproniazidphosphat
INPRONS	information processing in the central nervous system; Informationsverarbeitung im ZNS
INPV	intermittent negative pressure ventilation; intermittierende Negativdruck-Beatmung
INREM	internal radiation dose; innere Strahlendosis
INRIA	Institut National de Recherche en Informatique et en Automatique
INS	idiopathisches nephrotisches Syndrom
InSan	Inspektion des Sanitätswesens (Bundeswehr)
INSERM	Institut National pour la Santé et la Recherche Médicale
INSTAND	Institut für Standardisierung und Dokumentation im medizinischen Laboratorium
INT	Intranasaltest
int.	internus
int.cib.	inter cibos; zwischen den Mahlzeiten (Rezeptur)
InV	inhibierender Faktor Virm
IO	intestinal obstruction; Darmverschluß
IO	intraokulär
I&O	intake and output; Ein- und Ausfuhr
IOA	6-Methylheptansäure
IOFB	intraocular foreign body; intraokulärer Fremdkörper
IOGT	International Order of Good Templars; Guttempler-Orden (Alkoholgegner)
IOM	Institute of Medicine (der National Academy of Sciences)
IOP	intraocular pressure; Augeninnendruck
IOPAB	International Organization for Pure and Applied Biophysics; Internationale Organisation für Reine und Angewandte Biophysik (Boston)
IOS	International Organization of Standardization (Genf)
IOTA	information load testing aid; Testhilfe bei Informationsüberladung
IP	Icterus praecox
IP	incubation period; Inkubationszeit
IP	infection prevention; Infektionsverhütung (bei der Prüfung von Antiseptika)
IP	inpatient; stationärer Patient
IP	instantaneous pressure; momentaner Druck

IP	interphalangeal	IPPC	Isopropyl-N-phenylkarbamat (= IPC)
IP *(dent)*	inzisoproximal		
IP	isoelektrischer Punkt (= IEP)	IPPD	Isopropyl-phenyl-p-phenylendiamin
I.P.	Internationale Pharmakopoe	IPPF	International Planned Parenthood Federation; Internationale Gesellschaft für Familienplanung (in der Bundesrepublik „Pro Familia", Berlin)
i.p.	intraperitoneal		
IPA	Isopentyl-adenosin		
IPA	Isopropylalkohol		
IPAA	International Psychoanalytical Association	IPPNW	International Physicians for Prevention of Nuclear Warfare
IPAT	Institute for Personality and Ability Testing	IPPR	intermittent positive pressure respiration; intermittierende Druckbeatmung (= IPPB, IPPV)
IPC	Isopropylchlorid		
IPC	isopropyl-N-phenylcarbamate; Isopropyl-N-phenylkarbamat (= IPPC)	IPPV	intermittent positive pressure ventilation; intermittierende Druckbeatmung (= IPPB, IPPR)
IPCS	intrauterine progesterone contraceptive system; progesteronhaltiges Intrauterinpessar	IPR	Institut für sozialmedizinische Präventions- und Rehabilitationsforschung
IPG	Interphalangealgelenk		
IPH	idiopathische pulmonale Hypertonie	IPR	Isoproterenol, Isoprenalin
		IPS	Intensivpflege-Station (= ICU)
IPK	Interessengemeinschaft für pharmazeutische und kosmetische Produkte (Zürich)	ips	Impulse pro Sekunde
		ips	inches per second; Zoll pro Sekunde
IPM	impulsif-petit-mal; impulsive Epilepsie	IPSC	Interagency Primate Steering Committee
IPNA	International Pediatric Nephrology Association	IPSP	inhibitorisches postsynaptisches Potential
IPNA	Isopropylnoradrenalin; Isoprenalin	IPTD	2-Isopropyl-5-sulfanilamido-1,3,4-thiadiazol, Glyprothiazolum
IPNPV	intermittent positive-negative pressure ventilation; intermittierende positiv-negative Druckbeatmung	IPTG	Isopropylthiogalaktosid
		IPU	inpatient unit; Krankenpflegestation
IPO-Kanüle	innenpolierte Injektionskanüle	IPV	inaktivierte Polio-Vakzine (Salk)
IPP	interstitielle plasmazelluläre Pneumonie, Pneumozytose		
IPPA *(klin)*	inspection, palpation, percussion, auscultation; Inspektion, Palpation, Perkussion, Auskultation	IPZ	insulin-protamine-zinc; Insulin-Zink-Protamin
		IQ	Intelligenz-Quotient
		IQSelixir	iron-quinine-strychnine elixir; Eisen-Chinin-Strychnin-Elixier
IPPB	intermittent positive pressure breathing; intermittierende Druckbeatmung (= IPPR, IPPV)	IR	Immunoreaktivität
		IR	Infrarot

IR			ISBT

IR	internal resistance; innerer Widerstand, innerer Spannungsabfall	IRO	International Refugee Organization; Internationale Flüchtlingsorganisation
IR *(kard)*	isovolumetrische Relaxationsphase	IROS	ipsilateral routing of signal; ipsilateraler Reizweg (vgl. CROS)
IRA	immunregulatorisches Alphaglobulin	IRP *(pharm)*	International Reference Preparation
IRA	insuffisance respiratoire aigue; akute Ateminsuffizienz	IRP	intestinal insulin releasing polypeptide; intestinales insulinfreisetzendes Polypeptid
IRB	Institutional Review Board (an amerikanischen Universitäten und Instituten tätiger Ausschuß zur Prüfung und Genehmigung von wissenschaftl. Versuchen an Menschen)	IRS	induced rat sarcoma; experimentelles Sarkom bei der Ratte
		IRU	Industrial Rehabilitation Unit
		IRV	inspiratorisches Reservevolumen
IRC	insuffisance respiratoire chronique; chronische Ateminsuffizienz	IS	Immunserum
		IS	intercostal space; Interkostalraum (= ICR, IKR)
IRC	International Red Cross; Internationales Rotes Kreuz		
IRCS	International Research Communication System	IS	intraspinal, intrathekal
		I_s	Gleichgewicht-Ionendosis
IRDS	idiopathic respiratory distress syndrome; idiopathisches Atemnot-Syndrom	ISA	Instrument Society of America
		ISA	International Sociological Association
I-Retina	inhibitorische Retina	ISA	intrinsic sympathomimetic activity; sympathische Eigenwirkung
IRG	immunreaktives Glukagon		
IRHGH	immunoreactive human growth hormone; immunreaktives menschliches Wachstumshormon	ISA	iodinated serum albumin; jodiertes Serumalbumin
		ISADH	inappropriate secretion of antidiuretic hormone; unangemessene Sekretion von Adiuretin (Vasopressin)
IRI	immunreaktives Insulin (= IDI, IMI)		
IRIS	International Research Information Service	ISAO	International Society for Artificial Organs; Internationale Gesellschaft für künstliche Organe
IRM	innate releasing mechanism; angeborener Freisetzungsmechanismus		
		ISB	Institut für Medizinische Informationsverarbeitung, Statistik und Biomathematik
IRM	Institute of Rehabilitation Medicine		
IRM	insulin reactivity measure; immunreaktives Serum-Insulin	ISB	International Society of Biometry
		ISBN	International Standard Book Number (internationale Code-Nr. für Bücher)
IRMA	immunoradiometrischer Assay		
IRMP	Intermountain Regional Medical Program	ISBT	International Society of Blood Transfusion

ISC	International Statistical Classification	ISOM	International Standard Orthopedic Measurements; Internationale Orthopädische Standardmaße
ISC	interstitial cells; Interstitialzellen		
ISCA	Indian Science Congress Association (Kalkutta)	ISPN	International Society of Paediatric Neurosurgery
ISCLT	International Society for Clinical Lab Technology	ISPO	International Society for Preventive Oncology
ISCP	International Society of Comparative Pathology	ISPO	International Society for Prosthetics and Orthotics
ISD, ISDN	Isosorbid-dinitrat (= ISN)	ISPOG	International Society of Psychosomatic Obstetrics and Gynecology
ISDB	International Society of Developmental Biologists		
ISEH	International Society for Experimental Haematology	ISR (psych)	individualspezifische Reaktion
		ISR	International Society of Radiology; Internationale Gesellschaft für Radiologie (Kopenhagen)
ISF	interstitial fluid; interstitielle Körperflüssigkeit		
ISG	Ileosakralgelenk(e)		
ISG	Immunserumglobulin	ISRRT	International Society of Radiology and Radiotherapy
ISGIID	International Study Group on Diabetes Treatment with Implantable Insulin Delivery	ISS	Isoxsuprin
		ISSN	International Standard Serial Number (internationale Code-Nr. für Zeitschriften)
ISH	International Society of Haematology		
ISH	International Society of Hypertension	IST	Insulin-Schock-Therapie
		IST	Intelligenzstruktur-Test
ISI	Institute for Scientific Information	IST	isometric systolic tension; isometrische systolische Spannung
ISIM	International Society of Internal Medicine		
		I-Streifen	isotroper Abschnitt der Myofibrille
ISIMV	inspiration-synchronized intermittent mandatory ventilation; atemsynchrone intermittierende Beatmung		
		ISU	International Society of Urology
ISM	International Society of Microbiologists	I-Substanz	Inhibitor-Substanz, Hemmsubstanz
		ISVA	Internationales Seminar zu Fragen der Vorbereitung auf das Alter
ISMH	International Society of Medical Hydrology		
		IT	immunologische Toleranz
ISN	Inosin (= I, Ino)	IT	Inhalationstherapie
ISN	Isosorbid-dinitrat (= ISD, ISDN)	IT	intrathorakal
		ITA	International Tuberculosis Association
ISO	Institut für Systemforschung Oberwallis	ITA	itaconic acid; Itakonsäure, Methylenbernsteinsäure
ISO	International Standardization Organization (Genf) (= IOS)	ITAA	International Transactional Analysis Association

ITCVD	ischemic thrombotic cerebrovascular disease; ischämische thrombotische zerebrovaskuläre Erkrankung	IUCD	intrauterine contraceptive device; Intrauterinpessar (= IUD, IUP)
ITF	Interferon	IUCr	International Union of Crystallography
ITGV	intrathorakales Gasvolumen	IUD	intrauterine death; intrauteriner Fruchttod
ITh	intrathekal		
i/t-Kurve	elektrodiagnostische Kurve aus Impulsstärke (i) und -dauer (t), Reizzeit-Spannungskurve	IUD	intrauterine device; Intrauterinpessar (= IUCD, IUP)
		5-IUDR	5-Jodurazil-2'-desoxyribosid, Idoxuridinum (= IDU)
ITN	Illustrated Tumor Nomenclature	IUFB	intrauterine foreign body; Intrauterinpessar (= IUCD, IUD, IUP)
ITN	Intratrachealnarkose, Intubationsnarkose (= ET, ETN)	IUG	Infusionsurogramm
ITP	idiopathische Thrombozytopenie, idiopathische thrombozytopenische Purpura	IUGR *(gebh)*	intrauterine growth retardation, intrauterine Wachstumsverzögerung
ITP	Inosin-5'-triphosphat	IUGS	International Union of Geological Sciences
ITP	intratubares Pessar		
ITr	intratracheal	IUMN	inkomplettes unteres motorisches Neuron
ITS	Interactive Training System	IUP	International Union of Pharmacy
ITT	Insulin-Toleranz-Test		
IU	immunizing unit; Immuneinheit	IUP *(gebh)*	intrauterine pregnancy; Intrauteringravidität
IU	international unit; Internationale Einheit (= IE)	IUP	Intrauterinpessar (= IUCD, IUD, IUFB)
IU	intrauterin		
IUA	intrauterine adhesions; intrauterine Adhäsionen, Synechien	IUPAC	International Union of Pure and Applied Chemistry; Internationale Union für Reine und Angewandte Chemie (Basel)
IUAC	International Union against Cancer		
IUADM	International Union of Associations of Doctor-Motorists	IUPAP	International Union of Pure and Applied Physics; Internationale Union für Reine und Angewandte Physik (London)
IUAES	International Union of Anthropological and Ethnological Sciences	IUPHAR	International Union of Pharmacology
IUAT	International Union against Tuberculosis	IUS	International Union of Students
		IUTM	International Union against Tuberculosis
IUB	International Union of Biochemistry	IUVDT	International Union against Venereal Diseases and Treponematoses
IUBS	International Union of Biological Sciences		
IUC	International Union of Chemistry	IV	interventrikulär, intraventrikulär

IV	intervertebral	IVRT	isovolumic relaxation time; isovolumetrische Entspannungszeit
i.v.	intravenös		
IVAKV	Internationale Vereinigung ärztlicher Kraftfahr-Verbände	IVS *(anat)*	interventricular septum; Septum interventriculare
IVC	inferior vena cava; untere Hohlvene	IVSD	interventricular septal defect; Ventrikelseptumdefekt (= VSD)
IVC	inspiratorische Vitalkapazität		
IVCD	intraventricular conduction defect; intraventrikuläre Reizleitungsstörung	IVSG	International Virus Study Group
		IVT	intravenous transfusion; i.v. Transfusion
IVCT	isovolumetric contraction time; isovolumetrische Kontraktionszeit (= IKZ)	i.vt.	intraventrikulär; in die Hirnventrikel (= i.c.v., IV)
IVD	insuffisance ventriculaire droite; rechtsventrikuläre Insuffizienz	IVU	intravenöses Urogramm (= IVP)
		IWAAK	inkomplette Wärme-Autoantikörper
IVD	intervertebral disc; Zwischenwirbelscheibe, Bandscheibe	IWD	Institut der deutschen Wirtschaft
IVF	intravascular fluid; intravasale Flüssigkeit	IZ	Injektionszeit
IVG	insuffisance ventriculaire gauche; linksventrikuläre Insuffizienz	IZ	Interzellularsubstanz
		I-Zacke *(kard)*	Initialzacke
IVGTT	intravenöser Glukose-Toleranztest	I-Zahl	Identitätszahl
IVJC	intervertebral joint complex; Intervertebral-Gelenksystem	I-Zellen	Zellen im oberen Intestinum
		IZF	intrazelluläre Flüssigkeit (= ICF)
IVP	intravenöses Pyelogramm	IZR	Intrazellular-Raum
IVPFC	isovolume pressure flow curve; Isovolumen-Druck-Fluß-Kurve	IZS	Insulin-Zink-Suspension
IVR	Interverband für Rettungswesen	IZSH	Interstitialzellen-stimulierendes Hormon (= ICSH)

J

J	Ionendosis	JAMA	Journal of the American Medical Association (in Literaturzitaten nach World Medical Periodicals: J. Amer. med. Ass.)
J	Joule		
J.	Journal		
JAAD	Journal of the American Academy of Dermatology	JBE	Japan-B-Enzephalitis (= JE)
		JBJS	Journal of Bone and Joint Surgery
JAI	juvenile amaurotische Idiotie, zerebromakuläre Dystrophie, Stock-Spielmeyer-Vogt-Syndrom; Batten-Mayou-Syndrom	JCA	juvenile chronische Arthritis
		JCAE	Joint Committee on Atomic Energy (USA).

JCAH	Joint Commission on Accreditation of Hospitals		JM	Jendrassik manœuvre; Jendrassik-Handgriff
JCE	Journal of Continuing Education (amerikanische Zeitschriftenreihe der verschiedensten Fachrichtungen, z. B. JCE Ob/Gyn = Journal of Continuing Education in Obstetrics/Gynecology; JCE ORL = Journal of Continuing Education in Otorhinolaryngology, etc.)		JNA	Jenaer Nomina Anatomica (1935)
			JNCI	Journal of the National Cancer Institute (USA)
			JND	just noticeable difference; gerade noch erkennbarer Unterschied
			JOD	juvenile onset diabetes; jugendlicher Diabetes
JCP	juvenile chronische Polyarthritis		JP	Justice of Peace; Friedensrichter
jct.	junction; Verbindung, Übergang		JPSA	Joint Program for the Study of Abortion
JE	Japan-B-Enzephalitis (= JBE)		^{131}J-PVP-Test	Gordon-Test; Test mit ^{131}J-markiertem Polyvinylpyrrolidor
JEE	Japanese equine encephalitis; japanische Pferde-Enzephalitis		JRA	juvenile rheumatoide Arthritis
			JSB-stain	Färbelösung nach J. Singh und Bhattacharij
JFS	Jewish Family Service		JSE	Junkmann-Schoeller-Einheit
JGA	juxtaglomerulärer Apparat		Jt, jt	joint; Gelenk
JGG	Jugendgerichtsgesetz		5-JUDR	5-Jodurazil-2'-desoxyribosid, Idoxuridinum (= IDU, 5-IUDR)
JHMO	Junior Hospital Medical Officer		
JHPIEGO	Johns Hopkins Program for International Education in Gynecology and Obstetrics (Baltimore)		5-JÜZ	5-Jahres-Überlebenszeit
			JUH	Johanniter-Unfallhilfe e. V.
			JV	jugular vein; Vena jugularis
JHU	Johns Hopkins University (Baltimore)		JVP	Jugularvenenpuls
			JWG	Jugendwohlfahrtsgesetz
JJ	jaw jerk; Unterkieferreflex, Masseterreflex		JZ	Jodzahl

K

K	Boltzmann-Konstante		KA	Kationen-Austauscher
K	coefficient of coupling; Kopplungskoeffizient		KA	Ketoazidose
K	Gleichgewichtskonstante		KA	King-Armstrong (Einheit der alkalischen Phosphatase) (= KAE, KAU)
K	Kathode		
K	Kelvin		kA	Kiloampère
K	Kerze		KAAD	kerosine, alcohol, acetic acid, dioxane; Kerosin-Alkohol-Essigsäure-Dioxan-Mixtur (Insektizid)
k	Karat		
KA	Kälte-Agglutinin		
KA	Katecholamine		KAB	Koronararterien-Bypass

KADR	konstruktiver Aufbau digitaler Rechensysteme	KCT	kathodal closing tetanus; Kathodenschließungstetanus (= CCTe, KST)
KAE	King-Armstrong-Einheit		
KÄV	Kassenärztliche Vereinigung (meist: KV)	KD	kathodal duration; Kathodendauer
KAF	kinase activating factor; Kinase-aktivierender Faktor	KDS	klinischer Diagnoseschlüssel
		KDT	kathodal duration tetanus; Kathodendauertetanus
Kaformacet	Fixiermittel aus Kaliumdichromat, Formol und Eisessig	KE	Kallikrein-Einheit
K-Agar	Nährboden aus Carrageen (Irisch Moos)	KE	Kaninchen-Einheit
		KE	Kapaunenkamm-Einheit (= HE)
Kamba-System *(dent)*	Kammbasis-System		
		KE	Katzen-Einheit
K-Antigen	Kapsel-Antigen	KE	Kendall's Compound E (= Kortison)
KAÖZ	Kathodenöffnungszuckung (= COC, KÖZ)		
		KE	kinetische Energie
KAP	Kapromycin	KE	Kontrasteinlauf (= BE)
KASZ	Kathodenschließungszuckung (= CCC, KSZ)	KEA	karzino-embryonales Antigen (meist: CEA)
KAT	Kationen-Austauscher	KET	Katelektrotonus
KAT *(psych)*	Kinder-Apperzeptionstest (= CAT)	keV	Kiloelektronenvolt
		KEZ	Kortisonentzug
kat	Katal (Einheit der enzymatischen Aktivität)	KF	Kaltfront
		KF *(kard)*	Kammerflimmern
KAU	King-Armstrong unit; King-Armstrong-Einheit (= KAE)	K-Faktor	Kell-(Cellano-)Faktor, Antigen K
KB	ketone bodies; Ketonkörper	KFD	Kyasanur forest disease; in Indien (Kyasanur) vorkommendes hämorrhagisches Fieber
KB	Koagulationsband		
KB	Kriegsbeschädigung, Kriegsbeschädigter		
		K-8-Fieber	Kobe-8-Fieber
KB *(vet)*	künstliche Besamung	KG	Körpergewicht
KBE, KbE	koloniebildende Einheit	α-KG	α-Ketoglutarsäure (= KGS)
KBP	Kreislaufbelastungsprüfung	kgR	Kilogramm-Röntgen
KBR	Komplementbindungsreaktion	kgrd	Kilogrammrad
KBV	Kassenärztliche Bundesvereinigung	KGS	17-ketogene Steroide
		KGS	Ketoglutarsäure
KC	kathodal closing; Kathodenschließung	KH	Kohlenhydrat(e)
kcal	Kilokalorie	KHK	koronare Herzkrankheit (= CHD)
KCC	kathodal closing contraction; Kathodenschließungszuckung (= CCC, KSZ)	KHV	Knie-Hacken-Versuch
		kHz	Kilohertz
kCi	Kilocurie	KI	Kompetenz-Index
kcps, Kc/s	kilocycle per second (= kHz)		

KI	Krönig-Isthmus	KMR	kernmagnetische Resonanz
KIA *(mil)*	killed in action; gefallen	KMT	Knochenmarkstransplantation
KIA	Kligler iron agar; Kligler-Eisen-Agar	kN	Kilonewton
KID-Syndrom	Keratitis-Ichthyosis-Taubheit („deafness")-Syndrom	KNL	Kaliumersatztherapie mit Kalium, Natrium, Laktat (Darrow-Lösung)
KIE	Kallikrein-Inhibitor-Einheit	KO	Körperoberfläche
K^+i/K^+e	Kaliumquotient; Verhältnis zwischen intra- und extrazellulärem Kalium	k.o.	knockout
		KOC	kathodal opening contraction; Kathodenöffnungszuckung (= COC, KÖZ)
KIS	Krankenhaus-Informationssystem	KOD	kolloidosmotischer Druck
KIU	kallikrein inactivator unit; Kallikrein-Inhibitor-Einheit (= KIE)	KÖF	Klappenöffnungsfläche
KJ	knee jerk; Patellarsehnen-Reflex (= PSR)	KÖZ	Kathodenöffnungszuckung (= COC)
KK	knee kicks; Patellarsehnen-Reflex (= KJ, PSR)	KOF	Körperoberfläche
		KP	Karotispuls
KK	Kreatinkinase	KP *(ophth)*	keratic precipitate; Hornhautpräzipitat
KKH	Kaufmännische Krankenkasse Halle	KP *(ophth)*	Keratitis punctata
KKK	Katzenkratzkrankheit	KP *(vet)*	klassische Geflügelpest
KKM	kongestive Kardiomyopathie	KP *(pharm)*	Klinikpackung
KKW	Kernkraftwerk (= AKW)	KP	Kreatinphosphat
KL-Baz.	Klebs-Loeffler-Bazillus, Diphtherie-Bakterium	Kp	Kochpunkt, Siedepunkt
		kp	Kilopond
KliWo	im Fachjargon für: Klinische Wochenschrift	Kp^a-Faktor	Penney-Faktor, Antigen Kp^a (Kell-System)
Klop	Jargonbezeichnung für: Chlorpikrin, Grünkreuz	Kp^b-Faktor	Rautenberg-Faktor, Antigen Kp^b (Kell-System)
KLT	Konzentrations-Leistungs-Test	KPF	Ketoprofen
KM	Kanamycin	KPG	kerngezogene Präzisionsglasgeräte, Glasröhren mit exakter lichter Weite
KM	Kontrastmittel		
KM	Knochenmark		
KM	Kontraktionsmahlzeit	KPG	Koproporphyrinogen
Km	Michaelis-Konstante	KPI	karyopyknotischer Index
KMC, KMK	kritische Mizellen-Konzentration	KP-Index	Kardiopulmonal-Index
		KPK	Kreatin-Phosphokinase (= CPK)
KMEF	Keratin, Myosin, Epidermin, Fibrin (Proteinklasse)	KPR	Kollodium-Präzipitationsreaktion
KMG	Knochenmineralgehalt		
kMol	Kilomol	KPS	Koronarpflegestation (= CCU)
KMP	Kardiomyopathie	KPS	Kreatinphosphorsäure

KRAG-Methode	Erythrozytenfärbung mit Brillantkitonrot (englisch: kitone red) und Mandelgrün (almond green)		KV	Kassenärztliche Vereinigung (auch: KÄV)
			KV	Kernverschiebung
KRG	Krankenhausreformgesetz		KV	Komplementärvolumen; inspiratorisches Reservevolumen
KRP	Kolmer-Test mit Reiter-Proteinantigen		KV	Krankenversicherung
KRP	Krebs-Ringer-Phosphatlösung		kV	Kilovolt
KRST-Syndrom	Kalzinosis-Raynaud-Sklerodaktylie-Teleangiektasie-Syndrom		KVB	Krankenversicherung der Bundesbahn
			KVDA	Kraftfahrverband Deutscher Ärzte
KS (pharm)	Kardioselektivität			
KS	Keratansulfat		KVI	Kernverschiebungsindex
KS	Klopfschall		KVKG	Krankenversicherungskostendämpfungsgesetz
17-KS	17-Ketosteroide			
KSA	Kinn-Sternum-Abstand		KVT (psych)	Konzentrationsverlaufstest
KSC	Kathodenschließungskontraktion (= CCC, KSZ)		KW	Kernphasenwechsel
			KW	Kohlenwasserstoff (= KW-Stoff)
KSD	Kammerseptumdefekt (= VSD)		KW	Kurzwelle (= HF)
KSS	Karotissinus-Syndrom		kW	Kilowatt
KST	Kathodenschließungstetanus (= CCTe)		KWB-Klassifikation	Keith-Wagner-Barker-Klassifikation
K-Stoff	C-Stoff, Kampfgas mit Chlorameisensäuremonochlormethylester		kWh	Kilowattstunde
			KWI	Kaiser-Wilhelm-Institut
			KWIC	keyword in context; Verfahren zur Erstellung von Literaturregistern (USA)
k-Strophanthin	Kombé-Strophanthin			
KSZ	Kathodenschließungszuckung (= CCC)		KW-Stoff	Kohlenwasserstoff
			KWT	Kurzwellen-Therapie
KTS	Karpaltunnel-Syndrom		KWU	Kraftwerk-Union
KTSA (psych)	Kahn Test of Symbol Arrangement		KZ	körperlicher Zustand
			KZ	Konzentrationszeit
K-Typ	gegen Kaltwetterfronten empfindlicher Konstitutionstyp		KZ	Kräftezustand
			KZ	kryptogene Zirrhose
KUB	kidney-ureter-bladder; ableitende Harnwege		KZ-Syndrom	Konzentrationslager-Syndrom
KUL	Katholische Universität Löwen (Leuven, Louvain), Belgien		KZV	Kassenzahnärztliche Vereinigung
KV (pharm)	Kaiserliche Verordnung (durch AMG ersetzt)		KZV	Krankenhauszweckverband

L

L	Induktivität	LAB *(kard)*	links-anteriorer Faszikelblock (= LAFB)
L *(phys)*	Länge	Lab	Laboratorium
L	Leuchtdichte (Lambert)	LABS	Laboratory Admission Baseline Studies
L	Lichtmenge		
L	Limes	LAC	left atrial contraction; Kontraktion des linken Vorhofs
L	links		
L	Linné	LAC *(dent)*	linguoaxiozervikal
L	Liquor	LaC *(dent)*	labiozervikal
L	Loschmidt-Zahl	LAD	lactic acid dehydrogenase; Laktatdehydrogenase (= LDH, MDH)
L	Lues (L I, L II, L III)		
L *(anat)*	Lumbalsegment		
L.	Lactobacillus	LAD	left anterior descending (artery); Ramus interventricularis anterior (der linken Koronararterie)
L. *(anat)*	Ligamentum (= Lig.)		
L- *(chem)*	Stereoisomer (linkskonfiguriert)		
		LAD	left axis deviation; Abweichung der elektrischen Herzachse nach links
l- *(chem)*	laevogyr, linksdrehend		
$L_1, L_2 \ldots$	1., 2. Lumbalwirbel etc.	LADA *(gebh)*	left-acromio-dorso-anterior; linke dorsoanteriore Schulterlage
L_0	Limes Null		
L_+	Limes Tod		
L/3	lower third; unteres Drittel	LADME	liberation, absorption, distribution, metabolism, excretion; Freisetzung, Resorption, Verteilung, Stoffwechsel, Ausscheidung
LA	latex agglutination; Latexagglutination		
LA	Lebensalter		
LA	Leuzin-aminopeptidase (= LAP)	LAD-Methode	leuco-agglutinins using defibrinated blood; Dausset-Methode
LA *(dent)*	linguoaxial	LADP *(gebh)*	left-acromio-dorso-posterior; linke dorsoposteriore Schulterlage
LA	linker Vorhof (Atrium)		
LA	Lokalanästhesie	LAE	left atrial enlargement; Vergrößerung des linken Vorhofs
LA	long-acting; langwirksam		
La, la	Lambert (Einheit der Leuchtdichte)	LAE	Lysergsäure-äthylamid
		LÄK	Landesärztekammer
l.a.	lege artis; kunstgerecht	LAF	laminar air flow; Luftsterilisationssystem
L+A *(ophth)*	Licht und Akkommodation (Pupillenreaktion)		
		LAF	linker anteriorer Faszikel
LAAO	L-amino acid oxidase; L-Aminosäure-oxidase	LAFB	left anterior fascicular block; links-anteriorer Faszikelblock (= LAB)
LAB *(anat)*	left atrial branch; Ramus atrialis sinister (der Koronargefäße)	LAG *(dent)*	linguoaxiogingival

LaG *(dent)*	labiogingival	LAS	lung alveolar surfactant; oberflächenaktive Substanz (= AAF, OAL, OAS)
L-Aggl.	Streptokokken-L-Agglutination		
LAH *(kard)*	left anterior hemiblock; linker vorderer Hemiblock (= LAHB)	LASA	Laboratory Animal Science Association
LAH	Lithium-aluminium-hydrid	LASER	light amplification by stimulated emission of radiation; Laser(-Strahlenenergie)
L.A.H.	Licentiate Apothecaries Hall (Dublin)		
LAHB	left anterior hemiblock; linker vorderer Hemiblock (= LAH)	lat, latm	Literatmosphäre
		lat.	lateralis
Lai *(dent)*	labioinzisal	LATS	long acting thyroid stimulator; den Jodstoffwechsel stimulierendes Gammaglobulin
LAIT	latex agglutination inhibition test; Latexagglutinationshemmungstest (auf Schwangerschaft)		
		lats *(mil)*	Latrinen
		LAW	Lungenarteriolenwiderstand
LAI-Test	Leukozyten-Adhärenz-Inhibitionstest	LB	lower back; Lumbalgegend
LAK	Landesapothekerkammer	Lb., lb.	libra; Pfund
LaL *(dent)*	labiolingual	LBBB	left bundle branch block; Linksschenkelblock
LA-MED	Leseranalyse medizinischer Fachzeitschriften	LBCD, LBD	left border of cardiac dullness; linker Rand der Herzdämpfung
LAMP	left atrial mean pressure; Mitteldruck im linken Vorhof	LBF	Lactobacillus-bulgaricus-Faktor
LANSI	Laser Association for Neurological Surgeons International	LBH	length, breadth, height; Länge, Breite, Höhe
LAO *(rad)*	left anterior oblique (projection); Aufnahme im 2. Schrägdurchmesser	LBI	Längen-Breiten-Index (des Schädels)
		LBM	lean body mass; fettfreie Körpermasse
L.A.O.	Licentiate in the Art of Obstetrics	LBP	low back pain; LWS-Beschwerden, Lumbago
LAP	left atrial pressure; Druck im linken Vorhof	LBP	low blood pressure; niedriger Blutdruck; Hypotonie
LAP	leukocyte alkaline phosphatase; alkalische Leukozyten-Phosphatase	LBPP	lower body positive pressure
		LBV	Lungenblutvolumen
LAP	Leuzin-aminopeptidase	LBW	low birth weight; niedriges Geburtsgewicht
LAP	lyophilized anterior pituitary (tissue); lyophilisiertes HVL-Gewebe		
		LC *(pharm)*	Letalkonzentration (= LD)
Lap.	Laparotomie	LC *(dent)*	linguozervikal
LAR	Latex-Agglutinationsreaktion	LCA	left coronary artery; linke Koronararterie
LARC	leucocyte automatic recognition computer; automatischer Leukozytenzählcomputer	LCAT	Lezithin-Cholesterin-Acyltransferase
LAS	local adaptation syndrome; lokales Anpassungssyndrom	LCBF	local cerebral blood flow; lokale Gehirndurchblutung

LCCS	low cervical Cesarean section; Schnittentbindung aus dem unteren Uterinsegment	**LD**	Lipodystrophie
		LD	longitudinal diameter; Längsdurchmesser (des Herzens)
LCD	liquid crystal data; Flüssigkristallziffern	**LD$_{50}$**	mittlere Letaldosis (= DL$_{50}$)
LCF	Leuconostoc-citrovorum-Faktor	**LDA** *(gebh)*	left dorso-anterior (position); linke dorsoanteriore Lage
LCFA	long chain fatty acid; langkettige Fettsäure	**LD-Antigene**	durch gemischte Lymphozytenkultur definierbare Antigene
L.Ch.	Licentiate in Surgery	**LDE**	lauric diethamide; Laurat-diäthamid
L-chains	light chains; leichte Ketten	**LDEF**	Long Duration Exposure Facility
LCL-Körperchen	Levinthal-Coles-Lillie-Körperchen	**LDH**	Laktatdehydrogenase (= LAD, MDH)
LCM	latente Kardiomyopathie („small vessel disease")	**LDL**	low density lipoproteins; Lipoproteine niedriger Dichte
LCM	left costal margin; linker Rippenbogenrand	**LDP** *(gebh)*	left dorso-posterior (position); linke dorsoposteriore Lage
LCM	lowest common multiple; niedrigstes gemeinsames Vielfache	**LD-Proteine**	low density proteins; Proteine niedriger Dichte
LCM	lymphozytäre Choriomeningitis	**LDS**	Landesamt für Datenverarbeitung und Statistik
LCME	Liaison Committee on Medical Education (USA)	**L.D.S.**	Licentiate in Dental Surgery
LCP	long chain polysaturated (fatty acid); langkettige gesättigte Fettsäure	**L.D.Sc.**	Licentiate in Dental Science
		LE	left eye; linkes Auge (= OS)
		LE	lower extremity; untere Extremität
LCPC-Test	Krebstest nach Huggins-Miller-Jensen	**LE**	Lupus erythematodes
L.C.P.S.	Licentiate of the College of Physicians and Surgeons	**LEBK**	latente Eisenbindungskapazität (= LIBC)
LCR	liquide céphalo-rachidien; Liquor cerebrospinalis (= CSF, LCS)	**LED**	Lupus erythematodes disseminatus (= SLE)
		LE-Faktor	Lupus-erythematodes-Faktor
LCS	Liquor cerebrospinalis	**Le-Faktor**	Lewis-Faktor, Antigen Le
LCT	Larva cutanea tarda	**LEM**	Leibovitz-Emory-Medium
LCX	left circumflex branch (of coronary artery); Ramus circumflexus arteriae coronariae cordis sinistrae	**LEOPARD-Syndrom**	Syndrom mit Lentigines, EKG-Veränderungen, okulären Fehlbildungen, Pulmonalstenose, Anomalien des Genitale, retardiertem Wachstum, Innenohrtaubheit (deafness); kardiokutanes Syndrom
LD	lactic dehydrogenase; Laktatdehydrogenase (= LDH)		
LD	larvierte Depression		
LD	Letaldosis	**LEP**	low egg passage; virologisches Kulturverfahren (s. a. HEP)
LD *(dent)*	linguodistal		

LE-Phänomen	Lupus-erythematodes-Phänomen	L-Fraktion	labile Fraktion
LES	local excitatory state; lokaler Erregungszustand	LFT	Latex-Fixationstest
		LFT (gebh)	left fronto-transverse (position); linke quere Vorderhauptslage
LES	lower esophageal sphincter; unterer Ösophagussphinkter	L_f-Wert	Flockungswert (Limes-Flokkung)
LET	linear energy transfer; linearer Energieumsatz	LFW	langsame Füllungswelle (im Apexkardiogramm)
let.	letalis; tödlich		
LE-Test	Lupus-erythematodes-Test	LG (dent)	linguogingival
Leu	Leuzin	LG	lipophagisches Granulom (Whipple)
Leuko	Leukozyten		
Leurose	Leube-Rosenthal-Fleischextrakt	LG	Lymphogramm, Lymphangiogramm
LE-Zelle	Lupus-erythematodes-Zelle	LGA	large-for-gestational-age; für das Gestationsalter zu hohes Fetalgewicht (s.a. AGA, SGA)
LF	low frequency (in der Elektrotherapie englische Bezeichnung für Langwelle = LW)		
		LGH	laktogenes Hormon (= LMTH, LTH, PH)
LF, Lf	Limes-Flockung	Lgl.	Lymphoglandula
LFA (gebh)	left fronto-anterior (position); linke vordere Stirnlage (Vorderhauptslage)	LGL-Syndrom	Lown-Ganong-Levine-Syndrom
		LGS	Leber-Galle-Szintigraphie
LFAB (kard)	left fasciculate anterior block; links-anteriorer faszikulärer Block	LGV	Lymphogranuloma venereum
		LH	left handed; linkshändig
L-Faktor	Lewis-Faktor (s. Le-Faktor)	LH (ophth)	left hyperphoria; Hyperphorie links
LFD	least fatal dose; geringste Letaldosis (eines Toxins)	LH	Lues hereditaria
LFD	low-fat diet; fettarme Diät	LH	luteinisierendes Hormon
LFD	lymphocyte depressing factor; Lymphozyten-unterdrückender Faktor	LHA	Landesheilanstalt
		LHC (anat)	left hypochondrium; Regio hypochondriaca sinistra
LFH	left femoral hernia; Schenkelhernie links	LHD	Lipoprotein hoher Dichte (= HDL)
LFI	Lehr- und Forschungsinstitut	LHPO	Lipidhydroxyperoxid
LFMK	lösliche Fibrinmonomer-Komplexe	LHRF, LHRH	LH-releasing factor, LH-releasing hormone; LH-freisetzendes Hormon
L-Form	im Lister-Institut beobachtete Bakterienwuchsform		
LFP (kard)	langsame Füllungsphase (= SFP)	LHT (ophth)	left hypertropia; Hypertropie links
LFP (gebh)	left fronto-posterior (position); linke hintere Stirnlage (Vorderhauptslage)	LHT	Lwoff-Horne-Tournier-System (Viren)
		LHV	Linksherzversagen
L.F.P.S.	Licentiate of the Faculty of Physicians and Surgeons	LI	labelling index; Markierungsindex

LI *(dent)*	linguoinzisal	LLD	Lactobacillus lactis Dorner
LI	looping ill; Meningoenzephalitis	LL.D.	Doctor of Laws
lib.	libra; Pfund (meist: lb.)	LLE	left lower extremity; linke untere Extremität, linkes Bein
LIBC	latent iron binding capacity; latente Eisenbindungskapazität (= LEBK)	LL-Faktor	Laki-Lorand-Faktor, Faktor XIII
		LLL *(ophth)*	left lower lid; linkes Unterlid
Lic.Med.	Licentiate in Medicine (= L.M.)	LLL	left lower lobe; linker (Lungen-) Unterlappen
LID	lobe inférieur droit; rechter Unterlappen	LL.M.	Master of Laws
LIF	left iliac fossa; linke Darmbeingrube	LLQ	left lower quadrant; linker unterer Quadrant
LIG	lobe inférieur gauche; linker Unterlappen	LM	legal medicine; forensische Medizin
Lig., Ligg.	Ligamentum, Ligamenta	LM	Lichtmikroskop
		LM *(dent)*	linguomesial
LIH	left inguinal hernia; Leistenbruch links	LM	Lunarmonat
LIHD	limitierte isovolämische Hämodilution	L.M.	Licentiate in Medicine (= Lic.Med.)
Lin. *(pharm)*	Liniment(um)	L.M.	Licentiate in Widwifery
LIO *(rad)*	left inferior oblique; linker unterer Schrägdurchmesser	L.m.	Listeria monocytogenes
		lm	Lumen
Liq.	Liquor	LMA *(gebh)*	left mento-anterior (position); linke vordere Kinnlage (Gesichtslage)
liq.	liquidus; flüssig		
LIT	Leber-Inkorporationstest	LMB-Syndrom	Laurence-Moon-Biedl-Syndrom
LIV	law of initial value; Ausgangswertgesetz nach J. Wilder	L.M.C.C.	Licentiate of the Medical Council of Canada
LK	Lymphknoten		
LKG-Spalte	Lippen-Kiefer-Gaumen-Spalte	LMD	local medical doctor; Gemeinde-, Dorfarzt
LKH	Landeskrankenhaus (meist psychiatrische Heilanstalt)	LMD	low molecular dextran; Dextran 40 (= LMWD)
LKK	Landkrankenkasse		
L.K.Q.C.P.I.	Licentiate of the King and Queen's College of Physicians of Ireland	L.Med.Ch.	Licentiate in Medicine and Surgery (= L.M.S.)
		LMF	lipidmobilisierender Faktor
LKS	Lymphknotenschwellung	LMFS	linear muscle fiber stretch; Volumendehnbarkeit des Herzens
LL *(ophth)*	lower lid; Unterlid		
LL.B.	Bachelor of Laws		
LLBCD	left lower border of cardiac dullness; linker unterer Rand der Herzdämpfung	LMF-Schema	zytostatische Kombinationstherapie mit Leukeran, Methotrexat und 5-Fluorouracil
		LMG	Lebensmittelgesetz
L.L.C.O.	Licentiate of London College of Osteopathy	LMH	lipidmobilisierendes Hormon

LM-Hormone	Larval- und Metamorphose-Hormone (bei Insekten)	LN	lymph node; Lymphknoten (= LK)
LMI-Test	Leukozytenmigration-Inhibitionstest	LNMP	last normal menstrual period; letzte normale Menstruation
LML (gyn)	left mediolateral; linke mediolaterale (Episiotomie)	LNPF	lymph node permeability factor; Lymphknoten-Permeabilitätsfaktor
LML	left midline; linke Mittellinie		
LMM	light meromyosin; leichtes Meromyosin, L-Meromyosin	LNS	Lesch-Nyhan-Syndrom
		LN-Typ	Lepra-Mischform (Lepromatosa/Nervosa)
LMN	lower motor neuron; unteres Motorneuron	LO (dent)	linguo-okklusal
LMP	last menstrual period; letzte Menstruation	LOA	leave of absence; Urlaub
		LOA (gebh)	left occipito-anterior (position); l. Hinterhauptslage
LMP (gebh)	left mento-posterior (position); linke hintere Kinnlage (Gesichtslage)	loc.dol.	loco dolenti; auf die schmerzende Stelle (aufzutragen) (Rezeptur)
LMP	lumbar puncture; Lumbalpunktion	lösl.	löslich
L.M.R.C.P.	Licentiate in Midwifery of the Royal College of Physicians	lösl. W4	Löslichkeitsgrad in Wasser (1 Teil Substanz in 4 Teilen Wasser)
LMS	level measuring set; Pegelmeßgerät	log	Logarithmus
L.M.S.	Licentiate in Medicine and Surgery (= L.Med.Ch.)	LOL	left occiput lateral (position); linke Hinterhauptslage (Querstand)
L.M.S.S.A.	Licentiate in Medicine and Surgery of the Society of Apothecaries (London)	LOM	limitation of movement; Bewegungseinschränkung
LMT (phys)	elektrisches Einheitensystem (Fünfersystem); bisher fünf Varianten: LMTQP, LMTεγ, LMTμγ, LMTεμ, LMTQγ (L = Länge, M = Masse, T = Zeit, Q = Ladung, P = Polstärke, ε = absolute Dielektrizitätskonstante, γ = elektromagnetische Verkettung, μ = absolute Permeabilität)	LOMSA	left otitis media suppurative acute; Otitis media suppurativa acuta links
		LOMSCh	left otitis media suppurative chronic; Otitis media suppurativa chronica links
		LOP	left oblique position; linke Schräglage (bei der Koronarangiographie)
		LOP (gebh)	left occipito-posterior (position); l. hintere Hinterhauptslage
LMT (gebh)	left mento-transverse (position); linke quere Kinnlage (Gesichtslage)	LOPS	length of patient stay; Dauer des Krankenhausaufenthalts
LMT	Leukozyten-Migrationstest	LORAN	long range navigation; Funknavigationssystem
LMTH	luteomammotropes Hormon (= LGH, LTH, PH)		
LMU	Ludwig-Maximilians-Universität (München)	LOS	length of stay; Verweildauer
LMWD	low molecular weight dextran, Dextran 40 (= LMD)	L.O.S.	Licentiate in Obstetrical Science

Lost	Dichlordiäthylsulfid (von Lommel und Steinkopf als Kampfstoff empfohlen)	**LPMF**	liquid-protein-modified-fast; eiweißhaltige Fastendiät (USA)
LOT *(gebh)*	left occiput transverse (position); l. Hinterhauptslage (Querstand)	**LPN**	Licensed Practical Nurse
		LPP	Leberphosphorylase-phosphatase
LOX	liquid oxygen; flüssiger Sauerstoff (vgl. GOX)	**LPP**	Lipothiamid-pyrophosphat
		L/P ratio	Verhältnis von Lymphozyten zu Polymorphkernigen
LOZ	Lungen-Ohr-Zeit		
LP	laboratory procedure; Laborverfahren	**LPS**	Lipopolysaccharid
		lps	Liter pro Sekunde
LP	Latenzperiode	**LPT**	Leistungsprüfungstest
LP	light perception; Lichtperzeption	**LPV**	Lymphopathia venerea (= LGV)
LP *(dent)*	linguopulpal	**LQ**	lowest quadrant; unterster Quadrant
LP	Lipoprotein		
LP	low pass; Tiefpaß (= LPF)	**LR**	laboratory report; Laborbericht
LP	low power; schwache Vergrößerung (Mikroskop)	**LR**	level recorder; Pegelschreiber
		LR	Limes-Reaktion
LP	low pressure; Niederdruck	**LR**	low resistor; Niederohm-Widerstand
LP	Lumbalpunktion (= LMP)		
L/P	Laktat-Pyruvat-Quotient	L_R	rating sound level; Beurteilungsschallpegel
LPA	linke Pulmonalarterie	**L.R.C.P.**	Licentiate of the Royal College of Physicians
Lp-A, Lp-B	Lipoprotein-A, Lipoprotein-B etc.	**L.R.C.P.S.I.**	Licentiate of the Royal College of Physicians and Surgeons of Ireland
LPB *(kard)*	links-posteriorer Faszikelblock (= LPFB)		
LPF	leukocytosis-promoting factor; Leukozytose-fördernder Faktor	**L.R.C.S.**	Licentiate of the Royal College of Surgeons
LPF	linker posteriorer Faszikel	**L.R.C.S.E.**	Licentiate of the Royal College of Surgeons in Edinburgh
LPF	low pass filter; Tiefpaßfilter	**L.R.C.S.I.**	Licentiate of the Royal College of Surgeons of Ireland
LPF, lpf	low power field; schwache Vergrößerung (Mikroskop)	**LRF**	Luteinisierungshormon-Releasing-Faktor (= LHRF)
LPFB *(kard)*	left posterior fascicular block; links-posteriorer Faszikelblock	**L.R.F.P.S.**	Licentiate of the Royal Faculty of Physicians and Surgeons
LPH	lipotropes Hormon (= LMF, LMH, LTH)	**LRF-Test**	Latex-Rheumafaktor-Test (= LFT, LTT)
LPHB *(kard)*	left posterior hemiblock; linker hinterer Hemiblock	**LRH**	Luteinisierungshormon-Releasing-Hormon (= LHRH, LRF)
LPHT	Lipopolysaccharid-Hauttest, Piromen-Hauttest		
		LRL	Lunar Receiving Laboratory
LPI	Leistungspulsindex	**LRQ**	lower right quadrant; unterer rechter Quadrant
LPL	Lipoprotein-lipase		

LRR	labyrinthine righting reflex; Labyrinth-Stellreflex (= LSR)	**LSH**	lymphozytenstimulierendes Hormon (Thymus); LSH_h = hitzelabil, LSH_r = hitzestabil
LRS	Lese- und Rechtschreibe-Schwäche	**LSI**	large-scale integration; Großintegration
LR-SH	Links-Rechts-Shunt		
LS *(anat)*	limbisches System	**LSL** *(gebh)*	left sacro-lateral (position); linkslaterale Steißlage
LS	lumbosakral	**LSND**	Lipoproteine sehr niedriger Dichte (= VLDL)
LS	Lutealsteroide		
L.S.	Licentiate in Surgery	**LSO**	leitender Sanitätsoffizier
L/S	Lezithin-Sphingomyelin-Quotient	**LSP** *(gebh)*	left sacro-posterior (position); linke hintere Steißlage
LSA *(gebh)*	left sacro-anterior (position); linke vordere Steißlage	**LSP**	life span; Lebensspanne, Lebenserwartung
L.S.A.	Licentiate of the Society of Apothecaries	**LSR**	Labyrinth-Stellreflex
		LSR	Lues-Seroreaktion
LS-Antigen	für Variola-Vakzine-Viren spezifischer AG-Komplex mit thermolabiler und -stabiler Komponente	**LSS**	Life Supporting System
		LST *(anat)*	lateral spinothalamic tract; Tractus spinothalamicus lateralis
LSB	left sternal border; linker Sternalrand	**LST** *(gebh)*	left sacro-transverse (position); linke quere Steißlage
LSB	Linksschenkelblock (= LBBB)	**LST**	Lymphozytenstimulierungstest (= LTT)
LScA *(gebh)*	left scapulo-anterior (position); linke vordere Schulterlage	**L-Streptokokken**	Lactis-Streptokokken
LScP *(gebh)*	left scapulo-posterior (position); linke hintere Schulterlage		
LSCS	lower segment Cesarean section; Schnittentbindung aus dem unteren Uterinsegment	**LstW**	Längswelle (= VLF)
		LSU	lactose-saccharose-urea; Laktose-Saccharose-Harnstoff-Nährboden
LSD	League for Spiritual Discovery		
LSD	least significant difference; kleinster (statistisch) signifikanter Unterschied	**LSU**	Louisiana State University (New Orleans)
		LT	low temperature; niedrige Temperatur
LSD	lobe supérieur droit; rechter Oberlappen	**LT**	Lues-Test
LSD	Lysergsäure-diäthylamid	**LT**	Lymphotoxin
LSF *(kard)*	linker septaler Faszikel	**LTAS**	lead tetra-acetate Schiff; Bleitetraazetat Schiff
LSFB *(kard)*	left septal fascicular block; linker septaler Faszikelblock	**LTB**	Laryngotracheobronchitis
		LTC	Lanatosid C
LSG	Landessozialgericht	**LTC**	long-term care; langfristige Betreuung, Dauerpflege
LSG	lobe supérieur gauche; linker Oberlappen		
Lsg.	Lösung	**L-Test** *(psych)*	Laszlo-Test

LTF	lipotroper Faktor	**LVD**	low viscous dextran; niedermolekulares Dextran (= LMD, LMWD)
LTF	Lymphozyten-Transformationsfaktor		
I-TGA	Transposition der großen Arterien, Linksform (= korrigierte Form)	**LVEDD**	left ventricular end-diastolic diameter; linksventrikulärer enddiastolischer Durchmesser
LTH	lipotropes Hormon (= LPH, LTF)	**LVEDL**	left ventricular end-diastolic length; linksventrikuläre enddiastolische Faserlänge
LTH	low temperature holding; Pasteurisierungsverfahren	**LVEDP**	left ventricular end-diastolic pressure; linksventrikulärer enddiastolischer Druck
LTH	luteotropes (laktotropes) Hormon (= LGH, LMTH, PH)	**LVEF**	left ventricular ejection fraction; linksventrikuläre Auswurffraktion
LTHRF	LTH-Releasing-Faktor		
LTPP	Lipothiamid-pyrophosphat (= LPP)	**LVESD**	left ventricular end-systolic diameter; linksventrikulärer endsystolischer Durchmesser
LTS	linker Tawara-Schenkel		
LTT	Latex-Tropfentest	**LVET**	left ventricular ejection time; linksventrikuäre Austreibungszeit (= LVAZ)
LTT	Lymphozyten-Transformationstest (= LST)		
LUE	left upper extremity; linke obere Extremität, linker Arm	**LVFP** *(kard)*	linksventrikulärer Füllungsdruck
		LVH	linksventrikuläre Hypertrophie
Lu-Faktor	Lutheran-Faktor, Antigen Lu	**LVIDd(s)**	left ventricular internal dimension (diameter) in diastole (systole); innerer Durchmesser des linken Ventrikels in der Diastole (Systole)
LUIMO	Libera Università Internazionale die Medicina Omeopatica (Neapel)		
LUL *(ophth)*	left upper lid; linkes Oberlid	**LVM**	(Bayerische) Landesvereinigung für Milchwirtschaft
LUL	left upper lobe; linker Oberlappen (der Lunge)		
		LVMM *(kard)*	left ventricular muscle mass; Muskelvolumen des linken Ventrikels
LUO	left ureteral orifice; linkes Ureterostium		
LUOQ	left upper outer quadrant; oberer äußerer Quadrant links	**LVN**	Licensed Visiting Nurse
		LVN	Licensed Vocational Nurse
LUQ	left upper quadrant; linker oberer Quadrant	**LVOT** *(kard)*	left ventricular outflow tract; linksventrikulärer Ausflußtrakt
LV	live vaccine; Lebendvakzine	**LVP-Test**	Lysin-Vasopressin-Test
LV	Lebensversicherung	**LVSP**	left ventricular systolic pressure; systolischer Druck im linken Ventrikel
LV	Lebervolumen		
LV *(kard)*	linker Ventrikel		
		LVSW	left ventricular stroke work; linksventrikuläre Schlagarbeit
LVA	Landesversicherungsanstalt		
LVAD	left ventricular assist device; Ellipsoid-Herz	**LVT**	Lysin-Vasotonin
LVAZ	linksventrikuläre Austreibungszeit (= LVET)	**LVTV**	left ventricular total volume; Gesamtvolumen des linken Ventrikels

LVV	left ventricular volume; Volumen des linken Ventrikels	LWK	Lendenwirbelkörper
LVWI	left ventricular work index; linksventrikulärer Arbeitsindex	LWPES	Lawson Wilkins Pediatric Endocrine Society
LW	Langwelle (= LF)	LWS	Lendenwirbelsäule
LW	Lendenwirbel	LW-Substanz	nach Landsteiner und Wiener benannte Blutkörperchen-Substanz
LW *(kard)*	période de Luciani-Wenckebach; (Luciani-)Wenckebach-Periode	lx	Lux
L&W	living and well; lebend und wohlauf	LY	lactoalbumin-yeast; Laktalbumin-Hefe-Nährmedium
		Ly, Lympho	Lymphozyten
LWCT	Lee-White coagulation time; Gerinnungszeit(bestimmung) nach Lee-White	Ly, Lys	Lysin
		LZM	Lysozym

M

M	Mach-Zahl	m.	masculinum; männlich
M *(phys)*	Masse	m. *(pharm)*	misce; mische
M *(chem)*	Massenzahl	m- *(chem)*	meta-Stellung
M	Mega	M/3	mittleres Drittel (z. B. eines Knochens)
M	meridies; Mittag		
M	mesial	MA	Medizinalassistent (= MP)
M *(ophth)*	Meßlinie	MA	menstrual age; Menstruationsalter
M *(gen)*	Metaphase		
M *(gen)*	Minutes	MA	mental age; Intelligenzalter
M	Mol	MA	Mitralareal
M *(dent)*	Molarzahl	mA	Milliampère
M	mutual inductance; Wechselinduktivität	M.A.	Master of Arts; Magister Artium
		MAA	makroaggregiertes Albumin
M *(ophth)*	Myopie	MAA	Medical Assistance to the Aged
m	Meter		
m	Milli-	MAA	Merkaptoalkylamin
m	molar	MAAGB	Medical Artists Association of Great Britain
M.	member; Mitglied		
M.	Micrococcus	MAAN	Methylamino-azetonitril-bisulfat
M.	Mixtur		
M.	Morbus	MABP	mean arterial blood pressure; mittlerer arterieller Blutdruck
M.	Morphium		
M. *(anat)*	Musculus	MAC	malignancy associated changes; malignitätsbedingte Veränderungen
M'	wirksame Masse		

MAC	maximum allowable concentration; maximale Arbeitsplatzkonzentration
MAC *(pharm)*	maximum allowable cost; amerik. Programm zur Kostenreduzierung in der Medikamenten-Herstellung
MAC	Medical Administration Corps; Heeressanitätsverwaltung (USA)
MAC	minimal alveolar concentration; minimale alveoläre Konzentration
MAC *(mil)*	Motor Ambulance Company; motorisierte Sanitätskompanie
Mac.	Maceratio
M.A.C.D.	Member of the Australian College of Dermatology
M.A.C.G.P.	Member of the Australian College of General Practitioners
MAD	Malonylaldehyd
MAD	Methylandrostendiol
MAD	mind-altering drug; bewußtseinsverändernde Droge, psychotrope Substanz, Halluzinogen
MAD	minimum average dose; Dosis curativa minima
Ma-Effekt	bereits makroskopisch erkennbare Blaufärbung von Gewebeschnitten bei der NaDi-Reaktion
MÄIDA	2-Merkaptoäthyl-imino-diazetat
mÄq, mäq	Milliäquivalent (= mval)
MAF	minimum audible field; minimales Hörfeld
Mag.	Magister
MAGIC	microprobe analysis generalized intensity corrections
MAIS	Gruppe von Mykobakterien (Mycobacterium avium, M. intercellulare, M. scrofulaceum)
maj.	major
MAK	maximale Arbeitsplatzkonzentration (= MAC)
M-AK	bei infektiöser Mononukleose vorkommender Antikörper, Heterohämagglutinin
MAL	mid-axillary line; Medioaxillarlinie
mal.	malaxando; durch Kneten (Rezeptur)
MALIMET	Master List of Medical Indexing Terms
MALT	Münchener Alkoholismus-Test
MAM	Methylazoxymethanol
mAm, MAM	Milliampère-Minute
M+Am. *(ophth)*	myopic astigmatism; Astigmatismus myopicus
MAMV	maximales Atemminutenvolumen
MANOVA	multivariate analysis of variance; multivariable Varianzanalyse
man.pr.	mane primo; am frühen Morgen (Rezeptur)
M-Antigen	Mukosus-Antigen
MAO	maximum acid output; maximale Säuresekretion des Magens nach Stimulierung
MAO	Monoaminooxidase
M.A.O.	Master of Obstetric Art
MAOH, MAOI	Monoaminooxidase-Hemmer, -Inhibitor
MAP	mean action potential; mittleres Aktionspotential
MAP	mean arterial pressure; mittlerer arterieller Druck
MAP	Medical Audit Program
MAP *(kard)*	monophasisches Aktionspotential
MAP	Muskeladenosinphosphorsäure
MAP	Muskelaktionspotential
MAR *(rad)*	maximal akzeptables Risiko
MAS *(gebh)*	Mekoniumaspirations-Syndrom
MAS *(gebh)*	movements alarm signal; Alarmzeichen (bei Kontrolle der Fetalbewegungen)

mAs, MAS	Milliampère-Sekunde	MbCO	Kohlenoxid-Myoglobin
masc.	masculinum; männlich	MBD	minimal brain dysfunction; minimale Dysfunktion des Gehirns
MASER	microwave amplification by stimulated emission of radiation; Mikrowellenverstärkung durch stimulierte Strahlenemission	MBF	myocardial blood flow; Myokarddurchblutung
MASH	Mobile Army Surgical Hospital; mobiles Feldlazarett	MB-Faktor	Marsh-Bendall-Faktor
		MBI	Magnetbandtechnik für Informationsverarbeitung
MASTIF	Multiple Axes Space Test Inertia Facility; Weltraum-Testgerät	MBK	Arzneimittel der Firmen Merck, Boehringer, Knoll
MASU (mil)	Mobile Army Surgical Unit	MBK	mittlere bakterielle Konzentration
MASV	maximales Atemsekundenvolumen	MBL	Marine Biological Laboratory
MAT	multifocal atrial tachycardia; multifokale Vorhoftachykardie	MBL	menstrual blood loss; menstrueller Blutverlust
MATA	membranassoziierte Tumor-Antigene	MBO (dent)	mesiobukko-okklusal
max.	maximalis, maximus	MbO_2	Oxymyoglobin
MAZ	Magnetband-Aufzeichnung	MBP	mean blood pressure; mittlerer Blutdruck
MB	Marburger Bund		
MB	Marsh-Bendall(-Faktor)	MBP	„melitensis, bovine, porcine"; Serum zur Behandlung der Bruzellose
MB (dent)	mesiobukkal		
MB	métabolisme basal; Grundumsatz (= BMR, GU, RNU)	MBP (dent)	mesiobukkopulpal
		MBP	myelin basic protein; Myelin-Basisprotein
MB	Methylbromid		
MB	Methylenblau	MBQ (psych)	Mini-Biography Questionnaire
Mb	Myoglobin	MBR	Müllersche Ballungsreaktion
mb	Millibar	MBRT	methylene blue reduction time; Methylenblau-Reduktionszeit
M.B.	Medicinae Baccalaureus		
m.b. (pharm)	misce bene; mische gut (Rezeptur)	MBSA	methylated bovine serum albumin; methyliertes Rinderserumalbumin
MBA	Methyl-bis-(2-chloräthyl)-amin, Chlormethinum (= DEMA)	MBSG	Mikroblutkörperchensenkungsgeschwindigkeit
M.B.A.C.	Member of the British Association of Chemists	MB-Syndrom	Marie-Bamberger-Syndrom; Osteoperiostitis ossificans toxica
M-Band	Mittelstreifen in der Myofibrille		
MBAO	Methyl-bis-aminoxid; Chlormethinoxid	MBT	2-Merkaptobenzthiazol
		MBU (gebh)	Mikroblutuntersuchung
MBBA	Methoxybenzoyl-bromakrylat	MC	Medical Corps
MBC	maximum breathing capacity; maximale Atemkapazität	MC	mesiozervikal
		MC	metacarpal; metakarpal
MBCK	Muscle-Brain-Kreatininphosphokinase	MC	monkey cells; Affenzellen

MC	Multiple Choice (Prüfsystem)	MCHC	mean corpuscular hemoglobin concentration; mittlere Erythrozyten-Hämoglobinkonzentration
MC	myocarditis; Myokarditis		
M.C.	Magister Chirurgiae; Master of Surgery (= M.Ch., M.Chir.)		
		M.Ch.D.	Magister Chirurgiae Dentalis; Master of Dental Surgery
M-C	Mineralokortikoid		
M+C	Morphin-Kokain-Mischungen	M.Chir.	Magister Chirurgiae; Master of Surgery
MCA	Manufacturing Chemists Association		
		M.Ch.Orth.	Master of Orthopedic Surgery
MCA	mesokavale (mesenteriokavale) Anastomose	M.Ch.Otol.	Master of Otologic Surgery
MCADA	2-Merkapto-zyklohexylamindiazetat	MCHR	Medical Committee for Human Rights
MCAT	Medical College Admission Test	M-Chromosom	Chromosom mit medianem Zentromer
McB	McBurney-Punkt	M.Ch.S.	Member of the Society of Chiropodists
MCC	mean cell concentration; mittlere Zellkonzentration	MCI	methylcholanthrene induced sarcoma; Methylcholanthren-induziertes Sarkom (der Maus)
McC *(urol)*	McCarthy-Gerät, Elektrotom		
MCCU	mobile coronary care unit; fahrbare Koronarbehandlungsstation	mCi	Millicurie
		mCid *(rad)*	Millicurie détruit
		mCih	Millicurie/Stunde
MCD	mean corpuscular diameter; mittlerer Erythrozyten-Durchmesser	MCIM	methylcholanthrene induced muscle sarcoma; experimentell mit 20-Methylcholanthren erzeugtes Sarkom im Muskel der Maus
MCD	minimal cerebral dysfunction; minimale zerebrale Dysfunktion		
		MC-Insulin	Monocomponent-Insulin
MCD-Zellen	mastcell-depleted cells; an Mastzellen verarmter Zellverband	MCL	Medioklavikularlinie
		MCL	modified chest lead; modifizierte Brustwandableitung
MCE	massage cardiaque externe; äußere Herzmassage	MCMP	5-Methylzytidin-monophosphat
MCF	medium corpuscular fragility; mittlere Erythrozytenresistenz	MCNS	minimal change nephrotic syndrome; nephrotisches Syndrom mit minimaler Veränderung
mcg	Mikrogramm, 10^{-6} g, Gamma (heute meist: µg)		
		MCP	Medical Congress Preview
MCH	Maternal and Child Health	MCP	metakarpophalangeal
MCH	mean cell hemoglobin; Hb-Gehalt des Erythrozyten, Färbekoeffizient (= Hb_E)	MCP	Metoclopramid
		MCP	minimal cerebral palsy; Syndrom des Minimalhirnschadens
mch	Millicurie/Stunde (= mCih)		
M.Ch.	Magister Chirurgiae; Master of Surgery	MCPA	2-Methyl-4-chlorphenoxyessigsäure

M.C.P.A.	Member of the College of Pathologists of Australia	MD	Maximaldosis (cave: gelegentlich auch „mittlere Dosierung")
M.C.Path.	Member of the College of Pathologists	MD *(stat)*	mean deviation; mittlere Abweichung
MCPH	metacarpophalangeal; metakarpophalangeal	MD *(anat)*	Meckelsches Divertikel
M.C.P.S.	Member of the College of Physicians and Surgeons	MD	Medical Department
MCP-Test	mucin clot prevention test; Antihyaluronidase-Reaktion (= AHR, AHT)	MD	mentally deficient; geistig zurückgeblieben
		MD *(dent)*	mesiodistal
MCR	Medical Corps Reserve	MD	mitral disease; Mitralvitium
MCR	metabolic clearance rate; Stoffwechsel-Clearancerate	MD	Muskeldystrophie
		MD	myocardial disease; Myokarderkrankung
M.C.R.A.	Member of the College of Radiologists of Australia	M.D.	Medicinae Doctor; Dr. med.
MCS	Modulare Computer- und Software-Systeme (Laborcomputer)	MDA *(gebh)*	mento-dextra anterior (position); rechte vordere Kinnlage (auch: mento-dorso-anterior = Gesichtslage, Rücken vorn)
MC-Shunt	mesokavaler Shunt (= MCA)	MDA	Methylen-dioxy-amphetamin
M.C.S.P.	Member of the Chartered Society of Physiotherapy	MDA	Monodehydroaskorbinsäure
		MDA	motor discriminative acuity; motorische Unterscheidungsschärfe
MCT	mean circulation time; mittlere Kreislaufzeit		
MCT	medium-chain triglycerides; Mittelketten-Triglyzeride	MDA	Muscular Dystrophy Association
MCT *(pharm)*	multiple compressed tablet; Komprette mit multiplen Wirkstoffen	M.D.D.	Medicinae Dentalis Doctor; Dr. med. dent.
		MdE	Minderung der Erwerbsfähigkeit
MCTD	mixed connective tissue disease; gemischte Form der Bindegewebskrankheit	M.Dent.Sc.	Master of Dental Science
		MDF	Myokard-Depressor-Faktor
MC-Tumoren	durch 3-Methylcholanthren erzeugte Tumoren	MDG	mittlerer Druckgradient
		MDH	Malatdehydrogenase
MCU	Miktionszystourethrogramm	MDH	Milchsäure-dehydrogenase (meist: LDH)
MCV	mean cell volume; mittleres Erythrozyten-Volumen		
		MDHR	Middlebrook-Dubos-Hämagglutinationsreaktion
MCZ	Museum of Comparative Zoology (Harvard)		
		MDL	Medical Data Ltd.
MD	maintenance hemodialysis; Dauer-Hämodialyse	MDM *(immun)*	minor determinant mixture; Testsubstanz aus Penicillinmetaboliten und Penicillin G
MD	malic dehydrogenase; Malatdehydrogenase (= MDH)		
		MDNB	m-Dinitrobenzol
MD	manisch-depressiv	MDP *(rad)*	Magen-Darm-Passage

MDP *(gebh)*	mento-dextra posterior (position); rechte hintere Kinnlage (auch: mento-dorso posterior = Gesichtslage, Rücken hinten)	**MEB**	muscle-eye-brain disease; Muskel-Auge-Hirn-Erkrankung
		MEC	minimal effective concentration; minimale Wirkkonzentration
MDP *(chem)*	Methyl-diphosphonat	**MED** *(pharm)*	maximale Einzeldosis (= EMD) (cave: gelegentlich auch „mittlere Einzeldosis"!)
MDQ	minimum detectable quantity; gerade noch nachweisbare Menge		
		MED	minimal effective dose; minimale Wirkdosis
MDR	minimum daily requirement; Tagesmindestbedarf	**MED** *(rad)*	minimale Erythemdosis
MDS *(mil)*	main dressing station; Hauptverbandsplatz	**MED**	mittlerer Erythrozyten-Durchmesser
M.D.S.	Master of Dental Surgery	**med.**	medialis
m.d.s. *(pharm)*	misce, da, signa! (Rezeptur)	**med.**	medizinisch
		Medcol	medical computer language; für die EDV entwickelte medizinische Symbolsprache
MDT *(gebh)*	mento-dextra transvera (position); rechte quere Kinnlage (auch: mento-dorso transversa = Gesichtslage, Rücken seitlich)		
		MEDICO	Medical International Cooperation
		MEDLARS	Medical Literature Analysis and Retrieval System; Dokumentationssystem für die medizinisch-wissenschaftliche Weltliteratur
ME *(phys)*	Mache-Einheit		
ME *(pharm)*	Mäuse-Einheit		
ME *(phys)*	Masseeinheit		
ME	maximum effort; maximale Anstrengung	**Med.Sc.D.**	Medicae Scientiae Doctor
		MEE	methylethyl ether; Methyläthyläther
ME	Medical Examiner		
ME	Megaeinheit	**MEE**	middle ear effusion; Mittelohrerguß
ME	metabolizable energy; metabolisierbare Energie	**MEF**	maximal expiratory flow; maximaler exspiratorischer Flow (= MEFR)
ME	middle ear; Mittelohr		
ME *(gen)*	Morgan-Einheit	**MEFA**	Medizinische Fachzeitschriften-Analyse
ME	motorische Einheit		
M_e	Elektronenmasse	**MEFR**	maximal expiratory flow rate; maximale exspiratorische Flußgeschwindigkeit
mE	Millieinheit (Enzymeinheit)		
MEA	Merkapto-äthylamin		
MEA	Monoäthanolamin	**MEFV**	maximal expiratory flow-volume curve; maximale exspiratorische Fluß-Volumen-Kurve
MEA	multiple endokrine Adenomatose		
MEAS	maximale exspiratorische Atemstromstärke	**MEGX**	monoethylglycine xylidide; Monoäthylglyzinxylidid
ME aus IST *(psych)*	Merkaufgaben aus Intelligenzstruktur-Test	**MEH**	melanophore expanding hormone; Melanotropin, Intermedin (= MSH)
MEB	Methylenblau		

MEH	mittlere erythrozytäre Hämoglobin-Konzentration	MeV	Megaelektronenvolt
MEHA	multiple endokrine hereditäre Adenomatose	ME-Virus	Maus-Elberfeld-Virus
		MEX	maximaler Exspirationsdruck
MEK	maximale Emissionskonzentration	MF *(pharm)*	Magistralformeln
		MF	medium frequency (in der Elektrotherapie englische Bezeichnung für Mittelwelle = MW)
MEM-Test	Makrophagen-Elektrophorese-Mobilitätstest		
MEND	Medical Education for National Defense	MF *(phys)*	Megafarad
		MF *(chem)*	Melamin-formaldehyd (Kunststoff)
MeOH	Methylalkohol		
MEP	mean effective pressure; mittlerer effektiver Druck	MF	Mitochondrien-Fragmente
		MF	Mitose-Faktor
MEP	motorische Endplatte	MF *(rad)*	Mittelfeld
MEP	multiple exposure photography; radiologisches Verfahren mit multiplen Aufnahmen	MF	multiplying factor; Multiplikationsfaktor
		MF	Mycosis fungoides
MEPA-Schema	zytostatische Kombinationstherapie mit Methotrexat, Endoxan, Purinethol und Arabinosid-C	MF	Myokardfibrose
		mF, mfd	Mikrofarad
		Mf.	Mikrofilaria
MEPO-Schema	zytostatische Kombinationsbehandlung mit Methotrexat, Endoxan, Purinethol und Oncovin	m.f. *(pharm)*	misce, fiat … (Rezeptur)
		M/F *(stat)*	male/female; Verhältnis männlich–weiblich
MEPP	motorisches Endplatten-Potential	MFA	Methylfluorazetat
		MFD	mean fertilizing dose; mittlere Fertilitätsdosis (bei Vitamin E)
MEQ	Methaqualon		
mEq	Milliäquivalent (= mÄq, mäq, mval)	MFD	minimum fatal dose; minimale tödliche Dosis
MES	maintenance electrolyte solution; Elektrolytlösung zur Erhaltungstherapie	MFG	modifizierte flüssige Gelatine
		M.F.Hom.	Member of the Faculty of Homoeopathy
MESA	mean epithelial surface area; mittlerer Epitheloberflächenbezirk	MFK	Mittelfußknochen
		MFKP	maladie fibro-kystique du pancréas; zystische Pankreasfibrose
MET *(derm)*	mean epidermal thickness; mittlere Epidermisdicke		
Met	Methionin	M.flac.	Membrana flaccida, Shrapnell-Membran
Meta	Metaldehyd		
Met-Hb	Methämoglobin	MF-Methode *(bakt)*	Membranfilter-Methode (auch: Millipore-Filtermethode)
MeThCh	Methylthiocholin		
m. et n.	mane et nocte; morgens und abends (Rezeptur)	M-Form	Mukosus-Wuchsform von Mikroorganismen
m. et sig.	misce et signa; mische und kennzeichne (Rezeptur)	MFP	mean filling pressure; mittlerer Füllungsdruck
MEV	Millionen Elektronenvolt	m.f.pil.	misce, fiant pilulae (Rezeptur)

m.f.plv.	misce, fiat pulvis (Rezeptur)	MH	medical history; medizinische Vorgeschichte, Anamnese
MF-Rate	maximale Flowrate	MH	Melanophoren-Hormon
MF sol.	Merthiolate-Formaldehyd-Lösung (Desinfiziens)	MH	menstrual history; Menstruationsanamnese
MFT	Muskelfunktionstest	MH	mental health; geistige Gesundheit
M.ft. (pharm)	mixtura fiat (Rezeptur)	MH	Monoaminooxidase-Hemmer (= MAOH)
MFVEB	multifocal ventricular ectopic beats; multifokale ventrikuläre Extrasystolen	MHA	Mental Health Administration
MG	menopausal gonadotrophin; Menopausen-Gonadotropin	MHA	mikroangiopathische hämolytische Anämie
MG (dent)	mesiogingival	MHb	Myohämoglobin
MG	Methylglyoxal	MHC	major histocompatibility complex; Histokompatibilitätshauptkomplex
MG	Molekulargewicht		
MG	Myasthenia gravis	MHD	Malteser-Hilfsdienst
MGA	Melengestrolazetat	MHD	minimale hämolytische Dosis
MG-Aggl.	McGinnis-Agglutinationsreaktion	MHD	mittlerer hämodynamischer Druck
MGD	mixed gonadal dysgenesis; Mischform der Gonadendysgenesie	MHH	Medizinische Hochschule Hannover
		MHK	minimale Hemmkonzentration (= MIC)
mgeh	Milligrammelementstunde		
MGG	molecular and general genetics; molekulare und allgemeine Genetik	MHK	Mittelhandknochen
		MHK	mittlere Hämoglobinkonzentration
MGH	Massachusetts General Hospital (Boston)	MHL	Medizinische Hochschule Lübeck
MGI	Makrophagen- und Granulozyten-Inducer	MHMA, MHMS	3-methoxy-4-hydroxy-mandelic acid; 3-Methoxy-4-hydroxymandelsäure
MGP	marginaler Granulozyten-Pool		
M-Gradient	Myelom-Gradient (bei Paraproteinosen)	MHN, Mhn	Morbus haemolyticus neonatorum (= MNH)
MG-Strept.	McGinnis-Streptokokken	mho	„reziprokes" (daher rückwärts geschriebenes) Ohm; entspricht in der englischen Literatur der Einheit Siemens
MGTD	metastatic gestational trophoblastic disease; metastasierende schwangerschaftsbedingte Trophoblast-Erkrankung (z.B. metastasierendes Chorionepitheliom)		
		MHPG	3-Methoxy-4-hydroxy-phenylglykol
		MHRI	Mental Health Research Institute
MGW	Magnesiumsulfat-Glyzerin-Wasser(-Einlauf)	MHV	Mäuse-Hepatitis-Virus
MH	mammotropes Hormon (Prolaktin)	M.Hyg.	Master of Hygiene
		MHz	Megahertz

MI (dent)	mesioinzisal	**min**	Minute
MI	metabolic index; Stoffwechselindex	**min.**	minimalis, minor
		MINA	Monoisonitrosoazeton
MI	Mitralinsuffizienz	**MINIA**	monkey intranuclear infectious agent; bei Affen intranukleär vorkommendes Virus
MI	Myokardinfarkt		
MIA	Monojodazetat		
M.I.A.C.	Member of the International Academy of Cytology	**MInstSP**	Member of the Institution of Sewage Purification
Mi^a-Faktor	Miltenberger-Faktor, Antigen Mi^a	**MIO**	minimal identifiable odor; gerade noch identifizierbarer Geruch
MIAS	maximale inspiratorische Atemstromstärke (= MIFR)	**Mio**	Million(en)
MIBG	Metajodbenzylguanidin (s. a. ^{131}I-MIBG)	**MISC**	mean inhibitory scores per concentration; mittlere Hemmwerte pro Konzentration
MIBK	Methylisobutylketon	**MIST**	Medical Information Service by Telephone
MIBT	Methylisatin-beta-thiosemikarbazon		
		Mist.	mistura; Mixtur
MIC	minimal inhibitory concentration; minimale Hemmkonzentration (= MHK)	**MIT**	Massachusetts Institute of Technology
		MIT	(Makrophagen-)Migrations-Inhibitionstest
MICU	Mobile Intensive Care Unit		
MID (dent)	mesioinzisodistal	**MIT**	miracidial immobilization test; Mirazidien-Immobilisierungstest
MID	minimal infective dose; minimale Infektionsdosis		
MID	minimal inhibiting dose; minimale Hemmdosis	**MIT**	3-Monojodtyrosin
mIE	internationale Millieinheit	**MIVP** (kard)	mean intraventricular pressure; mittlerer intraventrikulärer Druck
Mi-Effekt	mikroskopisch sichtbare blaue Körnchen bei der Gewebs-NaDi-Reaktion		
		MJ	marijuana; Marihuana
MIF	Melanozyten-Inhibitionsfaktor	**MJA**	Monojodazetat (= MIA)
MIF	Migrations-Inhibitionsfaktor	**MJFC-Verfahren**	Merthiolate-Jod-Formaldehyd-Konzentrierung; Anreicherungsverfahren für Wurmeier und Protozoen im Stuhl (s. a. MIFC, MIF-Technik)
MIFC	Merthiolate-Jod-Formaldehyd-Zentrifugierung		
MIFR	maximal inspiratory flow rate; maximale inspiratorische Atemstromstärke (= MIAS)		
		MK	Myokinase
MIF-Technik	Merthiolate-Jod-Formaldehyd-Technik (zur Stuhluntersuchung)	**MKC**	mikroskopisch kontrollierte Chirurgie
		MK-cells	monkey kidney cells; Affennieren-Zellen
MIK	maximale Immissionskonzentration	**MKE**	Mitralklappenersatz (= MVR)
Mill.	Million(en) (heute meist: Mio)	**MKG**	Mechanokardiogramm
MIMS	Monthly Index of Medical Specialities	**M-Komponente**	Makroglobulin Waldenström

MKP, MKPS	Mitralklappenprolaps-Syndrom	MLP *(dent)*	mesiolinguopulpal
MKP	Myokardiopathie	MLR	Mikro-Liquorreaktion
MKR	magnetische Kernresonanz	MLR	mixed lymphocyte reaction; gemischte Lymphozyten-Reaktion
MKR	Meinicke-Klärungsreaktion		
MKS	Maul- und Klauenseuche	MLS	median longitudinal section; medianer Längsschnitt
MKSA-System	Meter-Kilogramm-Sekunde-Ampère-Maßsystem		
MKS-System	Meter-Kilogramm-Sekunde-Maßsystem (vgl. CGS-System)	MLS	medium life span; mittlere Lebenserwartung
		MLT *(rad)*	median lethal time; mittlere Letalzeit
MKT	mittelkettige Triglyzeride	MLT	Medical Laboratory Technician
MKZ	mittlere Kreislaufzeit	MLT *(gebh)*	mento-laeva transversa (position); linke quere Kinnlage (Gesichtslage)
ML	lingual margin; Zungenrand		
ML *(dent)*	mesiolingual		
ML	midline; Mittellinie	MLTC	gemischte Lymphozyten-Tumorzell-Kultur
ML	Mittellappen	MLU	MacLagan unit (= MLE)
M.L.	Licentiate in Medicine (= L.M., Lic.Med.)	MLV	Mäuse-Leukämie-Virus
		MM	malignes Melanom
MI *(rad)*	linker Medianabstand	MM	Materia medica des Militärarztes
MI	Meterlinse		
ml	Milliliter	MM	Morphium muriaticum
MLA	Medical Library Association	MM	mucous membranes; Schleimhäute
MLA *(gebh)*	mento-laeva anterior (position); linke vordere Kinnlage (Gesichtslage)		
		MM *(gyn)*	Muttermund
		MM	myeloische Metaplasie; extramedulläre Blutbildung
MLa *(dent)*	mesiolabial		
MLaI *(dent)*	mesiolabioinzisal	Mm.	Musculi; Muskeln
MLaP *(dent)*	mesiolabiopulpal	mM, mmol	Millimol
MLC	mixed lymphocyte culture; gemischte Lymphozyten-Kultur	MMA	methyl malonic acid; Methylmalonsäure
MLD	Medizinischer Literatur-Dienst	MMb	Met-Myoglobin
MLD	metachromatische Leukodystrophie	MME, mME	Millimol-Einheit
		MMEAS	maximale mittelexspiratorische Atemstromstärke (= MMEF)
MLD	minimale Letaldosis		
MLD$_{50}$ *(rad)*	mittlere Letaldosis		
MLE	MacLagan-Einheit	M.Med.	Master of Medicine
MLI *(dent)*	mesiolinguoinzisal	MMEF, MMF	maximal midexpiratory flow; maximaler mittelexspiratorischer Atemstrom
MLO *(dent)*	mesiolinguookklusal		
MLP *(gebh)*	mento-laeva posterior (position); linke hintere Kinnlage (Gesichtslage)		
		M.M.F.	Member of the Medical Faculty
		mmHg	Millimeter Quecksilber

MMI	Methyl-merkapto-imidazol, Thiamazolum	mN	Millinormal
MMIS	Medicaid Management and Information System	M.N.	Master of Nursing
		MNA	Metronidazol
MMK-Verfahren	Harninkontinenz-Operation nach Marshall-Marchetti-Krantz	MNCV	motor nerve conduction velocity; motorische Nervenleitgeschwindigkeit
mmm	Millimikron (= mµ)	MND	minimal necrosing dose; nekrotisierende Mindestdosis
MMPI (psych)	Minnesota multiphasic personality inventory; Persönlichkeitstest	MNH	Morbus neonatorum haemolyticus (= MHN)
mmpp	millimeters partial pressure; Partialdruck, ausgedrückt in mmHg	MNH-Lymphome	maligne Non-Hodgkin-Lymphome
		MNJ	myoneural junction; myoneurale Verbindungsstelle
MMQ (psych)	Maudsley medical questionnaire; Persönlichkeitsfragebogen	MNNG	N-Methyl-N-nitro-N-nitrosoguanidin
MMR	maternal mortality rate; mütterliche Sterblichkeit	MNP	Meningopneumonitis
MMR	monosynaptischer Massenreflex	MNSER (kard)	mean normalized systolic ejection rate; mittlere normalisierte systolische Auswurfrate
MMS	Manufacturing Monitoring System	MNU	N-Methyl-N-nitroso-harnstoff
MMS	Medicus Mundi Schweiz (Basel)	MNYC-Medium	modifiziertes New York City Medium (zur Gonorrhö-Diagnostik)
M.M.S.	Master of Medical Science	MO	manually operated; handbetrieben
MMTV	Mäuse-Mammatumor-Virus		
MMU	Merkapto-methylurazil	MO	Medical Officer
MM-Virus	Enzephalomyokarditis-Virus (= EMC-Virus)	MO (dent)	mesiookklusal
		MO	mineral oil; Mineralöl
MMW	Münchener Medizinische Wochenschrift (in Literaturzitaten nach WMP: Münch. med. Wschr.)	Mo	Morphium (= M.)
		Mo., Mon.	Monat(e)
		M.O.	Master of Obstetrics
mmW	Millimeterwelle (= EHF)	MOA	(+)-6-Methyloktansäure
MM-Winkel	Maxilla-Mandibula-Winkel	MOD	maturity onset diabetes; Erwachsenen-Diabetes
MMWR	Morbidity Mortality Weekly Report (USA)	MOD (dent)	mesiookklusodistal
MMZ	Metamizol	mod.praesc.	modo praescripto; wie vorgeschrieben (Rezeptur)
MN	(Alpha-)Methyl-noradrenalin		
MN	mononukleolär, Mononukleose	MODY	maturity onset diabetes in young people; Diabetes bei jungen Erwachsenen
MN	Motoneuron		
MN	multinodulär	MÖR	Magen-Ösophagus-Reflux
M_n	Neutronenmasse	MÖT	Mitralöffnungston

MOG	Münchner Ophthalmologische Gesellschaft	**MP** *(pharm)*	Marfanil-Prontalbin
M.O.G.	Master of Obstetrics and Gynaecology	**MP**	Medizinalpraktikant (= MA)
		MP	menstrual period; Menstruation
M.O.H.	Medical Officer of Health	**MP** *(bio-chem)*	Merkaptopurin
MOK	maximale Organkonzentration		
Mol.	Molekül	**MP** *(dent)*	mesiopulpal
mol.	molar (= m, M)	**MP**	metakarpophalangeal
Mol.Gew.	Molekulargewicht (= MG)	**MP**	metatarsophalangeal
Molv.	Molekülverhältnis	**MP**	Mukopolysaccharid (meist: MPS)
Mol.wt.	molecular weight; Molekulargewicht	**MP** *(gyn)*	Multipara
MOM, MoM	milk of magnesia (Antazidum)	**MP** *(neurol)*	Myelopathie
MOMA	3-methoxy-4-hydroxy-mandelic acid; 3-Methoxy-4-hydroxy-mandelsäure (= MHMA, MHMS)	M_P	Protonenmasse
		mp	melting point; Schmelzpunkt
		MPA	Materialprüfungsamt
Mono	Monozyten	**MPA**	6-α-Methyl-17-α-hydroxy-progesteron-azetat
MOP	Methoxypsoralen		
MOP	Myositis ossificans progressiva	**MPAP**	mean pulmonary artery pressure; mittlerer Pulmonalarteriendruck
MOPP-Schema	zytostatische Kombinationstherapie mit Stickstofflost (Mustine, Mustargen), Vincristin (Oncovin), Prokarbazin und Prednison	**MPB**	male pattern baldness; Kahlköpfigkeit vom männlichen Typ
		MPB	Meprobamat
		MPC	maximum permissible concentration; maximale Arbeitsplatzkonzentration (= MAK); radiologisch: höchstzulässige Dosis
MOPV	monovalente orale Polio-Vakzine		
MOR	Medizinaloberrat (= OMR)		
MORC	Medical Officers Reserve Corps	**MPC**	mean plasma concentration; mittlerer Plasmaspiegel
mor.sol.	more solito; wie gewöhnlich (Rezeptur)	**MPC**	Methylpyrazol-3-karbonsäure
		MPCP	mean pulmonary capillary pressure; mittlerer Pulmonalkapillardruck
MOS	metal-oxide semiconductor; Metalloxid-Halbleiter		
mOsm, mosm	Milliosmol	**MPCU**	maximum permissible concentration of unidentified radionuclides; maximal erlaubte Konzentration nicht-identifizierter Radionuklide
MOTT	mycobacteria other than tubercle; Mykobakterien außer Tuberkelbazillen		
		MPD	maximal permissible dose; zulässige Höchstdosis
MOV	manned orbital vehicle; bemanntes Raumfahrzeug auf Erdumlaufbahn		
		MPD	myofacial pain dysfunction; myofaziales Schmerzsyndrom
MP	mandibular plane; Mandibularebene	**M-Periode**	Mitose-Periode

MPG	Max-Planck-Gesellschaft (zur Förderung der Wissenschaften)		MPT	(Alpha-)Methyl-p-tyrosin
			MPU	Medical Practitioners Union; Verband der Allgemeinärzte (GB)
MPGA *(gebh)*	mean projected gestational age; mittleres errechnetes Gestationsalter		MR *(pharm)*	magenresistent
M.P.H.	Master of Public Health		MR	Medizinalrat
mph	miles per hour; Meilen pro Stunde		MR *(gen)*	Mehrfachreaktivierung
			MR	mentally retarded; schwachsinnig
M.Pharm.	Master of Pharmacy			
M-Phase	Mitose-Phase (im Zellzyklus)		MR	metabolic rate; Stoffwechselumsatz
MPI *(psych)*	Maudsley personality inventory; Maudsley-Persönlichkeitsfragebogen (s.a. MMQ)		MR, M.R.	Methylrot-Reaktion
			Mr *(rad)*	rechter Medianabstand
MPI	maximum point of impulse; Stelle des maximalen Impulses		MRA	Medical Record Administrator
			M.R.A.C.P.	Member of the Royal Australian College of Physicians
MPI	Max-Planck-Institut		M.R.A.C.S.	Member of the Royal Australian College of Surgeons
MPJ	Medizinstudent im praktischen Jahr, Medizinpraktikum-Jahr			
MPL	maximum permissible level; maximal erlaubtes Niveau		M.Rad.	Master of Radiology
			mrad	Millirad
MPL *(dent)*	mesiopulpolabial		MRBC	monkey red blood cells; Affen-Erythrozyten
MPL	Methylprednisolon			
MP-Puder	Marfanil-Prontalbin-Puder		MRC	Medical Registration Council
MPR	marrow production rate; Produktionsrate des Knochenmarks		MRC	Medical Research Council (GB)
			MRC	Medical Reserve Corps (= MORC)
M-Protein	Makroglobulin Waldenström (= M-Komponente)		MRC	Methylrosanilin-chlorid, Kristallviolett
MPS *(ophth)*	Macular Photocoagulation Study			
			M.R.C.G.P.	Member of the Royal College of General Practitioners
MPS	Medizinisch-Pharmazeutische Studiengesellschaft (Mainz)		MRCI	Medical Registration Council of Ireland
MPS	Mitralklappenprolaps-Syndrom			
MPS	movement produced stimuli; bewegungsinduzierte Reize		MRCI	Medical Research Council of Ireland
MPS	Mukopolysaccharide		M.R.C.O.G.	Member of the Royal College of Obstetricians and Gynaecologists
MPS	multiphasisches Screening			
M.P.S.	Member of the Pharmaceutical Society		M.R.C.P.	Member of the Royal College of Physicians
MPSI *(psych)*	Male Procreative Superiority Index		M.R.C.Path.	Member of the Royal College of Pathologists
MPT	maximal phonation time; maximale Phonationsdauer		M.R.C.P.E.	Member of the Royal College of Physicians of Edinburgh

M.R.C.P.G.	Member of the Royal College of Physicians and Surgeons of Glasgow	MRVP	Methylrot-Voges-Proskauer-Nährmedium
M.R.C.P.I.	Member of the Royal College of Physicians of Ireland	MS	Manuskript
		MS	Massenspektroskop, Massenspektrometrie
M.R.C. Psych.	Member of the Royal College of Psychiatrists	MS	mediastinal shift; Mediastinalverlagerung
M.R.C.S.	Member of the Royal College of Surgeons	MS	Milchsäure
		MS	Mitralstenose
M.R.C.S.E.	Member of the Royal College of Surgeons of Edinburgh	MS	molar solution; molare Lösung
M.R.C.S.I.	Member of the Royal College of Surgeons of Ireland	MS	Morphinsulfat
		MS	multiple Sklerose
M.R.C.V.S.	Member of the Royal College of Veterinary Surgeons	MS	muscle shortening; Muskelverkürzung
MRD	minimal reacting dose; minimale Reaktionsdosis	MS	muscle strength; Muskelkraft
		MS	musculoskeletal; den Bewegungsapparat betreffend
Mrd	Milliarde(n)		
MRE	maximal respiratory effectiveness; maximale Atemwirksamkeit	MS	Muskelspindel
		MS	Myokard-Szintigraphie (= MSZ; s. a. SMS)
mrem	Millirem (rad equivalent man)	M.S.	Master of Science (= M.Sc.)
M-Rezeptor	Morphin-Rezeptor	M.S.	Master of Surgery (= M.Ch., M.Surg.)
MRF, MRH	MSH-Releasing-Faktor		
MRHA	mannose resistant hemagglutination; mannoseresistente Hämagglutination	ms	Millisekunde
		MSA	mannitol salt agar; Mannit-Salz-Agar
M.R.I.	Member of the Royal Institution	MSA	Medical Services Administration
MRK-Syndrom	Mayer-Rokitansky-Küster-Syndrom	MSA	membrane stabilizing activity; membranstabilisierende Aktivität
MRL	Medical Record Librarian		
mRNA, mRNS	messenger-RNS, Matrizen-RNS	MSAZ	mittlere systolische Austreibungszeit (= MSER)
M.R.O.	Member of the Register of Osteopaths	MSC	Medical Service Corps
		M.Sc.	Master of Science (= M.S.)
MRR	marrow release rate; Knochenmarkfreisetzungsrate	MSD	Merck Sharp & Dohme (Pharma-Firma)
MRS *(mil)*	medical reception station; brit. Sanitätsstation	M.S.D.	Magister Scientiae Dentalis
		MSDC	Mass Spectrometry Data Centre (GB)
M.R.S.H.	Member of the Royal Society of Health	MSE	Meerschweinchen-Einheit
MRU *(bakt)*	minimal reproductive units; minimale Reproduktionseinheiten	MSE	membranstabilisierender (chinidinähnlicher) Effekt

msec	Millisekunde	M.S.S.E.	Master of Science in Sanitary Engineering
MSER	mean systolic ejection rate; mittlere systolische Auswurfrate	MSSVD	Medical Society for the Study of Venereal Diseases
MSF	melanozytenstimulierender Faktor (= MEH, MSH)	MST	mean survival time; mittlere Überlebenszeit
MSF	modifizierte Scheinfütterung	MST	microtome section thickness; Mikrotom-Schnittdicke
MSG	monosodium glutamate; Mononatriumglutamat	MST, MSt	Mitralstenose (= MS)
MSH	melanozytenstimulierendes Hormon (= MEH, MSF)	M-Stämme	„Monkey"-Stämme der Rhinoviren
MSH-IF	MSH-inhibiting factor; MSH-Hemmfaktor	MsTh	Mesothorium
MSI	Methionin-sulfoximid	MSU	Mittelstrahlurin
MSI	multiple subcutaneous injections; subkutane Mehrfachinjektionen	MSUD	maple syrup urine disease; Ahornsirup-Krankheit
		M.Surg.	Master of Surgery (= M.Ch., M.S.)
MSK-Center	Memorial Sloan Kettering Krebszentrum (New York)	MSV	Mäuse-Sarkom-Virus
MSL	midsternal line; Linea mediosternalis	MSW	Medical Social Worker
		M.S.W.	Master of Social Welfare
M.S.N.	Master of Science in Nursing	M.S.W.	Master of Social Work
MSP (kard)	maximum systolic peak; maximaler Anstieg der systolischen Welle	3-M-Syndrom	Miller-McKusick-Malvaux-Syndrom
		MSZ	Myokard-Szintigraphie (= MS; s. a. SMS)
M.S.P.H.	Master of Science in Public Health	MS-Zellen	monkey stable cells; Affennierenzellstamm
M.S.R.	Member of the Society of Radiographers	MT	Medical Tribune (Ärzte-Zeitung)
M.S.R.G.	Member of the Society for Remedial Gymnastics	MT	médicine du travail; Arbeitsmedizin
MSRPP	multidimensional scale for rating psychiatric patients; multidimensionale Skala zur Beurteilung psychiatrischer Patienten	MT	Membrana tympani; Trommelfell
		MT	metatarsal
		MT (psych)	Mosaik-Test
M-S-R-Wechsel	Änderung des Erscheinungsbildes von Mikroorganismen (M = mukoid; S = smooth, glatt; R = rough, rauh)	MT	Musik-Therapie
		MT	muskuläres Tiefentraining
		M.T.	Medical Technologist
MSS	Medical Superintendents Society	MTA	medizinisch-technische(r) Assistent(in)
MSS	mental status schedule; Schema zur Erfassung des Geisteszustands	MTA	Methenamin
		MTAR	medizinisch-technische(r) Assistent(in) Röntgen (= MTRA)
MSS	muskuläre subaortale Stenose		

MT(ASCP)	Medical Technologist (registriert bei der American Society of Clinical Pathology)		MU	Mache unit; Mache-Einheit (= ME)
MTB	Meinicke-Trübungsreaktion (= MTR)		MU	mouse unit; Mäuse-Einheit (= ME)
MTbR	Meinicke-Tuberkulosereaktion		mU, M.U.	milli-unit; Millieinheit (bei Enzymen)
MTC	maximal tolerierte Dosis		MUBA	Mustermesse Basel (Kongreßorganisation)
MTCL *(pharm)*	Metoclopramid		MuBO	Muster-Berufsordnung
MTD	mittlere Tagesdosis (cave: mitunter auch „maximale Tagesdosis" = TMD = Tagesmaximaldosis)		MUC	maximum urinary concentration; maximale Harnkonzentration
			Muc. *(pharm)*	Mucilago
M.T.D.	Midwife Teacher's Diploma; Diplom zur Ausbildung von Hebammen		MUDr.	Medicinae Universalis Doctor
			MUE	Maus-Uterus-Einheit
m.t.d. *(pharm)*	mitte tales doses; verteile auf gleiche Dosen (Rezeptur)		m.u.f. *(pharm)*	misce ut fiat (Rezeptur)
MTGP	mammary tumor glycoprotein; Mammatumor-Glykoprotein		MUGA	Multiple Gate Acquisition
MTHF	5-Methyltetrahydrofolsäure		MUK	maximale Unfallkonzentration
MTK	kritische Mischungstemperatur		MuLV	murine leukemia virus; Mäuse-Leukämie-Virus (= MLV)
MTK	maximal tolerierte Konzentration		MUO	myocardiopathy of unknown origin; Myokardiopathie unbekannter Ursache
MTP	metatarsophalangeal			
MTR	Meinicke-Trübungsreaktion (= MTB)		MurNAc	N-Azetylmuramat
MTR	Mikromodifikation der Takata-Reaktion		MUSC	Medical University of South Carolina (Charleston)
mtr.	Meter (häufig im engl. Schrifttum statt „m")		MuSchuG	Mutterschutzgesetz
			MUWU	mouse uterine weight unit; Mäuse-Uterusgewicht-Einheit (= MUE)
MTRA	medizinisch-techn. Röntgenassistent(in) (= MTAR)			
MTS-Folie	Merbromin-Tanninsäure-Silbernitrat-Folie		MV	Megavolt
			MV	microvilli; Mikrozotten
MTT *(kard)*	minimal transit time; minimale Transitzeit (manchmal auch: mean …; mittlere …)		MV	minute volume; Minutenvolumen
			MV	mitral valve; Mitralklappe
MTU	Methylthiourazil		MV	Molekülverbindung
MTV	Mäuse-Tumor-Virus, Bittner-Virus		mV	Millivolt
			M.V.	Medicus Veterinarius
MTVT	mechanisch-technischer Verständnis-Test		MVA	modifiziertes Vaccinia-Virus Ankara
MTX	Methotrexat			
MTZ	Medizinisch-technisches Zentrum		mval	Millival, Milliäquivalent (= Äq, mäq, mEq)

MVCF *(kard)*	mean normalized velocity of circumferential fiber shortening; mittlere normalisierte Geschwindigkeit der Zirkumferenzfaserverkürzung		**mw**	micro-wave; Mikrowelle
			MWG	Massenwirkungsgesetz
			MWH	menschliches Wachstumshormon
MVD	mitral valve disease; Mitralvitium		**MWI**	Minute-work-Index
MVE	Murray-Valley-Enzephalitis		**MWIA**	Medical Women's International Association
MVO	Milchverordnung			
MVO$_2$	myokardialer Sauerstoffverbrauch		**MWS**	moving window spectrometry; Spektrometrie mit beweglichem Fenster
MVP	mitral valve prolaps; Mitralklappenprolaps		**MWT**	myocardial wall thickness; Wanddicke des Myokards
MVR *(chir)*	mitral valve replacement; Mitralklappenersatz (= MKE)		**MWZ**	mittlere Wiedererwärmungszeit
MVRI	mixed vaccine for respiratory infections; Mischvakzine gegen Atemwegsinfektionen		**My** *(ophth)*	Myopie
			MyaR	myasthenische Reaktion
			MyG	Myasthenia gravis
MVV	maximum voluntary ventilation; maximale willkürliche Atmung, Atemgrenzwert (= AGW)		**MyoR, MyR**	myotonische Reaktion
			MZ	Massenzahl
			MZ	Mischzeit
MW	Megawatt		**MZ**	monozygot
MW	microwave; Mikrowelle		**MZK**	maximal zulässige Konzentration
MW	Milchwert			
MW	Mittelwelle (= MF)		**MZL**	maximale Atemanhaltezeit
MW	Mittelwert		**MZU**	Miktionszystourethrographie (= MCU, VCU)
MW	molecular weight; Molekulargewicht (= MG, mol.wt.)		**MZZ**	mittlere Zirkulationszeit

N

N *(phys)*	Neutron		**NA**	Narcotics Anonymous; Selbsthilfe-Organisation für Drogensüchtige (ähnlich AAA)
N *(phys)*	Newton			
N, n *(chem)*	Normallösung			
n	Brechungsindex		**NA**	neutralizing antibody; neutralisierender Antikörper
n	nano		**NA**	nicotinic acid; Nikotinsäure
n	nasal		**NA**	Nomina Anatomica (Basel, Jena, Paris)
n *(gen)*	normaler Chromosomenbestand		**NA**	Noradrenalin, Norepinephrin, Arterenol
n	number; Anzahl		**NA**	nucleic acid; Nukleinsäure
N. *(anat)*	Nervus		**NA**	numeric aperture; Objektivstärke des Mikroskops
n.	neutrum, neutral, sächlich		**NA**	nurse's aide; Schwesternhelferin

Na	Avogadro-Zahl	NAI	non-accidental injury; nicht-unfallbedingte Verletzung
NAA	naphthalene acetic acid; Naphthalenessigsäure	NAL	Nasoaurikularlinie
NAA	Neutronenaktivierungsanalyse	NAL	National Accelerator Laboratory
NAA	nicotinic acid amide; Nikotinsäureamid	NAMH	National Association for Mental Health
NAA	no apparent abnormalities; keine erkennbaren Anomalien	NAMJ	nikotinhydroxamsaures Methyljodid
NAACP	National Association for the Advancement of Colored People (USA)	NANA	N-acetyl-neuraminic acid; N-Azetyl-neuraminsäure
NAAP	N-Azetyl-4-aminophenazon	NANB	Non-A-Non-B-Hepatitis
NAB	Novarsenobenzolum, Neoarsphenaminum	NAP	Nasion-Pogonion (Kraniometrie)
NAC	N-Acetyl-L-Cystein, N-Azetylzystein	NAP (neurol)	Nerven-Aktionspotential
NACOR	National Advisory Committee on Radiation	NAP (anat)	Nervenaustrittspunkte
NAD (ophth)	Netzhaut-Arteriendruck	NAP	nucleic acid phosphate; Nukleinsäurephosphat
NAD	Nikotinsäureamid-adenin-dinukleotid (früher: DPN)	NAPA, NAPAP	N-Azetyl-p-aminophenol, Paracetamol
NAD (klin)	no acute distress; ohne akute Symptomatik	NaPAS	Natriumsalz der p-Aminosalizylsäure
NAD (klin)	no appreciable disease (auch: no abnormality demonstrable, no abnormal detection); ohne pathologischen Befund, o. B.	NAPC	National Air Pollution Control
		NaPG	Natriumpregnandiolglukuronid
		NAPT	National Association for the Prevention of Tuberculosis
NADH	reduziertes Nikotinsäureamidadenin-dinukleotid (früher: DPNH)	NAR	nasal airway resistance; Nasenwegswiderstand
NaDi-Reagens	Gemisch aus α-Naphthol und Dimethyl-p-phenylen-diamin	NARAL	National Abortion Rights Action League
NADP	Nikotinsäureamid-adenin-dinukleotid-phosphat (früher: TPN)	NARC	National Association for Retarded Children
		NARD	National Association of Retail Druggists
NADPH	reduziertes NADP (früher: TPNH)	NAS	National Academy of Sciences
Na_e	exchangeable body sodium; austauschbares Natrium im Körper	NAS	National Association of Sanitarians
		NAS	Nickel-Ammoniumsulfat
NAG	N-Azetyl-β-D-glukosaminidase	NAS	no added salt; ungesalzen
NAG	non-agglutinating; nicht agglutinierend	NASA	National Aeronautics and Space Administration (Washington)
N-Agar	Nähragar	NASDCIE	Naphthol-As-D-chlorazetatesterase
NAGS	N-Azetylglutamat-synthetase		

NASE	National Association for the Study of Epilepsy	NBZ	Nüchternblutzucker
		NC	nitrocellulose; Nitrozellulose
NASEAN	National Association for State Enrolled Assistant Nurses	NC	Nitrochloroform, Chlorpikrin
NAST	Nervenaustrittsstellen (= NAP)	NC	no change; keine Änderung
		NC	Nurse Corps; Krankenschwestern-Corps der US-Armee
NAV	Verband der niedergelassenen Ärzte Deutschlands	Nc.	Nucleus (= Nucl.)
NAW	Notarztwagen	N.c.	Numerus clausus
NB	Neuroblastom	NCA	National Council on Alcoholism
NB	newborn; Neugeborenes		
NB	nota bene; beachte	NCA	neurocirculatory asthenia; neurozirkulatorische (psychosomatische) Asthenie
NBA	N-Brom-azetamid		
NBC-Waffen	nukleare, biologische und chemische Waffen (= ABC-Kampfmittel)	NCCDS	National Cooperative Crohn's Disease Study (USA)
NBD	4-Nitrobenzo-2-oxa-1,3-diazol	NCF	neutrophil chemotactic factor; chemotaktischer Faktor der Neutrophilen
NBEI	non butanol extractable iodine; nicht-butanol-extrahierbares Jod		
		NCFA	neutrophiler chemotaktischer Faktor der Anaphylaxie
NBI	no bone injury; keine Knochenverletzung	NCHS	National Center for Health Statistics
NBKS	Nierenbecken-Kelch-System	NCHSR	National Center for Health Services Research
NBL	Nasion-Basion-Linie		
NBM	nothing by mouth; nüchtern (lassen)	NCI	naphthalene creosote and iodoform; Naphthalen-Kreosot-Jodoform(-Puder)
NBME	National Board of Medical Examiners (USA)	NCI	National Cancer Institute (Washington)
NBP	4-(4-Nitrobenzyl)-pyridin		
NBRT	National Board for Respiratory Therapy	nCi	Nanocurie
		NCIB	National Collection of Industrial Bacteria
NBS	National Bureau of Standards (USA)	NCL	National Chemical Laboratory
NBS	N-Brom-sukzinimid	NCMH	National Committee for Mental Health
NBT	Nichtberufstätige(r), nicht berufstätig		
NBT	Nitroblautetrazol	NCMHI	National Clearinghouse for Mental Health Information (Abteilung des US-Gesundheitsministeriums)
NBTNF	newborn, term, normal, female; Neugeborenes, termingerecht, gesund, weiblich		
		NCN	National Council of Nurses
NBTNM	newborn, term, normal, male; Neugeborenes, termingerecht, gesund, männlich	NCP	Noscapin
		NCRND	National Committee for Research in Neurological Diseases
NBTS	National Blood Transfusion Service		

NCRPM	National Committee on Radiation Protection and Measurements	NE	Norepinephrin, Noradrenalin (= NA)
NCSC	National Council of Senior Citizens	NE	not enlarged; nicht vergrößert
		NE	not examined; nicht untersuch
NCTC	National Collection of Type Cultures	NEC	non-esterified cholesterol; freies Cholesterin
NCV	no commercial value; ohne Handelswert	NEC	not elsewhere classified; nicht an anderer Stelle aufgelistet
ND	nasal deformity; Nasendeformierung	NED	normal equivalent deviation; normale äquivalente Abweichung
ND	natural death; natürlicher Tod		
ND	neoplastic disease; Neoplasie	NEEP	negative end-expiratory pressure; negativer endexspiratorischer Druck
ND	neutral density; neutrale Dichte		
ND	no date; ohne Datum	NEFA	non-esterified fatty acid; nicht-veresterte (freie) Fettsäure (= UFA, UFS, UVFS)
ND	normal delivery; normale Entbindung		
ND	Normdosis, Normaldosis	neg.	negativ
ND	not detected; nicht erkannt	NEI	National Eye Institute
ND	not determined; nicht bestimmt	NEJM	New England Journal of Medicine (in Literaturzitaten nach World Medical Periodicals: New Engl. J. Med.)
N.D.	New Drugs		
NDA	National Dental Association		
NDA *(pharm)*	New Drug Application	NEM	Nahrungseinheit Milch
NDAB	National Diabetes Advisory Board (USA)	NEMA	National Eclectic Medical Association
		NE-Metall	Nichtedelmetall
NDC	National Drug Code	NEN	Nichteiweiß-Stickstoff (= NPN-RN)
NDCD	National Drug Code Directory		
NDGA	nor-dihydro-guaiaretic acid; Nor-dihydro-guajaretsäure	NEÖ	Norethisteron-önanthat (= NET-OEN)
NDMA	p-Nitroso-dimethyl-anilin	NEP	negative expiratory pressure; negativer Ausatmungsdruck
NDP	Nukleosid-diphosphat		
NDS *(pharm)*	New Drug Submission	ne rep.	ne repetatur; nicht zu wiederholen (Rezeptur)
NDV	Newcastle disease virus; atypisches Geflügelpest-Virus	NES	not elsewhere specified; nicht an anderer Stelle spezifiziert
NDx	angloamerikanische Kurzform für: nicht diagnostisch, nicht pathognomonisch	NET	Norephedrin-Theophyllin-Kombination
		n. et m.	nocte et mane; abends und morgens (Rezeptur)
NE	National Emergency; nationaler Notstand		
		NET-OEN	Norethisteron-önanthat (= NEÖ)
NE	neural excitability; Nervenerregbarkeit		
		NF, N.F.	National Formulary (USA)
NE	neurological examination; neurologische Untersuchung	NF	negro female; Negerin (USA)

NF	Neutralfett	NHS	National Health Service; (britischer) Staatsgesundheitsdienst
NF	neutral fraction; neutrale Fraktion		
NF	Nitrofurantoin	NHS	Nierenhohlsystem
NF	normal flow; normale Perfusion	NHS	normal human serum; normales Humanserum
NF	Norme Française	NHSR	National Hospital Service Reserve
NFC	National Fertility Center	NHSTA	National Highway Safety Transportation Administration
NFIP	National Foundation for Infantile Paralysis	NI	non-infectious; nicht infektiös, nicht ansteckend
NFLPN	National Federation of Licensed Practical Nurses	NIA	National Institute of Aging
NFN	Nordiske Farmakopénaevn	NIA	no information available; keine Auskünfte erhältlich
N-Form	Nacktform von Escherichia coli		
N-Form	Normalform von Enterobakterien	Nia	Nikotinsäureamid (= NAA)
		NIAB	National Institute of Agriculture Botany
NFP	„natürliche Familienplanung"		
NFS	National Fertility Study	NIAID	National Institute of Allergy and Infectious Diseases
NFS	nicht-veresterte Fettsäuren (= NEFA, UFA, UFS, UVFS)	NIAMD	National Institute of Arthritis and Metabolic Diseases (auch: NIAMDD = National Institute of Arthritis, Metabolism and Digestive Diseases)
NFTD	normal full term delivery; normale zeitgerechte Entbindung		
NG	new growth; Neoplasma		
ng	Nanogramm (= 10^{-9} g)	NIBCS	National Institute for Biological Control and Standardization (London)
NGF	nerve growth factor; Nervenwachstumsfaktor		
NGL	Nitroglyzerin	NICHHD	National Institute of Child Health and Human Development
NGU	nicht-gonorrhoische Urethritis		
NHG	normal human globulin; menschliches Normalglobulin	NICM	Nuffield Institute of Comparative Medicine
nHG	normales Humanglobulin	NIDA	National Institute on Drug Abuse (USA)
NHI	National Health Insurance; staatlicher Gesundheitsdienst	NIDR	National Institute of Dental Research
NHI	National Heart Institute		
NHL	Non-Hodgkin-Lymphome	NIEA	negative inotropic effect of activation; negativ-inotroper Aktivierungseffekt
NHLBI	National Heart, Lung, and Blood Institute (Bethesda)		
NHMJ	nikotinhydroxamsaures Methyljodid (= NAMJ)	NIEHS	National Institute of Environmental Health Services
NHMRC	National Health and Medical Research Council	NIF	negative inspiratory force; negative Inspirationskraft
N-Hormon	androgenes Hormon der Nebennierenrinde	NIGMS	National Institute of General Medical Sciences

NIH	National Institute of Health (Bethesda)	NLA	Neuroleptanalgesie, -anästhesie
NIIP	National Institute of Industrial Psychology	NLG	Nervenleit(ungs)geschwindigkeit
NIL	Nasion-Inion-Linie	NLM	National Library of Medicine
NIMH	National Institute of Mental Health	NLNE	National League of Nursing Education
NIMR	National Institute of Medical Research	N-Lost	Stickstoff-Lost (s. a. LOST)
		NM	negro male; Neger (USA)
NINCD	National Institute of Neurological and Communicative Disorders (USA)	NM	neuromuscular; neuromuskulär
NINDB	National Institute of Neurological Diseases and Blindness	NM	night and morning; abends und morgens (Rezeptur)
		NM	nitrogen mustard; Senfgas
NINDS	National Institute of Neurological Diseases and Stroke	NM	non-motile; nicht beweglich (Bakterien)
NIOSH	National Institute for Occupational Safety and Health (USA)	NM	Nuklearmedizin
		NM, Nm	Nux moschata; Muskatnuß
NIP	mono-nitroiodophenyl; Mono-nitrojodphenyl	nm	Nanometer (= 10^{-9} m)
NIRMP	National Intern and Resident Matching Program	NMA	National Malaria Association
		NMA	National Medical Association
NIRNS	National Institute for Research in Nuclear Science	NMF	non-migrating fraction; nichtwandernder Anteil (von Spermien)
NIT	National Intelligence Test		
NITA-Viren	Nuclear-inclusion-type-A-Viren	NMGTD	non-metastatic gestational trophoblastic disease; nichtmetastasierende schwangerschaftsbedingte Trophoblast-Erkrankung (nichtmetastasierendes Chorionepitheliom, Blasenmole etc.)
Nitro-BT	Nitroblautetrazol (= NBT)		
NK	neue Kerze		
NK	Nomenklatur-Kommission		
NKF	neutrale Kohlenhydrat-Fraktion		
		NMMAA	N-Monomethyl-azetamid
NKL	Nemeth-Kellner-Leukämie	NMN	Nikotinamid-mononukleotid
N-Kortikoid	nitrogenes Kortikoid	NMP	Nukleosid-monophosphat
NK-Zelle	Natural-killer-Zelle	NMR	nuclear magnetic resonance; Kernspinresonanz
NL	Nährlösung		
NL	Nierenlager	NMRI	Naval Medical Research Institute (USA)
NL	Normalversorgungstyp mit Tendenz zur Linksversorgung (Begriff der Koronarangiographie)	NMSS	National Multiple Sclerosis Society
		NMS-Syndrom	Nervosität – Müdigkeit – Schlaflosigkeit
NI	Normliter	NMT	N-Methyltransferase
Nl., Nll.	Nervulus, Nervuli (kleine Nervenäste)	NMU	neuromuscular unit; neuromuskuläre Einheit

NN	Nebenniere
NN	Normalnull
Nn.	nervi; Nerven
NNA	N-Zyklohexyl-N-methyl-C-2-amino-3,5-dibrombenzyl-ammoniumchlorid
NNCD-Reagens	2-Chlor-4-nitrobenzol-diazonium-naphthalin-2-sulfonsäure
NND	neonatal death; Neugeborenen-Todesfall
NND (pharm)	New and Non-official Drugs
NNEB	National Nursery Examination Board
NNH	Nasennebenhöhlen
NNH	Nebennierenhormon
NNIP	di-nitroiodophenyl; Dinitrojodphenyl
NNIS	National Nosocomial Infections Study
NNM	Nebennierenmark
NNM	N-Nitromorpholin
NNMC	National Naval Medical Center (USA)
NN-Medium	Novy-McNeal-Nährboden
NNN-Medium	Novy-Nicolle-McNeal-Agar
NNP	Natrium-nitroprussid (= NPN)
NNR	Nebennierenrinde
NNR (pharm)	New and Non-official Remedies
NO	nitrous oxide; Stickoxydul, Lachgas, N_2O
No.	numero (= Nr.)
Nobachlor-Testpapier	Filterpapier der Firma Noury-Baker zur Chloridbestimmung
NOCM	non-obstructive cardiomyopathy; nicht-obstruktive Kardiomyopathie
NOPHN	National Organization for Public Health Nursing
NOR	Noradrenalin (= NA)
Nor-	N (Stickstoff) ohne Radikal; Präfix für bestimmte chemische Substanzen
NORC	National Opinion Research Center
NOSIE	nursing observation scale for inpatient evaluation; Beobachtungsskala zur Beurteilung stationärer psychiatrischer Patienten
NOTB	National Ophthalmic Treatment Board (GB)
NOVS	National Office of Vital Statistics
NP	Nasopharynx
NP	Neuropsychiatrie
NP	nucleoplasmic index; Kern-Plasma-Relation
NP	Nukleoprotein
NP	nursing procedure; Pflegeverfahren
Np	Neper (Napier)
NPC (ophth)	near convergence point; Nahpunkt der Konvergenz
NPD	Niemann-Pick disease; Niemann-Pick-Krankheit
NPH	neutrales Protamin Hagedorn, Isophanum insulinum
NPI	Neuropsychiatric Institute
NPL	National Physics Laboratory
NPL	Neoplasma (= NG)
NPN	Nitroprussidnatrium (= NNP)
NPN	non-protein nitrogen; Nichteiweiß-Stickstoff (= Rest-Stickstoff, Rest-N, RN)
NPO	nothing per os; nüchtern (lassen)
NPRL	Navy Prosthetics Research Laboratory
NPT	normal pressure and temperature; Druck und Temperatur normal (Gasnormwerte; = NTP)
NPX	Naproxen
NR	Neutralrot
NR	noise-rating number; Lärmbewertungszahl

NR	no recurrence; ohne Rückfall, rezidivfrei	NS	nylon suture; Nylonnaht
		ns	Nanosekunde (= 10^{-9} sec)
NR	no response; keine Antwort, keine Reaktion	NSA	Neurological Society of America
NR	normal range; Normalbereich	NSA	Nikotinsäureamid (= NAA, Nia)
NR	Normalversorgungstyp mit Tendenz zur Rechtsversorgung (Begriff aus der Koronarangiographie)	NSA	no salt added; ungesalzen
		NSA	no significant abnormalities; keine wesentlichen Abweichungen
NRBC	nucleated red blood cells; kernhaltige Erythrozyten	NSAA	nichtsteroidale saure antiphlogistische Analgetika; non-steroidal acidic anti-inflammatory analgesics (s.a. NSAID)
NRC	National Research Council		
NRC	noise rating curves; Lärmbewertungskurven		
NRC	noise-reduction coefficient; Schallabsorptionskoeffizient	NSABP	National Surgical Advancement in Breast Cancer Project
NRC (ophth)	normal retinal correspondence; normale Netzhaut-Korrespondenz	NSAID	non-steroidal anti-inflammatory drugs; nichtsteroidale Antiphlogistika (s.a. NSAA)
NRD	Neuralrohrdefekt	NSC	non-service connected; nicht durch den Wehrdienst bedingt
NRDC	National Research and Development Corporation	NSCC	National Society for Crippled Children
NRDL	Naval Radiological Defense Laboratory	nsCHE	non-specific cholinesterase; unspezifische Cholinesterase
N-Reagens	Nessler-Reagens	NSDP	National Society of Denture Prosthetics
NREM-Schlaf	Non-rapid-eye-movements-Phase des Schlafes (ohne rasche Augenbewegungen)	NS-Ebene	Nasion-Sella-Ebene
		NSF	National Science Foundation
N-Rezeptor	Nalorphin-Rezeptor	NSFTD	normal spontaneous full-term delivery; normale Spontanentbindung am errechneten Geburtstermin
NRH	normal renin hypertension; Hypertonie bei normaler Renin-Aktivität		
NRN	noise rating numbers; Lärmbewertungszahlen	NSG	neurosecretory granules; neurosekretorische Granula
NRPB	National Radiological Protection Board (GB)	NSILA	non-suppressible insulin-like activity; nicht unterdrückbare ILA
NS	nephrotisches Syndrom		
NS	nervous system; Nervensystem	NSMR	National Society for Medical Research
NS	neurosurgery; Neurochirurgie (= NSurg)	NSNA	National Student Nurses' Association
NS (stat)	nicht signifikant (auch: ns, n.s.)	NSPB	National Society for the Prevention of Blindness
NS	normal saline; isotonische Kochsalzlösung (= NSS)	NSR	normaler Sinusrhythmus
NS	Normalserum	NSS	normal saline solution; isotonische Kochsalzlösung

NST	non-stress test; Test ohne Streß (bzw. Belastung)	**NUI**	National University of Ireland
NSU	non-specific urethritis; unspezifische Urethritis	**NUp** *(gen)*	non-union proximal; fehlende Neuverbindung der proximalen Chromatidbruchstücke
NSurg	neurosurgery; Neurochirurgie	**NUpd** *(gen)*	non-union proximal-distal; fehlende Neuverbindung der proximalen und distalen Chromatidbruchstücke
NSVA	Nonylsäure-vanillylamid		
NT	nasotracheal		
NT	Neotetrazolium	**NV, Nv** *(ophth)*	naked vision; unkorrigiertes Sehen
NT	Neutralisationstest		
nt	Nit (Einheit der Leuchtdichte)	**NV**	next visit; nächster Besuch
n.t.	not tested; nicht geprüft	**NV**	non-venereal; nicht-venerisch
N&T	nose and throat; Nase und Hals, rhinolaryngologisch	**NV**	not vaccinated; ungeimpft
		N+V	nausea and vomiting; Übelkeit und Erbrechen
NTA	National Tuberculosis Association	**NVD**	neck vein distention; gestaute Halsvenen
NTA	nitrilo-triacetic acid; Nitrilotriessigsäure (= NTE)		
NTA	Norethisteronazetat	**NVP**	Nederlandse Vereniging voor Proefdierkunde; Niederländische Vereinigung für Versuchstierkunde
NTA	Nursery Training Association		
NTC	Narcotics Treatment Center		
NTC	negative temperature coeffizient; negativer Temperaturkoeffizient	**NW** *(pharm)*	Nebenwirkung
		n.W.	nach Westergren (BSG)
		NWB	non-weight-bearing; nicht tragend (z. B. Knochen)
NTCC *(bakt)*	National Type Culture Collection		
		NWF	National War Formula
NTD	neural tube defect; Neuralrohrdefekt	**NX**	Nonoxinol-9 (vaginales Spermizid)
NTE	Nitrilo-triessigsäure (= NTA)	**nx**	Nox (Einheit der Beleuchtungsstärke, Millilux)
NTF	Nitrofurantoin (= NF)		
NTG	Nitroglyzerin (= NGL)	**Ny^a-Faktor**	Nyberg-Faktor, Antigen Ny^a
NTIS	National Technical Information Service (s. a. CFSTI)	**NYAS**	New York Academy of Science
		NYD	not yet diagnosed; noch nicht diagnostiziert
NTP	normal temperature and pressure; Temperatur und Druck normal (Gasnormwerte)	**NYHA**	New York Heart Association
		NYP	not yet published; noch unveröffentlicht
NTP	Nukleosid-triphosphat		
N-Typ	Nervosa-Typ der Lepra	**NYU**	New York University
NU	Narkose-Untersuchung	**N-Z**	Isotopennummer; Differenz der Neutronen- und Protonenzahl
nU	nanounit; Nano-Einheit		
Nucl.	nucleus, Kern (= Nc.)		
NUd *(gen)*	non-union distal; fehlende Neuverbindung der distalen Chromatidbruchstücke	**N-Zelle**	Zelle mit normaler Chromosomenzahl
		NZS	neurotisches Zervikalsyndrom

O

O *(rad)*	Oberfläche(ndosis)
O *(ophth)*	oculus; Auge
O *(bakt)*	„ohne Hauch"
O *(dent)*	okklusal
O	opening; Öffnung
O	Opium
O, o	oral
o *(gyn)*	originär
o- *(chem)*	ortho
OA	Oberarzt
OA *(gebh)*	occipito-anterior
OA	old age; hohes Alter
OA	Osteoarthritis
OA	Oxalazetat
OAA	Old Age Assistance; Altenhilfe
OAA	Organisation pour l'Alimentation et l'Agriculture (des Nations Unies) (= FAO)
OAA	oxaloacetic acid; Oxalessigsäure
OAAD-Test	ovarian ascorbic acid depletion test; Ovar-Askorbinsäure-Abnahmetest
OAD *(gebh)*	oblique antérieur droit; II. vorderer Schrägstand (= ODA, ROA)
OAD	occlusive arterial disease; arterielle Verschlußkrankheit
o.a.d.	once a day; einmal täglich (Rezeptur)
OADC	Ölsäure-Albumin-Dextrose-Katalase(-Medium)
OAE	Ohr-Augen-Ebene (= DH)
OAG *(gebh)*	oblique antérieur gauche; I. vorderer Schrägstand (= LOA, OLA, OSA)
OAL	oberflächenaktives Lipoprotein (= AAF, LAS, OAS)
OAP	occlusion d'artère pulmonaire; Lungenarterienverschluß
OAP	oedème aigu du poumon; akutes Lungenödem
OAP	old age pension; Altersrente
OAP	ophthalmic artery pressure; Druck der A. ophthalmica
OAS	oberflächenaktive Substanz (= AAF, LAS, OAL)
OAS	Old Age Security; Altersversorgung
OAS	Organization of American States
OASDHI	Old Age, Survivors, Disability and Health Insurance (Versicherungspaket)
OASI	Old Age and Survivors Insurance
OASP	organic acid soluble phosphorus; in organischer Säure löslicher Phosphor
OB	obstetrics; Geburtshilfe
o.B.	ohne (pathologischen) Befund (= NAD, RAS)
OBCC	Obstetrical Complications Clinic; Ambulanz für geburtshilfliche Risikofälle
obd.	obduce; überziehe (Rezeptur)
OBE	Office of Biological Education
O.B.E.	Order of the British Empire
OBG	Obstetrician-Gynecologist; Frauenarzt
OB/GYN	Obstetrics and Gynecology; Geburtshilfe und Frauenheilkunde
obl.	obliquus; schräg
OBS	organic brain syndrome; organisches Hirnsyndrom
obs.	obsolet
OC, oc *(dent)*	okklusozervikal
OC	only child; Einzelkind
OC	oral contraceptives; orale Kontrazeptiva

OC	oxygen consumption; Sauerstoffverbrauch	ODT *(gebh)*	occiput dexter transversus; rechter (II.) Querstand (= ROT)
O&C	onset and course; Beginn und Verlauf (einer Krankheit)	OE	on examination; bei der Untersuchung
occ.	occipitalis; das Hinterhaupt betreffend	OE	oral examination; mündliche Prüfung
OccTh	occupational therapy; Beschäftigungstherapie	OE	Otitis externa
OCD	Office of Civil Defence	OE	Oxford-Einheit
OCD	ovarian cholesterol depletion; ovarielle Cholesterinentleerung	Oe *(phys)*	Oersted
		O&E	observation and examination; Beobachtung und Untersuchung
OCG	orales Cholezystogramm	ÖAB	Österreichisches Arzneibuch
OCS	Oxykortikosteroide	ÖAW	Österreichische Akademie der Wissenschaften
OCT	Ornithin-karbamoyl-transferase		
OCT	oxytocin challenge test; Oxytocin-Provokationstest	O-Ebene	obere Schoßfugenrand-Ebene
		OECD	Organization for Economic Cooperation and Development
OCV *(otorhin)*	ordinary conversational voice; gewöhnliche Sprechstimme	OED *(rad)*	optimum erythemogenic dose; optimale erythemogene Dosis
OD *(rad)*	Oberflächendosis	OEE	outer enamel epithelium; äußeres Schmelzepithel
OD	occupational disease; Berufskrankheit		
OD	oculus dexter; rechtes Auge	ÖGDS	Ösophago-gastro-duodenoskopie
OD	optical density; optische Dichte	OEMG	Okuloelektromyogramm
OD	outside diameter; äußerer Durchmesser	ÖNR	Österreichische Medizinische Gesellschaft für Neuraltherapie nach Huneke – Regulationsforschung (Graz)
OD	overdose; Überdosis		
O.D.	Doctor of Optometry		
o.d.	once daily; einmal täglich (Rezeptur)	ÖOG	Österreichische Ophthalmologische Gesellschaft
ODA *(gebh)*	occiput dexter anterior; rechte vordere Hinterhauptslage, II. HHL (= ROA)	OER	oxygen enhancement ratio; Sauerstoffverstärkungsfaktor
ODC	oxygen dissociation curve; Sauerstoffdissoziationskurve	OERTC	European Organization for Research on Treatment of Cancer
ODG	Ophthalmodynamogramm	OES	Oxalessigsäure (= OAA)
ODP *(gebh)*	occiput dexter posterior; rechte hintere Hinterhauptslage, II. HiHHL (= ROP)	OF	Oberfeld (der Lunge)
		OF	okzipitofrontal (Schädeldurchmesser)
ODQ	on direct questioning; bei direkter Befragung	OFA *(mil)*	Oberfeldarzt
ODSG	ophthalmic Doppler sonogram; augenärztliche Doppler-Ultraschallaufzeichnung	OFA	onkofetale Antigene (s. a. OFMA)

OFD-Syndrom	oral-fazial-digitales Syndrom	OICM	Office Intercantonal de Controle des Medicaments (Bern) (= IKS)
offiz.	offizinell, Mittel des Deutschen Arzneibuches	OIE	Office International des Epizooties; Internationales Tierseuchenamt (Paris)
OFMA	onkofetale Membranantigene		
O-Form	„ohne Hauch" auf festen Nährböden wachsende Form geißelloser Mikroorganismen	OIH	ovulation-inducing hormone; ovulationsauslösendes Hormon
OG	Obstetrics-Gynecology; Gynäkologie und Geburtshilfe	OIT (psych)	organic integrity test; Prüfung auf intakte Formwahrnehmung
OG (dent)	okklusogingival	OIT	Organisation Internationale du Travail; Internationales Arbeitsamt (= ILO)
OG	Opiumgesetz (s. a. BTM, BtmVVO)		
O-g	Zero-g; Schwerelosigkeit (im Weltraum)	OIT	oxygen insufficiency theory; Sauerstoffinsuffizienz-Theorie, Szirmai-Theorie
oGTT	oraler Glukose-Toleranz-Test		
OH	occupational history; Berufsanamnese	OK	Oberkiefer
		OKA-Schema	vom Ophthalmologen-Kongreß in Amsterdam (1928) akzeptiertes Achsenschema für Zylindergläser
OH	outpatient hospital; ambulantes Arztzentrum		
OHC	outer hair cells; äußere Haarzellen	OKH	Oberkieferhöhle
		OKK	Ortskrankenkasse (s. a. AOK)
OHCS	Hydroxykortikosteroide (11-OHCS, 17-OHCS)	OKM	obliterierende Kardiomyopathie
OHD	organic heart disease; organische Herzkrankheit	OL	Oberlappen (der Lunge)
		OL	oculus laevus; linkes Auge (= OS)
OHF	Omsker hämorrhagisches Fieber	Ol.	oleum; Öl
OHI	ocular hypertension indicator; Augenüberdruck-Indikator	OLA (gebh)	occiput laevus anterior; vordere linke Hinterhauptslage, l. HHL (= LOA, OSA)
OHP	Hydroxyprogesteron		
OHP	oxygen under high pressure; hyperbare Oxygenation	OLG	Oberlandesgericht
		OLP (gebh)	occiput laevus posterior; hintere linke Hinterhauptslage, l. HiHHL (= LOP, OSP)
OHZ	Hydroxylzahl		
OI	opsonischer Index	Ol.res.	Oleoresina; Ölharze
OI	orgasmic impairment; Orgasmusstörung	OLT (gebh)	occiput laevus transversus; linker (l.) Querstand (= LOT, OST)
OI	oxygen intake; Sauerstoffaufnahme	OM	Occupational Medicine; Beschäftigungsmedizin, Arbeitsmedizin
OIA	occlusion intestinale aigue; akuter Darmverschluß		
		OM	okzipitomental (Schädeldurchmesser)
OIB	Oxford inflating bellow; Oxford-Inhalator		
		OM	Osteomyelitis

OM	Otitis media	OP	ovine prolactin; Schaf-Prolaktin
o.m.	omni mane; jeden Morgen		
OMCT	O-Methyl-katechol-transferase	Op.	Operation
OME	otitis media with effusion; Otitis media mit Erguß	op.	opus; Werk, Arbeit
		O_2P	Sauerstoff-Puls
om.hor.	omni hora; stündlich	OPC	outpatient clinic; Ambulanz, Poliklinik (= OPD)
OMP	Orotidin-monophosphat		
		op.cit.	opus citatum; das zitierte Werk
OMPA	Oktamethyl-pyrophosphor-säure-tetramid	OPCS	Office of Population Censuses and Surveys
om.quad. hor.	omni quadrante hora; alle Viertelstunden (Rezeptur)	OPD	Ostium-primum-Defekt, Vorhofseptumdefekt
OMR	Obermedizinalrat (= MOR)	OPD	outpatient department; Ambulanz, Poliklinik
OMS	Organisation Mondiale de la Santé; Weltgesundheitsorganisation (= WHO)	OPD	outpatient dispensary; Ambulanz-Apotheke
OMS	Osteopathic Medicine and Surgery	OPD-Syndrom	otopalatodigitales Syndrom
OMSA	Otitis media suppurativa acuta	OPG	Oxypolygelatine
OMT	O-Methyl-transferase	O-Phase	Originalphase (des frisch gewonnenen Grippe-Virus A)
ON	orthopedic nurse; Orthopädie-Schwester		
o.n.	omni nocte; jede Nacht (Rezeptur)	OPPA-Schema	zytostatische Kombinationsbehandlung mit Oncovin, Prokarbazin, Prednison und Adriamycin
ONA	osteonecrose aseptique; aseptische Knochennekrose	OPS	Outpatient Service; Ambulanzdienst
O.N.C.	Orthopedic Nursing Certificate		
Oncorna-Viren	onkogene RNA-Viren	OPSR-BQA	Office of Professional Standards Review, Bureau of Quality Assurance
O.N.D.	Ophthalmic Nursing Diploma	OPT	o-Phthalsäure-aldehyd
ONE	Ohr-Nase-Ebene	opt.	optimus, optimal
OOB	out of bed; nicht mehr bettlägerig	opt.	optisch
		OPV	orale Polio-Vakzine *(Sabin)*
OOLR	Ophthalmology, Otology, Laryngology, Rhinology	OR	operating room; Operationssaal
OP	okzipito-posterior	OR	Orthopedic Research
OP	Operationssaal	O-R	Oxidation-Reduktion
OP	operative procedure; Operationsverfahren	ORA	operating room attendant; Operationsgehilfe
OP *(pharm)*	Originalpackung	ORANS	Oak Ridge Analytical Systems
OP	osmotic pressure; osmotischer Druck	ORCA	Organization for Caries Research
OP	outpatient; ambulanter Patient	ORE	oil retention enema; Ölklysma

OREF	Orthopedic Research and Education Foundation	**osm**	Osmol
org.	organisch	**OSP** *(gebh)*	occiput sinister posterior; linke hintere Hinterhauptslage, l. HiHHL (= LOP, OLP)
ORIF *(orth)*	open reduction with internal fixation; offene Reposition mit innerer Fixierung	**OSRD**	Office of Scientific Research and Development (USA)
ORL	otorhinolaryngology (= ENT, HNO)	**OSS**	Office of Strategic Services (USA)
ORN	operating room nurse; Operationsschwester	**OST** *(gebh)*	occiput sinister transversus; l. Querstand (= LOT, OLT)
ORN	orthopedic nurse; Orthopädie-Schwester	**OST**	Office of Science and Technology
Orn.	Ornithin	**OSTS**	Office of State Technical Services
OROS	Oral Osmotic Therapeutic System	**OSU**	Ohio State University (Columbus)
ORS	oral surgeon; Kieferchirurg	**OSUK**	Ophthalmological Society of the United Kingdom; Ophthalmologische Gesellschaft Großbritanniens
ORS	Orthopedic Research Society		
ORS	orthopedic surgeon; Orthopäde		
ORT	object relations technique; Apperzeptionstest (Murray-Phillipson)	**OT**	occupational therapy; Beschäftigungstherapie
		OT *(anat)*	old term; frühere Bezeichnung
ORT	operating room technician; operationstechnischer Assistent	**OT**	old tuberculin; Alttuberkulin
		OT	optical tract; Tractus opticus
ORVID-System	on line Röntgen video display including documentation; in der Röntgendiagnostik verwendete automatisierte Befundung und Datenspeicherung	**OT**	orotracheal
		OTA	Office of Technology Assessment
		OTA	orthotoluidine arsenite; o-Toluidin-arsenit (Test zum Blutnachweis im Urin)
OS	oculus sinister; linkes Auge (= OL)		
OS *(kard)*	opening snap; (Herzklappen-)Öffnungston	**OTC**	Ornithin-transkarbamylase
		OTC *(pharm)*	over the counter; rezeptfrei
OS	Osgood-Schlatter(-Syndrom)	**OTC**	Oxytetrazyklin
OS	osteogenic sarcoma; Osteosarkom	**OTD** *(rad)*	Organtoleranzdosis
		OTEC	ocean thermal energy conversion; thermische Meeresenergie-Umwandlung
OSA *(gebh)*	occiput sinister anterior; linke vordere Hinterhauptslage, l. HHL (= LOA, OLA)		
		OTM	orthotoluidine manganese sulphate; o-Toluidinmangansulfat
OSA	Optical Society of America		
OSF	overgrowth stimulating factor; wachstumsfördernder Faktor	**O-Ton**	Originalton
		OTR	ovarian tumor registry; Ovarialtumor-Register
OSHA	Occupational Safety and Health Act (Gesetz über Arbeitsplatzsicherheit und -gesundheit)		
		O.T.R.	Occupational Therapist, Registered

O.T.Reg.	Occupational Therapist, Registered (Kanada)	OW	out-of-wedlock; unehelich, außerehelich
OTW	Organtherapeutische Werke	O/W-E	Öl-in-Wasser-Emulsion
OU	oculus uterque; oculi unitas; beide Augen	Ox.	Oxymel
		OXC	Oxacillin
OUP	oberer Umschlagpunkt (im EKG)	OYE	old yellow enzyme; altes gelbes Enzym
OUS	oculo-urethrosynovite; Reiter-Syndrom	OZ	Oktanzahl
		OZ	Ordnungszahl, Atomnummer (= At.No.)
OV	overventilation; Hyperventilation	oz.	ounce; Unze

P

P *(gen)*	Parentalgeneration (= Eltern) einer Kreuzungsnachkommenschaft	p.	pagina; Seite
		p- *(chem)*	para(-Stellung)
P	partial pressure; Partialdruck	p^+	Proton
P	Persistenzgrad	P1, P2 *(gen)*	1., 2. Parentalgeneration etc.
P *(stat)*	Perzentile	P_1, P_2 *(kard)*	1. bzw. 2. Pulmonalton
P	Peyotl, Anhalonium lewinii	PA	atrial pressure; Vorhofdruck
P	pharmacopeia; Pharmakopoe	PA	Paralysis agitans
P *(phys)*	Poise (Maßeinheit für die Viskosität)	PA	Pepton-Agar
		PA	perniziöse Anämie
P	pole; Pol	PA	Phosphoarginin
P	position; Lage	PA	photoallergenic; lichtallergisch
P	premolar; prämolar	PA	physician's assistant; Arzthelfer(in)
P *(ophth)*	Presbyopie		
P	pressure; Druck (auch: p)	PA	Polyamid
P	Puls	PA	pression artérielle; arterieller Druck (= AP)
P *(pharm)*	pulvis; Pulver		
P *(ophth)*	punctum proximum; Nahpunkt der Akkommodation (= PP, pp)	PA	Primäraffekt
		PA	prior to admission; vor der Krankenhausaufnahme
P	Pupille	PA	Probeagglutination
p	piko- (= Faktor 10^{-12})	PA *(pharm)*	prolonged action; verlängerte Wirkung
p *(phys)*	Pond		
p	pressure; Druck (auch: P)	PA	psychoanalyst; Psychoanalytiker
p *(stat)*	probability; Wahrscheinlichkeit, Signifikanzbereich	PA	psychogenic aspermia; psychogene Aspermie
P. *(anat)*	pars; Teil		
P. *(bakt)*	Pasteurella	PA	Pulmonalareal (Auskultationspunkt)

PA	pulmonaler Austreibungston	PADP	pulmonary artery diastolic pressure; diastolischer Pulmonalarteriendruck
PA	pulmonary artery; Pulmonalarterie (= AP)		
PA, pa *(dent)*	pulpoaxial	PAE	Petroläther
PA	Pascal	p.ae.	partes aequales; gleiche Teile (Rezeptur)
p.a. *(chem)*	pro analysi; höchster Reinheitsgrad	PAEDP *(kard)*	pulmonary artery end-diastolic pressure; enddiastolischer Druck der Pulmonalarterie
p.a.	pro anno; pro Jahr		
p-a, p.-a. *(rad)*	posterior-anterior	PAF	Perkussion, Auskultation, Fremitus
P&A	Perkussion und Auskultation	PAF	plättchenaktivierender Faktor
PAA	Poliomyelitis anterior acuta	PAF	platelet aggregating factor; Thrombozyten-Aggregationsfaktor
PAA	polyacrylic acid; Polyacrylsäure		
PAB	p-Aminobenzoesäure (= PABA)	PAF	pulmonary arteriovenous fistula; arteriovenöse Lungenfistel
PABA	p-aminobenzoic acid; p-Aminobenzoesäure	PAG	pregnancy associated α_2-glycoprotein; Schwangerschafts-α_2-Glykoprotein
PABK	p-aminobenzoesaures Kalium	PAGE	Polyakrylamid-Gel-Elektrophorese
PABS	p-Aminobenzolsulfonamid, Sulfanilamid	PAGIF	polyacrylamide gel isoelectric focusing; isoelektrische Fokussierung mittels Polyakrylamid-Gel
PAC	(Analgetikum aus:) Phenacetin, Azethylsalizylsäure und Coffein (= APC)		
		PAH	p-Aminohippursäure
PAC	Pivampicillin	PAHO	Pan-American Health Organization
PAC	premature atrial contraction; Vorhofextrasystole	PAK	peritoneal artificial kidney; mit Peritonealdialyse arbeitende künstliche Niere, Peritonealdialyse-Gerät
PaCO$_2$	arterieller Kohlendioxid-Partialdruck		
PAD	diastolischer Pulmonalarteriendruck (= PADP, PAPD)	PAL	Pathology Laboratory
		PAL	posterior axillary line; hintere Axillarlinie
PAD	partial antibiotic decontamination; partielle Antibiotika-Dekontaminierung	PAL	Pyridoxalphosphat (= PALP)
		PALI	programmed accelerated laboratory investigation; programmierte Computer-Labordaten-Verarbeitung
PAD	peripheral arterial disease; periphere Arteriopathie		
PAD	perkutane Abszeßdränage	PALP	Pyridoxalphosphat (= PAL)
PAD	(Kombinationspräparat aus:) Phenacetin, Azetylsalizylsäure und Desoxyephedrin	PALS	periadventitielle Lymphscheide
		PAM	Penicillin-G-aluminium-monostearat
PAD *(kard)*	pression auriculaire droite; Druck im rechten Vorhof		
		PAM	phenylalanine mustard; Melphalan, Leukeran
PAD	Pyridin-2-aldoxim-dodekajodid		

PAM				
PAM	Piracetam		PAPS	Pacific Association of Pediatric Surgeons
PAM	pression artérielle moyenne; mittlerer arterieller Druck		PAPS	3'-Phospho-adenosin-5'-phospho-sulfat
PAM, PAm	pulmonary arterial mean pressure; mittlerer Pulmonalarteriendruck (= PAMP)		PAPS	pulmonary artery systolic pressure; systolischer Pulmonalarteriendruck
PAM	Pyridin-2-aldoxim-N-methyljodid, Pralidoxim		PAP-Virus	primary atypical pneumonia virus; Eaton-Virus
PAMBA	p-aminomethyl-benzoic acid; p-Aminomethylbenzoesäure		PAQ	Puls-Atem-Quotient
PAMC	Pakistan Army Medical Corps		PAR	postanesthetic recovery; postnarkotische Erholungsphase
PAMP	pulmonary artery mean pressure; mittlerer Pulmonalarteriendruck (= PAM)		PARIS	Persantin-Aspirin Reinfarction Study
PAMSA	p-aminomethyl-salicylic acid; p-Aminomethylsalizylsäure (= Homo-PAS)		PARU	postanesthetic recovery unit; Aufwachraum (des Operationstraktes)
PAN	peroxyacetyl nitrate; Peroxyazetylnitrat		PAS	p-Aminosalizylsäure (= PASA)
PAN	Polyakrylnitril		PAS	Professional Activities Study
PAN	Polyarteriitis nodosa		PASA	p-aminosalicylic acid; p-Aminosalizylsäure (= PAS)
P-Antigen	Price-Antigen			
PAO	peak acid output; maximale Säuresekretion des Magens nach Stimulierung (s. a. MAO)		PASP	pulmonary artery systolic pressure; systolischer Pulmonalarteriendruck
PAo, pAO	pression aortique; Aortendruck		PAS-Reaktion	periodic acid Schiff reaction; Perjodsäure-Leukofuchsin-Reaktion (= PJS-Reaktion, PL-Reaktion)
PaO_2, paO_2	arterieller Sauerstoff-Partialdruck			
PAP	Papanicolaou (z. B. PAP-smear = Papanicolaou-Abstrich; PAP-Färbung = Papanicolaou-Färbung)		PASS	Phosphoadenylsäure-sulfat
			PAT	paroxysmal atrial tachycardia; paroxysmale Vorhoftachykardie
PAP	primär-atypische Pneumonie		PAT	platelet aggregation test; Thrombozyten-Agglutinationstest
PAP	prostatic acid phosphatase; saure Phosphatase der Prostata			
			PAT	pregnancy at term; ausgetragene Schwangerschaft
PAP	pulmonary artery pressure; pression artérielle pulmonaire; Druck in der Arteria pulmonalis		Pat.	Patient(en)
			pat.	patentiert, Patent
PAPD, PApd	diastolischer Pulmonalarteriendruck (= PADP)		PATE	Psychodynamic and Therapeutic Education
Papova, PaPoVa	Papilloma-Polyoma-vakuolisierendes Agens (Virusgruppe)		PAWP	pulmonary artery wedge pressure; pulmonaler Kapillardruck
PAPP	p-Aminopropiophenon		PAZ	Pulswellen-Ankunftszeit

PB	Pharmacopoea Britannica (= BP, B.Ph., Ph.B.)	PBS	Polybutadien-styrol
PB	Phenobarbital	PBSP *(gebh)*	prognostically bad signs in pregnancy; prognostisch ungünstige Symptome in der Schwangerschaft (Klassifikation)
PB	Prämolarenbreite		
Pb	Presbyopie		
PBA	pressure breathing assister; Druckbeatmungsgerät	PBW *(dent)*	posterior bite wing; hintere Bißflügel-Aufnahme
PBA *(dent)*	pulpobukkoaxial	PBZ	Phenylbutazon
PBAN	Polybutadien-akrylnitril	PBZ	primär-biliäre Zirrhose
PBB	polybromierte Biphenyle	PBZ	Pyribenzamin
PBBO	2-(p-Biphenylyl)-6-phenylbenzoxazol	PC	packed cells; Erythrozytenkonzentrat
PBC	penicillin-binding component; penicillinbindende Komponente	PC	Papierchromatographie
		PC	parent cells; Elternzellen
		PC	peak clipping; Begrenzungssystem in Hörgeräten
PBC	point of basal convergence; basaler Konvergenzpunkt	PC	Penicillin
		PC	Phosphocholin
PBC	primary biliary cirrhosis; primäre biliäre Zirrhose	PC	Phosphokreatin
		PC	Physicians Corporation
PBE *(vet)*	Perlsucht-Bazillenemulsion	PC	platelet concentrate; Thrombozytenkonzentrat
PBE	poxbildende Einheit		
PBF	peripheral blood flow; periphere Durchblutung	PC	pneumotaxic center; pneumotaktisches Zentrum
PBF	pigment of filtered broth; durch Extraktion aus Kulturflüssigkeit gewonnenes Antibiotikum	PC	Polykarbonat
		PC	pondus civile; Avoirdupois-Gewicht
PBF	ponction biopsie du foie; Leberpunktionsbiopsie	PC	portokaval (z. B. Shunt-Operation)
PBG	Porphobilinogen		
Pb-GW *(rad)*	Bleigleichwert (= BGW)	PC	present complaint; jetzige Beschwerde
PBI	Phenäthylbiguanid, Phenformin	PC	process control; Prozeßsteuerung (in der Datenverarbeitung)
PBI, PBJ	protein bound iodine; proteingebundenes Jod		
		p.c. *(pharm)*	post cenam, post cibum, post cibos; nach den Mahlzeiten (Rezeptur)
PBK	Phosphorylase-b-kinase		
PBO	penicillin in beeswax; Penicillin in Bienenwachs (Depotinjektionsform)	p.c.	post cohabitationem; postkoital
		PCA	passive cutaneous anaphylaxis; passive kutane Anaphylaxie
PBO	2-Phenyl-5-(4-biphenyl)-1,3,4-oxadiazol		
PBR	Paul-Bunnell-Reaktion		
PBS	phosphate buffered saline; phosphatgepufferte Kochsalzlösung	PCA	Pepton-Kasein-Hydrolysat
		PCA	portokavale Anastomose

PCA-Druck

PCA-Druck	pulmonalkapillärer arterieller Druck
PCB	near point of convergence to the intercentral line; Nahpunkt der Konvergenz
PCB *(gebh)*	Parazervikalblockade
PCB	polychlorierte Biphenyle, Polychloridbiphenyl
PCB-Nährboden	pommes de terre, carottes, bile; Nährboden aus Kartoffeln, Karotten und Rindergalle
PCC	pheochromocytoma; Phäochromozytom
PCC	phosphate carrier compound; Phosphatträgersubstanz
PCC	Poison Control Center; Entgiftungszentrum
PCc	periscopic concave; periskopisch konkav
PCD	polycystic disease; polyzystische Veränderung
PCE	polyarthrite chronique évolutive; primär-chronische Polyarthritis (= PCP)
P-cells	pacemaker cells; Schrittmacher-Zellen (im Sinusknoten)
PCF	Pharyngokonjunktivalfieber (s. a. FPK)
PCF	prothrombin converting factor; Faktor VII, Prokonvertin
PCG	Phonokardiogramm (= PKG)
PCH	paroxysmal cold hemoglobinuria; paroxysmale Kältehämoglobinurie
PCH	Phäochromozytom
PCHE	Phosphocholin-esterase
PCHE	Pseudocholin-esterase (= CHE)
pCi	Pikocurie
PCIC	Poison Control Information Center; Giftinformationszentrum
PCL	persistentes Corpus luteum
PCM	Paracetamol (= NAPAP)
PCM	pulmonalkapillärer Mitteldruck

PCW, PCWP

PCM	pulse-code modulation; Impulskode-Modulation
PCMO	Principal Colonial Medical Officer
PCN	Penicillin (= PC)
PCN	pregnenolone carbonitril; Pregnenolonkarbonitril
PCNV	Provisional Committee on Nomenclature of Viruses
pCO_2	Kohlendioxid-Partialdruck
PCOB	Permanent Central Opium Board (Genf)
PCOD	polycystic ovarian disease; polyzystische Ovarien, Stein-Leventhal-Syndrom
PCP	Pentachlorphenol
PCP, pcP	primär-chronische Polyarthritis, Polyarthritis chronica progressiva
PCP	pulmonary capillary pressure; Lungenkapillardruck, pulmonaler Kapillarverschlußdruck (s. a. PWP)
PCPA	p-Chlorphenylalanin
pcpt.	perception; Perzeption, sinnliche Wahrnehmung
PCS	Perchlorsäure
pcs.	preconscious; vor Wiedereintritt des Bewußtseins
PC-Shunt	portokavaler Shunt (= PCA)
PCT	Plasmakrit-Test
PCT	Porphyria cutanea tarda
PCT	proximal convoluted tubule; proximaler Tubulus contortus (der Niere)
pct.	per cent; Prozent
PCTFE	Polychlor-trifluoräthylen
PCV	packed cell volume; Erythrozytenkonzentrat-Menge (in ml/dl Blut)
PCV	Polycythaemia vera
PCW, PCWP	pulmonary capillary wedge pressure; Lungenkapillardruck, PC-Druck

PCx	periscopic convex; periskopisch konvex	PDC	Pyridylkarbinol
PD	Dublin-Pharmakopoe	PDE	paroxysmal dyspnea on exertion; paroxysmale Belastungsdyspnoe
PD	Papillendurchmesser		
PD	paralysing dose; Lähmdosis	PDE	Phosphor-diesterase
PD	Parkinson's disease; Morbus Parkinson	PDGA	pteroyldiglutamic acid; Pteroyldiglutaminsäure
PD	Pars distalis (der Hypophyse)	PDH	past dental history; zahnärztliche Anamnese
PD	Peritonealdialyse	P_{diast}	diastolischer Druck
PD	Phenyldichlorarsin	PDM	progressive Muskeldystrophie
PD	phosphate dextrose; Glukosephosphat	PDMB	p-Dimethylamino-benzaldehyd (= DMAB, PDAB)
PD	Potentialdifferenz	PD-Medium	Phosphat-Dextrose-Medium
PD	present disease; gegenwärtiges Leiden	PDP	Paracetamol-Dextropropoxyphen
PD	Pressor-Dosis	PDP (gebh)	Prämaturitäts-Dysmaturitäts-Index
PD	Prismendioptrie (= prdpt)		
PD	Privatdozent	pdpt	Prismendioptrie (= PD, prdpt)
PD	psychotic depression; psychogene Depression	PDR	pediatric radiology; pädiatrische Radiologie
PD, pd (dent)	pulpodistal	PDR	Physician's Desk Reference (US-Arzneibuch)
PD	Pulsdifferenz	pdr.	powder; Puder, Pulver
PD	Pupillendistanz	PDS	Prednison
Pd	diastolischer (arterieller) Druck	PDS-Medium	Phyton-Dextrose-Serum-Substrat
P.D.	Pharmaciae Doctor (= Phar.D.)	PDTA	1,2-Propylendiamin-tetraessigsäure
P.D.	Philosophiae Doctor (meist: Ph.D.)	PDV (vet)	Poxvirus, Erreger der pustulösen Dermatitis (der Schafe)
p.d.	pro die; pro Tag	PE	Edinburgh-Pharmakopoe
p.d.	pro dosi; pro Dosis	PE	Papierelektrophorese
PDA	patent ductus arteriosus; Ductus arteriosus apertus (Botalli)	PE	pharyngo-esophageal; pharyngoösophageal
PDA	Periduralanästhesie	PE	Phenylephrin
PDAB	p-Dimethylamino-benzaldehyd (= DMAB)	PE	Phosphoryl-äthanolamin
PDB	p-Dichlorbenzol	PE	physical examination; (körperliche) Untersuchung
PDC	pediatric cardiology; Kinderkardiologie	PE	Polyäthylen
PDC	preliminary diagnostic clinic; Ambulanz für die vorläufige Diagnostik	PE	potentielle Energie, Lageenergie
PDC	Pyridinolkarbamat	PE	powdered extract; pulverisierter Extrakt

PE *(stat)*	probable error; Irrtumswahrscheinlichkeit	PERRLA	pupils equal, round, react to light and accommodation; Pupillen seitengleich, rund, reagieren auf Licht und Akkommodation
PE	Probeexzision, Probeexstirpation		
PE	pulmonary embolism; Lungenembolie	PES *(kard)*	programmierte elektrische Stimulation
Pe	pressure on expiration; Exspirationsdruck	PET	partial exchange transfusion; partielle Austauschtransfusion
p.e.	par example; zum Beispiel	PET	Plasma-Eisen-Turnover
PEA	phenethyl alcohol; Phenäthylalkohol, Benzylkarbinol	PET	positron emission tomography; Positronenemissionstomographie
PEB	Pentobarbital		
PEB	pulmoelektrische Beatmung	PET *(gebh)*	pre-eclamptic toxemia; Präeklampsie
PEd	physical education; Körperertüchtigung	PET	proteolytischer Enzym-Test
PEEP	positiver endexspiratorischer Druck	PETN	Pentaerythrityl-tetranitrat
		PETP	Polyäthylen-terephthalat
PEF	peak expiratory flow; maximale Atemstromstärke	PEV	peak expiratory velocity; maximale Exspirationsgeschwindigkeit
PEFR	peak expiratory flow rate; maximaler exspiratorischer Fluß	p.ex.	par example; zum Beispiel (= p.e.)
PEG	Paul-Ehrlich-Gesellschaft	PEZ	Peritoneal-Exsudat-Zellen
PEG	Pneumenzephalographie	PF	peak flow; maximaler Strom
PEG	Polyäthylenglykol	PF	Permeabilitätsfaktor
PEI	Phosphatexkretionsindex	PF	Phenol-formaldehyd
PEIP	positive end-inspiratory pressure; positiver endinspiratorischer Druck	PF	Plättchenfaktor, Thrombozytenfaktor
		PF	Plantarflexion
PELS	Propionyl-erythromycin-laurylsulfat	PF	Probe-Frühstück
		PF	Pulsfrequenz
PEMF	pulsierende elektromagnetische Felder	PF	Purkinje-Fasern
		Pf.	Pfeifferella
PEP	Phospho-enol-pyruvat	PFA	p-Fluorphenylalanin
PEP	polyestradiol phosphate; Polyöstradiolphosphat	PFA	1-Phosphorfruktaldolase
		PFA3	Gemisch aus gesättigter Pikrinsäure, Formol, Eisessig und Harnstoff (zur histolog. Fixierung)
PEP *(kard)*	pre-ejection period; Anspannungszeit		
PEPCK	Phospho-enol-pyruvat-karboxy-kinase	PFC	plaque-forming cells; Plaquebildende Zellen
PEPR	Precision Encoder and Pattern Recognizer; Präzisionsgerät zur Kodierung und Zeichenerkennung	PFK	Phosphorfruktokinase
		PFM	peak flow meter; Pneumometer-Gerät

PFO	patent foramen ovale; offenes Foramen ovale	**PGF**	Prostaglandin F
		PGFM	Prostaglandin-F-Metabolit
PFR	peak flow rate; maximale Flußgeschwindigkeit	**PGG**	Prostaglandin G
PFT	pulmonary function test; Lungenfunktionsprüfung	**PGH**	pituitary growth hormone; hypophysäres Wachstumshormon, Somatotropin
PF-Test	Picture-Frustration-Test (Rosenzweig)	**PGH**	Prostaglandin H
		PGI	Phosphoglukose-isomerase
16-PF-Test	Persönlichkeitsfaktoren-Test (Cattell)	**PGI**	Prostaglandin I
PFU	plaque forming unit (Virus-Einheit)	**PGK**	Phosphoglyzerat-kinase
		PGLUM	Phosphogluko-mutase (= PGM)
PFU	pock forming unit (Virus-Einheit)	**PGM**	Phosphogluko-mutase (= PGLUM)
PG	paralysie générale; allgemeine Paralyse		
		PGM	Phosphoglyzerat-mutase
PG	Pharmacopoea Germanica (s. a. DAB)	**PGO spikes**	ponto-geniculo-occipital spikes; Ponto-genikulo-okzipital-Spitzen
PG	Phosphoglukonsäure		
PG	Phosphoglyzerat	**PGP**	Paralysis generalisata progressiva
PG	postgraduate; nach bestandenem Examen, graduiert		
		PGP	Phosphoglyzerat-phosphat
PG	Pregnandiolglukuronid	**PGR**	psycho-galvanic response; psychogalvanischer Reflex
PG	Prostaglandin		
pg	Pikogramm	**PGS**	Phosphoglyzerinsäure
6-PG	6-Phosphoglukonat	**PGSI**	prostaglandin synthetase inhibitor; Prostaglandinsynthetase-Hemmer
PGA	phosphoglycerinic acid; Phosphoglyzerinsäure		
PGA	3-Phosphoglyzerin-aldehyd	**PGU**	postgonorrhoische Urethritis
PGA	polyglycolic acid; Polyglykolsäure	**PGUT**	Phosphogalaktose-uridyltransferase
PGA	Prostaglandin A	**PH**	past history; Anamnese
PGA	pteroylglutamic acid; Pteroylglutaminsäure, Folsäure	**PH**	Prolaktin-Hormon
		PH	Public Health
PGADH	Phosphoglyzerin-aldehyd-dehydrogenase	**pH**	pondus hydrogenii; Wasserstoffionen-Konzentration
PGB	Prostaglandin B	**ph**	Phot (Einheit der Leuchtstärke)
6-PGD, 6-PGDH	6-Phosphoglukonat-dehydrogenase		
		PHA	passive Hämagglutination
PGDF	Pilot Guide Dog Foundation	**PHA**	Phytohämagglutinin
PGE	Prostaglandin E	**PHA**	Port Health Authorities; Hafengesundheitsbehörde
P-Generation *(gen)*	Parentalgeneration (= Eltern) einer Kreuzungsnachkommenschaft (= P)		
		Phar.B.	Pharmaciae Baccalaureus; Bachelor of Pharmacy

Phar.C.	Pharmaceutical Chemist	Phgly	Phenylglyzin
Phar.D.	Pharmaciae Doctor; Doctor of Pharmacy	Ph.H., Ph.Helv.	Pharmacopoea Helvetica
Phar.G.	Graduate in Pharmacy	Ph.Hung.	Pharmacopoea Hungarica
Phar.M.	Pharmaciae Magister; Master of Pharmacy	PHI	past history of illness; frühere Krankengeschichte
PHB	Phenobarbital	PHI	Phosphohexose-isomerase
PHB	p-Hydroxybenzoesäure	Ph.I.	Pharmacopoea Internationalis
Ph.B.	Pharmacopoea Britannica (= BP, P.Ph., PB)	PHK cells	postmortem human kidney cells; post mortem entnommene menschliche Nierenzellen
Ph.B.	Philosophiae Baccalaureus; Bachelor of Philosophy		
PHBE	p-Hydroxybenzoesäure-ester	PHLA	post-Heparin-lipolytische Aktivität
Ph.Belg.	Pharmocopoea Belgica	PHLS	Public Health Laboratory Service; Labordienst der Gesundheitsämter
PHC	posthospital care; nachstationäre Behandlung		
PHC	primary hepatocellular carcinoma; primäres Leberzellkarzinom	PHM	pulmonale hyaline Membranen
		Ph.M.	Pharmaciae Magister; Master of Pharmacy
PHC	psychose hallucinatoire chronique; chronische halluzinatorische Psychose	PHMJ	pikolino-hydroxamsaures Methyljodid
		PHN	Public Health Nursing; öffentliche Gesundheitspflege
Ph.C.	Pharmaceutical Chemist		
Ph¹-Chromosom	Philadelphia-Chromosom, Minute-Chromosom	Ph.Nord.	Pharmacopoea Nordica (s. a. NFN)
PHC-Syndrom	Böök-Syndrom (mit Prämolarenunterzahl, Hyperhidrosis, Canities praematura)	PHP	Post-Heparin-Phospholipase
		PHP	Pseudohypoparathyreoidismus
PHD	potentially harmful drug; möglicherweise schädliches Arzneimittel	PHPAA	p-hydroxyphenylacetic acid; p-Hydroxyphenyl-essigsäure
		PHPLA	p-hydroxyphenyl-lactic acid; p-Hydroxyphenyl-milchsäure
Ph.D.	Philosophiae Doctor; Doctor of Philosophy (= P.D.)	PHPPA	p-hydroxyphenyl-pyruvic acid; p-Hydroxyphenyl-brenztraubensäure
Ph.Dan.	Pharmacopoea Danica		
PHE	Phoxinus-Einheit		
PHE	Post-Heparin-Esterase	PHPT	primärer Hyperparathyreoidismus
Phe	Phenylalanin		
Ph.Eur.	Pharmacopoea Europaea	PHR	Pharmazierat
Ph.Fenn.	Pharmacopoea Fennica	PHS	Public Health Service; öffentlicher Gesundheitsdienst
PHG	Pertussis-Hyperimmunglobulin		
Ph.G.	Graduate of Pharmacy	PHS-Syndrom	Periarthritis-humeroscapularis-Syndrom
Ph.G.	Pharmacopoea Germanica (= PG)		
		Ph.Suec.	Pharmacopoea Suecica
Ph.Gall.	Pharmacopoea Gallica	PHT	Phenytoin

PHTS	Psychiatric Home Treatment Service	PIB	Polyisobutylen
		PIBI	Polyisobutylen-isopren
PHV	peak height velocity; Gipfel des Wachstumsschubes in der Pubertät	PIC	Population Investigation Committee
PhWS	Phosphorwolframsäure	Picodna-Viren	kleine Desoxyribonukleinsäure-Viren (aus: pico = klein und DNA = Desoxyribonukleinsäure)
Phys.Ed.	physical education; Körperertüchtigung		
Phys.Med.	physical medicine; physikalische Medizin	Picorna-Viren	Gruppe der Entero-, EMC- und MKS-Viren (aus: pico = klein und RNA = Ribonukleinsäure)
Phys.Ther.	physical therapy; Physiotherapie		
phys.dis.	physical disability; Körperbehinderung	PICU	pulmonary intensive care unit; pulmologische Intensivpflegestation
physS	physiological saline; physiologische Kochsalzlösung	PID *(gyn)*	pelvic inflammatory disease; entzündliche Beckenerkrankung, Salpingitis, Adnexitis
PHZ	posthepatitische Zirrhose		
PI *(psych)*	Persönlichkeits- und Interessen(-Test)	PID	Photoionisationsdetektor
PI	Pharmacopoea Internationalis (= Ph.I.)	PID	prolapsed intervertebral disc; Bandscheibenvorfall
PI	present illness; derzeitge Erkrankung	PIEA	positive inotropic effect of activation; positiv-inotroper Aktivierungseffekt
PI	primary infection; Primärinfektion	PIE-Syndrom	Lungeninfiltrate (pulmonary infiltration) mit starker Eosinophilie
PI *(psych)*	proaktive Inhibition		
PI	Prostacyclin	PIF	prolactin inhibiting factor; Prolaktin-Hemmfaktor
PI	Protamin-Insulin	PIF	proliferation inhibiting factor; proliferationshemmender Faktor
PI	Proteasen-Inhibitoren		
PI	protektiver Index		
PI	Protocol Internationale	PIFR	peak inspiratory flow rate; maximale inspiratorische Strömungsgeschwindigkeit
PI	Pulmonalis-Insuffizienz		
Pi	P inorganic; anorganisches Phosphat	PIH	pregnancy-induced hypertension; schwangerschaftsbedingte Hypertonie
Pi	pressure of inspiration; Inspirationsdruck	PIH	prolactin inhibiting hormone; Prolaktin-hemmendes Hormon (= PIF)
p.i.	per inhalationem		
p.i.	post infectionem	pil.	pilula, pilulae; Pille, Pillen
p.i.	post injectionem, post infusionem	PIND *(immun)*	Prämunitätsinducer
PIA	photoelektronische intravenöse Angiographie	P-Index	Prostata-Index
PIA	post- bzw. parainfektiöse Arthritis	pINN	proposed INN; vorgeschlagener INN

PIO	5-Phenyl-2-imino-4-oxo-oxazolidin	PL	Probe-Laparotomie
PIP	proximal interphalangeal; proximales Interphalangeal(-Gelenk)	PL	programming language; Programmiersprache (in der Datenverarbeitung)
PIP	psychotic inpatient profile; Profil psychotischer Anstaltspatienten	PL, pl *(dent)*	pulpolingual
		PLA, pla *(dent)*	pulpolinguoaxial
PIRP	Provisional International Reference Preparation	PLA, pla *(dent)*	pulpolabial
PIS	Provisional International Standard	P_{LA}, pLA *(kard)*	left atrial pressure; Druck im linken Vorhof
PIT	personality inventory test (Eysenck); Persönlichkeits- und Interessen-Test (= PI)	PLD	Phospholipase D
		PLD	polymorphe Lichtdermatose
PITR	plasma iron turnover rate; Plasma-Eisen-Umsatzrate (= PET)	PLD	potentially lethal damage; potentiell tödliche (lebensbedrohliche) Schädigung
PIV	Parainfluenza-Virus	PLF	pulmonary lesion factor; (noch umstrittener) Schadfaktor für die Lungen
PJS-Reaktion	Perjodsäure-Schiff-Reaktion (= PAS-Reaktion, PL-Reaktion)		
		PLGV	Psittakose-Lymphogranuloma venereum (vgl. PLT-Gruppe)
PK	Praxis-Kurier (deutsche Fachzeitschrift)	PLK	Psychiatrische Landesklinik
PK	Primärkomplex	PLP	Pyridoxalphosphat (= PAL, PALP)
PK	Psychokinese		
PK	Pyruvatkinase	PL-Reaktion	Perjodsäure-Leukofuchsin-Reaktion (= PAS-Reaktion, PJS-Reaktion)
pk	Peck (Hohlmaß, in USA für trockene, in Großbritannien für flüssige Substanzen)		
		PLT-Gruppe	Psittakose-Lymphogranuloma-Trachoma-Gruppe von Viren (vgl. PLGV)
PKE	Pyrokohlensäure-äthylester		
PKG	Phonokardiogramm (= PCG)	PLV	posterior wall of left ventricle; Hinterwand der linken Herzkammer
Pk-Insertion	Pocken-Insertion, Variolation (Dimsdale)		
PKM	Phasenkontrastmikroskopie	P_{LV}, pLV	left ventricular pressure; Druck im linken Ventrikel
PKR	Phosphokreatin (= PC)	plv.	pulvis; Pulver
PKR	Prausnitz-Küstner-Reaktion	pLVED	enddiastolischer Druck im linken Ventrikel
PKU	Phenylketonurie		
PKV	Privatkrankenversicherung	pLVS	systolischer Druck im linken Ventrikel
PL	perception of light; Lichtempfindung		
		PLW	phospholipid-water preparation; Phospholipid-Wasser-Zubereitung
PL	Phospholipide		
PL	Plazenta-Laktogen (= HPL)	PLW-Syndrom	Prader-Labhart-Willi-Syndrom
PL	ponction lombaire; Lumbalpunktion		
		PM	Papillarmuskel (des Herzens)

PM	Petit Mal	PMB	polymorphonuclear basophils; polymorphkernige basophile Leukozyten
PM	phase modulation; Phasenmodulation		
PM	physical medicine; physikalische Medizin (= Phys.Med.)	PMB	postmenopausal bleeding; Postmenopause-Blutung
PM	poids moléculaire; Molekulargewicht (= MG, Mol.Gew.)	PMC	Phenylmerkurichlorid
		PMC	pseudomembranous colitis; pseudomembranöse Kolitis
PM	Poliomyelitis		
PM, p.m.	post meridiem; nachmittags	PMCA	Polymethyl-chlorakrylat
PM	post mortem; nach dem Tode (im Englischen auch synonym mit: Autopsie)	PMD	primary myocardial disease; Myokardiopathie
		PMD	private medical doctor; etwa: Hausarzt
PM *(dent)*	prämolar		
PM *(pharm)*	Praescriptiones Magistrales	PMD	progressive Muskeldystrophie
PM	presystolic murmur; präsystolisches Geräusch	PMD	psychose maniaque depressive; manisch-depressive Psychose
PM	preventative medicine; Präventivmedizin	PMDPT-Vakzine	Poliomyelitis-Masern-Diphtherie-Pertussis-Tetanus-Impfstoff
PM	prostatic massage; Prostata-Massage		
PM, pm *(dent)*	pulpomesial	PME	polymorphonuclear eosinophils; polymorphkernige eosinophile Leukozyten
PM *(kard)*	Punctum maximum	PMG	Photomotograph
Pm	mittlerer arterieller Blutdruck	PMG	Postmenopausengonadotropin (= HMG)
Pm *(chem)*	Promethium		
p.m.	pondus medicinale; Medizinalgewicht	PMH	past medical history; Anamnese
p.m.	post mortem; nach dem Tode	PMI	Phosphomannose-isomerase
		PMI *(kard)*	point of maximal impulse; etwa: Herzspitzenstoß
p.m.	punctum maximum		
PMA	Pharmaceutical Manufacturers Association	PMI	posterior myocardial infarction; Herzhinterwandinfarkt
PMA	Phorbol-12-myristat-13-azetat	PMI-Syndrom	Postmyokardinfarkt-Syndrom
PMA *(psych)*	Primary Mental Abilities Test		
PMA	progressive muscular atrophy; progressive Muskelatrophie (= PMD)	PMK	posteriores Mitralklappensegel
		PML	Pemolin
		PML	polymorphonuclear leucocytes; polymorphkernige Leukozyten
PMA	Pyridylmerkuriazetat		
PMA-Index	Index für Zahnfleischerkrankungen (der papillären, marginalen und alveolären Gingiva)	PML	posterior mitral leaflet; hinteres Mitralsegel
		PML, PMLE	progressive multifokale Leukoenzephalopathie
PMAOA	Plättchen-Monoaminooxidase-Aktivität		
PMB	Polychrom-Methylenblau	PMLE	polymorphes Lichtexanthem

PMMA	Polymethyl-methakrylat	PN	Practical Nurse
PMN	polymorphonuclear neutrophils; polymorphkernige neutrophile Leukozyten	PN	psychoneurotic; Psychoneurose, Psychoneurotiker
		Pn	Pneumonie
PMNR	Periadenitis mucosa necrotica recurrens	p.n.	pro narcosi; für Narkosezwecke
PMO	Principal Medical Officer	P&N	Psychiatrie und Neurologie
PMP	previous menstrual period; vorausgegangene Menstruation	PNA	Pariser Nomina Anatomica
		PNA	pentose nucleic acid; Ribonukleinsäure (= RNA, RNS)
PMR	Palmomentalreflex		
PMR	physical medicine and rehabilitation; physikalische Medizin und Rehabilitation	PNA	Plasma-Noradrenalin
		PNA	Prenylamin
PMRAFNS	Princess Mary's Royal Air Force Nursing Service	PNAQ *(psych)*	positive-negative ambivalent quotient; ambivalenter Positiv-Negativ-Quotient
PMRS	Physical Medicine and Rehabilitation Service	PNB	pudendal nerve blockade; Pudendusblockade
PMS	Phenazinmethosulfat	PNBT	p-Nitroblautetrazol
PMS	postmenopausal syndrome; klimakterisches Syndrom	PNC	Penicillin
PMS	prämenstruelles Syndrom (= PMT)	PND	paroxysmal nocturnal dyspnea; paroxysmale nächtliche Dyspnoe
PMS	pregnant mare serum; Serum trächtiger Stuten	PND	postnasal drainage; Dränage aus der hinteren Nasenhöhle
PMSF	Phenylmethansulfonylfluorid	PN-db	perceived noise decibels; Einheit der Summenlärmstärke (Flugzeuglärm) (= dBPN)
PMSF *(urol)*	progressive motility sustaining factor; die progressive Motilität erhaltender Faktor		
		PNDMA	p-Nitroso-dimethylamin
PMSG	pregnant mare serum gonadotrophin; Stutenserum-Gonadotropin	P.Ned.	Nederlandsche Pharmacopee
		Pneu	Pneumothorax
PMT	premenstrual tension; prämenstruelles Syndrom	PNF	proprioceptive neuromuscular facilitation; propriozeptive neuromuskuläre Bahnung
PN	Nasion-Senkrechte		
PN	Pepton-Nährlösung	PNH	paroxysmale nächtliche Hämoglobinurie
PN	perceived noise; wahrgenommener Lärm	PNI	peripheral nerve injury; periphere Nervenläsion
PN	percussion note; Klopfschall		
PN	Periarteriitis nodosa	PNI	postnatale Infektion
PN	peripheral nerve; peripherer Nerv	PNMT	Phenätholamin-N-methyltransferase
PN	Polenske number; Polenske-Zahl	PNO	Principal Nursing Officer
		PNP	p-Nitrophenol
PN	postnatal; nach der Geburt	PNP	Polyneuropathie

PNPB	positive-negative pressure breathing; Wechseldruckbeatmung (= PNPR, PNPV)	POMP	principal outer-membrane protein; hauptsächliches Protein der äußeren Membran
PNPG	p-Nitrophenylglyzerin	POMP-Schema	zytostatische Kombinationsbehandlung akuter Leukosen mit Prednison, Oncovin, Methotrexat und Purinethol
PNPR	positive-negative pressure respiration; Wechseldruckbeatmung (= APN, WDB)		
PNPS	p-Nitrophenylsulfat	POMR	problem-oriented medical record; problemorientiertes Krankenblatt
PNPV	positive-negative pressure ventilation; Wechseldruckbeatmung (= PNPB, PNPR, APN, WDB)		
		POMS *(psych)*	Profile of Mood States
PNS	paraneoplastisches Syndrom	POP	plasma osmotic pressure; osmotischer Druck des Plasmas
PNS	parasympathisches Nervensystem		
		POP	plaster of Paris; Gips (für Verbände)
PNS	Pentosenukleinsäure; Ribonukleinsäure (= RNA, RNS)	p.op.	post operationem, postoperativ (= p.o.)
PNS	peripheres Nervensystem	PORP	partial ossicular replacement prosthesis; Teilprothese der Gehörknöchelchen
PNU	protein nitrogen unit; Eiweiß-Stickstoff-Einheit		
PnW	Pneumometer-Wert (l/sec)	pos.	positiv
Pnx	Pneumothorax	post.	posterior; hinterer
PO	Orbital-Senkrechte	post sing. sed.liq.	post singulas sedes liquidas; nach jedem dünnen Stuhl (Rezepturanweisung für Antidiarrhoika)
PO	period of onset; Anfangsphase		
PO	phone order; telefonische Anordnung		
		POV	Pentoxyverin
p.o.	per os; peroral	POW	prisoner of war; Kriegsgefangener
p.o.	post operationem, postoperativ		
		PP	partial pressure; Partialdruck
PO_2	Sauerstoff-Partialdruck	PP	pellagra preventing (factor) (= PPF)
POA	primäre Optikusatrophie		
POB	penicillin, oil, beeswax; Penicillin-Bienenwachs (Gemisch für Depotinjektionen)	PP	Plazentaprotein (= SP)
		PP	Pluripara, Multipara
		PP	Polypropylen
POB	Phenoxybenzamin	PP	posterior pituitary; Hypophysenhinterlappen (= HHL)
POC *(gebh)*	products of conception; Konzeptionsprodukte		
POD	Peroxidase	PP	postprandial; nach einer Mahlzeit
PODx	angloamerikanisches Kürzel für: präoperative Diagnose		
		PP	Primipara
POF	Pyruvatoxidationsfaktor, Liponsäure	PP	Privatpatient
		PP	Proaktivator-Plasminogen
PofE	portal of entry; Eintrittspforte	PP	progressive Paralyse
Poly-A	Poly-adenylsäure	PP	pulse pressure; Pulsdruck

PP, pp	punctum proximum; Nahpunkt (der Akkommodation)		PPF	pellagra preventive factor; Pellagraschutzfaktor, Nikotinsäure, Niacin
PP	Pyrophosphat (s. a. PPi)			
pp.	paginae; Seiten		PPFA	Planned Parenthood Federation of America
p.p.	per primam (intentionem); Primärheilung		PPH	post-partum hemorrhage; postpartale Blutung
p.p.	post partum; nach der Geburt		P-Phänomen	Polcak-Phänomen
p.p.	pro parte; pro Teil		PPHP	Pseudo-Pseudohypoparathyreoidismus, brachymetakarpaler Zwergwuchs
PPA	Palpation, Perkussion und Auskultation			
PPA	Phenoxypropylamid		PPi	pyrophosphate inorganic; anorganisches Pyrophosphat
PPA	Phenylpropanolaminhydrochlorid (Appetitzügler)		PPL	Plasmaprotein-Lösung
PPA	Präphasen-Akzelerator		PPLO	pleuropneumonia-like organisms; Mykoplasmen
P_{PA}, pPA	mittlerer Pulmonalarteriendruck		PPL-Test	Penizilloyl-Polylysin-Test
PPB	positive pressure breathing; Positivdruckbeatmung		PPM (kard)	posterior papillary muscle; hinterer Papillarmuskel
ppb	parts per billion (= Konzentration 10^{-9})		ppm	parts per million (= Konzentration 10^{-6})
PPB-Test	Purdue-Pegboard-Test		PPNG	penicillase-producing Neisseria gonorrhoeae; Penicillinase-produzierende N. gonorrhoeae
PPC (klin)	postoperative pulmonary complications; postoperative Lungenkomplikationen		PPO	peak pepsin output; maximale Pepsin-Sekretion nach Stimulierung
PPC	progressive patient care; „progressive Krankenpflege"			
PPCA	plasma prothrombin conversion accelerator; Blutgerinnungsfaktor VI, Akzelerin		PPO	pleuropneumonia organisms; Pleuropneumonie-Keime
			PPP	Paroxypropionum
PPCF	plasma prothrombin conversion factor; Blutgerinnungsfaktor V, Thrombogen		PPP	platelet-poor plasma; Thrombozyten-armes Plasma
PPD	p-Phenylendiamin(-oxidase)		PPPPP(P)	pain, pallor, paresthesia, pulselessness, paralysis (and prostration); Schmerzen, Blässe, Parästhesie, fehlender Puls, Lähmung (und ggf. Entkräftung). Symptomatik des akuten peripheren Arterienverschlusses
PPD	progressive perceptive deafness; fortschreitende perzeptive Taubheit			
PPD	purified protein derivative; gereinigtes Proteinderivat (von Tuberkulin)			
			PPR	Price-Präzipitationsreaktion
PPD-S	purified protein derivative-standard		PPS	pain producing substance; schmerzauslösende Substanz
PPE	Pentosanpolysulfoester		PPS	Pentosanpolysulfoester (= PPE)
PPF	pasteurisierte Plasmaprotein-Fraktion		PPS	phosphatgepufferte Kochsalzlösung (= PBS)

PPS	Phosphoribosyl-1-pyrophosphat-synthetase
PPS *(gyn)*	postpartale Sterilisation (= PPTL)
PPS	Postperfusionssyndrom, Mononukleose nach Transfusion (= PTM)
PPSB	Komplex aus: Prothrombin (Faktor II), Prokonvertin (VII), Stuart-Faktor (X) und antihämophilem Faktor B (IX)
P/p-System	Blutgruppensystem mit dem Faktor P
PPT	partial prothrombin time; partielle Prothrombinzeit
PPT	Prednison-Provokationstest
ppt.	praecipitatus
PPTL *(gyn)*	postpartum tubal ligation; postpartale Tubenligatur (= PPS)
PP-Typ	pink puffer; „rosa Schnaufer"-Typ (bei Lungenemphysem mit starker Dyspnoe) (vgl. BB)
PPX	pipecolylxylidine; Pipekolylxylidin
PQ	Permeabilitätsquotient
PQ	Phonationsquotient
PQ-Zeit	Intervall zwischen Vorhof- und Kammererregung (EKG)
PR	partial remission; partielle Remission (z.B. des Krebswachstums)
PR	percentile rank; Perzentilenrang
PR	peripheral resistance; peripherer Widerstand
PR	Phenolrot
PR	Pityriasis rosea
PR	polyarthrite rhumatisme; Polyarthritis rheumatica
PR	pregnancy rate; Schwangerschaftsrate
PR	premières règles; Menarche
PR	Pressorezeptor
PR	progressive resistance; wachsender Widerstand
PR	Puerto-Rico(-Virusstämme)
PR	pulse rate; Pulsfrequenz
PR, pr *(ophth)*	punctum remotum; Fernpunkt
Pr *(ophth)*	Presbyopie
Pr *(ophth)*	Prisma
p.r.	per rectum, rektal
p.r.	post radiationem; nach der Bestrahlung
PRA	Phosphoribosylamin
PRA	Plasma-Renin-Aktivität
P_{RA}, pRA	right atrial pressure; Druck im rechten Vorhof (= ZVD)
praec.	praecipitatus (= ppt.)
Präp.	Präparat
PRAS *(bakt)*	prereduced anaerobically sterilized; präreduziert, anaerob sterilisiert
p.rat.aet.	pro ratione aetatis; altersentsprechend
PRAVT	pre-entry-AV-tachycardia; Pre-entry-AV-Tachykardie
PRB	Prosthetics Research Board
PRC	Plasma-Renin-Konzentration
PRD	partial reaction of degeneration; partielle (inkomplette) Entartungsreaktion
prdpt	Prismendioptrie
PR-Enzym	prosthetic group removing enzyme; Phosphorylase-phosphatase
PRESYS	Präventions- und Rehabilitationssystem
Preugo	Preußische Gebührenordnung für Ärzte und Zahnärzte
PRF, PRH	prolactin releasing factor, hormone; Prolaktin-Freisetzungsfaktor, -hormon
PRIH	prolactin-release inhibiting hormone; PRF-hemmendes Hormon
prim.	primär

PRIND	prolonged reversible ischemic neurological deficits; prolongiert-reversible ischämische Insulte
PRINS	partially reversible ischemic neurologic symptoms; partiell reversible ischämische neurologische Symptome
PRIS	protective response inducing substance; eine Abwehrreaktion auslösende Substanz
PRIST	Papier-Radio-Immuno-Sorbent-Test
PRL	Prolaktin
Pro	Prolin
Proc.	Processus
Prof.	Professor
prof.	profundus
PROM (gebh)	premature rupture of the membranes; vorzeitiger Blasensprung
prox.	proximalis
PRP	platelet rich plasma; thrombozytenreiches Plasma
PRP	psychotic reaction profile; psychotisches Reaktionsprofil
PRPP	Phosphoribosyl-pyrophosphat
PRPP-AT	Phosphoribosyl-pyrophosphat-amidotransferase
PRS	Pierre-Robin-Syndrom
PRT	Phosphoribosyl-transferase
PRU	peripheral resistance unit; Einheit des peripheren Widerstandes
PRV	posterior wall of right ventricle; Hinterwand der rechten Herzkammer
P_{RV}, pRV	right ventricular pressure; Druck im rechten Ventrikel
PS	paradoxe Schlafphase
PS	Patientenserum
PS	Pferdestärke (= CV, HP)
PS	Phenolsteroid
PS	Phosphatidylserin, Kephalin
PS	Photosysteme
PS	physical status; körperlicher Zustand
PS	plastic surgery; plastische Chirurgie
PS	poids spécifique; spezifisches Gewicht
PS	Polystyrol
PS	ponction sternale; Sternalpunktion
PS	post scriptum
PS	pregnant serum; Schwangerenserum
PS	Pulmonalstenose
PS	Chlorpikrin
Ps	prescription; Rezept (= Rx)
Ps	systolischer (arterieller) Druck
Ps.	Pseudomonas
p.s.	per secundam (intentionem); Sekundärheilung
P&S	paracentesis and suction; Punktion und Absaugung
P&S	Physicians and Surgeons
PSAN	Polystyrol-akrylnitril
PSAn	Psychoanalyse, Psychoanalytiker
PSAT	percent saturation of transferrin; prozentuale Transferrin-Sättigung
PSC	Proscillaridin
PSCC	posterior subcapsular cataract; hintere subkapsuläre Katarakt
PSE (psych)	point of subjective equality; Punkt des subjektiven Gleichwertigkeitsgefühls
PSE	portal-systemische Enzephalopathie; Encephalopathia hepatica
PSF	Pleuritis serofibrinosa
PSG	Prednisolonsteaglat
PSH	périarthrite scapulo-humérale; Periarthritis humeroscapularis (= PHS-Syndrom)
PSH	präsynaptische Hemmung
PSI	Pockenschutzimpfung

PSI			PTA
PSI	posterior sagittal index; hinterer Sagittalindex	PSS 25	Persönlichkeitsskalen-System 25
PSI	Problem Solving Information	PST	Penicillin, Streptomycin, Tetracyclin
psi	pounds per square inch; Pfund pro Quadratzoll	PST *(psych)*	picture story test; Bild-Geschichten-Test
PSKV	private studentische Krankenversicherung	P-Stadien	pathologische Stadien (der Malignom-Einstufung)
PSL	Prednisolon	PStG	Personenstandsgesetz
PSL sol.	potassium, sodium chloride, sodium lactate solution; Kalium-Natriumchlorid-Natriumlaktat-Lösung	P-Substanz	Protein-Substanz
		PSVA	Nonylvanillamid, Pelargonsäure-4-hydroxy-3-methylbenzylamid
PSMA	progressive spinale Muskelatrophie, Duchenne-Aran-Syndrom	PSVT	paroxysmale supraventrikuläre Tachykardie
PSMF	proteinsubstituiertes modifiziertes Fasten	PSW	psychiatric social worker; Psychiatrie-Sozialarbeiter
p.sol.	partly soluble; teilweise löslich	P_{syst}	systolischer (arterieller) Blutdruck (= Ps)
PSP	Phenolsulfonphthalein; Phenolrot (= PR)	P-System	Blutgruppensystem mit dem Faktor P
PSP	postsynaptisches Potential	PT	parathyroid; Nebenschilddrüse
PSp	pneumothorax spontané; Spontanpneumothorax	PT	paroxysmale Tachykardie
PSPP	Präsqualen-pyrophosphat	PT	Phototoxizität
P/S-Quotient	Verhältnis von Polyen- zu gesättigten („saturated") Fettsäuren	PT	physical therapy; Physiotherapie
		PT	Primärtumor
PSR	Patellarsehnenreflex	PT	Propylthiouracil (= PTU)
PSR	pelvispondylite rhumatismale; Spondylarthritis ankylopoetica, Morbus Bechterew	PT	prothrombin time; Prothrombinzeit
		PT	Psychotherapie
P_4SR-Index	Klimasummenmaß unter Berücksichtigung von Klimafaktoren, Arbeitsbelastung, Kleidung und Schweißverlust („sweat rate") in 4 Stunden	PT	Pulmonalton
		PT	pulmonary tuberculosis; Lungentuberkulose
		pt.	part; Teil
PSRO	Professional Standards Review Organization; Organisation zur Überprüfung der Qualität ärztlicher Berufsausübung (USA)	pt.	Patient
		pt.	Pint (angloamerik. Hohlmaß)
		pt.	point; Punkt
		p.t.	post transfusionem; nach der Transfusion
PSS	physiological saline solution; physiologische Kochsalzlösung	PTA	perkutane transluminale Angioplastik
PSS	progressive systemische Sklerose	PTA	pharmazeutisch-technische(r) Angestellte(r)

PTA	Phospho-transazetylase
PTA	plasma thromboplastin antecedent; Faktor XI, Rosenthal-Faktor
PTA	post-traumatic amnesia; posttraumatische Amnesie
PTA	prior to admission; vor der (Krankenhaus-)Aufnahme
PTAP	purified toxoid precipitated by aluminumphosphate; Aluminiumphosphat-präzipitiertes gereinigtes Diphtherie-Toxoid
Ptase	Phosphatase
PTB	Physikalisch-technische Bundesanstalt
PTB	prior to birth; vor der Geburt, pränatal
PTB	Prothrombin
PTB	pulmonary tuberculosis; Lungentuberkulose
PTC	perkutane transhepatische Cholangiographie
PTC	Phenylthiokarbamid
PTC	plasma thromboplastin component; Faktor IX, Christmas-Faktor
PTC	positive temperature coefficient; positiver Temperaturkoeffizient
PTCA	percutaneous transluminal coronary angioplasty; perkutane transluminale Koronardilatation
PTD	permanent total disability; endgültige totale Behinderung
PTD *(rad)*	prozentuale Tiefendosis
PTE	parathyroid extract; Nebenschilddrüsen-Extrakt
PTEN	Pentaerythrityl-tetranitrat (= PETN)
P-Test	*Prokop*-Test
PTF	Plasmathromboplastin-Faktor, Faktor X
PTFE	Polytetrafluoräthylen
PTH	Parathormon
PTH	Parathyreoidea
PTH	parathyreotropes Hormon
PTH	Phenylthiohydantoin
PTH	Posttransfusions-Hepatitis
PTH	Prothionamid
PTH *(rad)*	prozentuale Tiefendosis in der Haut, Hauttiefendosis
PTL-Gruppe	Psittakose-Trachoma-Lymphogranuloma-Gruppe von Viren (= PLT-Gruppe)
PTM	Phenyltrimethylammonium
PTM	posttransfusion mononucleosis; Posttransfusionsmononukleose, Postperfusionssyndrom (= PPS)
PTM	pressure time per minute; Druckzeit pro Minute (Maß für die Druckarbeit des Herzens)
PTM	pulse-time modulation; Impulszeitmodulation
PTM x ESV	pressure time per minute x endsystolic volume; Maß für die Wandbelastung der Ventrikel
PTO	Perlsucht-Tuberkulin original
PTO, p.t.o.	please turn over; bitte wenden
PTR	perkutane transluminale Rekanalisation
PTR	Perlsucht-Tuberkulin-Rest
PTR	Plasma-Transfusionsreaktion
PTR	pulmonary total resistance; Gesamtwiderstand der Lungen
PTS	permanent threshold shift; bleibende Hörschwellenverschiebung
PTS	Postthrombotisches Syndrom
pts	patients; Patienten
PTT	partial thromboplastin time; partielle Thromboplastinzeit, Kephalingerinnungszeit (= PTZ)
PTU	Propylthiourazil
PTX	Pengitoxin
PTx	parathyroidectomy; Parathyreoidektomie

PTZ	partielle Thromboplastinzeit (= PTT)
PTZ	Pentylentetrazol
PTZ	Prothrombinzeit
PU	peptic ulcer; Ulcus pepticum
PU	per urethram; durch die Harnröhre
PU	pregnancy urine; Schwangerenharn
PUC *(gebh)*	premature uterine contractions; vorzeitige Wehen
PuD	pulmonary disease; Lungenerkrankung
PUFA	poly-unsaturated fatty acid; mehrfach ungesättigte Fettsäure
PUH	pregnancy urine hormone; Hormon im Schwangerenharn
pulm.	pulmonalis
pulv.	pulvis; Pulver
PUO	pyrexia of unknown origin; Fieber unbekannter Ursache
PUPP	pruritic urticarial papules and plaques of pregnancy; juckende urtikarielle Papeln und Plaques während der Schwangerschaft
PUR	Polyurethan
pur.	purus; rein
PUT	Phosphat-uridyl-transferase
PUVA	Psoralen-Ultraviolett A (Psoriasis-Therapie)
PV	paraventrikulär
PV	per vaginam; durch die Scheide
PV	Plasmavolumen
PV	Polycythaemia vera
PV	portal vein; Vena portae
PV	pression veineuse; Venendruck
PV	pression ventriculaire; Ventrikeldruck
P.V.	Panton-Valentine-Leukozidin
P/V	pressure/volume; Verhältnis Druck/Volumen
P&V *(chir)*	Pyloroplastik und Vagotomie
p.v.	post vaccinationem; nach der Impfung
PVA	Polyvinylalkohol (= PVAL)
PVAC, PVA	Polyvinylazetat
PVAL	Polyvinylalkohol
PVB *(kard)*	premature ventricular beat; Kammerextrasystole (= PVC)
PVC	Polyvinylchlorid
PVC	premature ventricular contraction; ventrikuläre Extrasystole
PVC	pression veineuse centrale; zentraler Venendruck (= ZVD)
PVC	pulmonary venous capillary pressure; Lungenkapillardruck
PVCAC	Polyvinylchlorid-azetat
PVD	peripheral vascular disease; periphere Gefäßerkrankung
PVD	pulmonary vascular disease; Lungengefäßerkrankung
PVF	Polyvinylformol
PVL	Panton-Valentine-Leukozidin (= P.V.)
PVM	Pneumonievirus der Maus
PVP	Polyvinylpyrrolidon
PVR	peripheral vascular resistance; peripherer Gefäßwiderstand
PVR	perivaskulärer Raum
PVR	pulmonary vascular resistance; pulmonaler Gefäßwiderstand
PVS *(gyn)*	Prostaglandin-Vaginalsuppositorien
PVS	psychovegetatives Syndrom
PVT	pressure-volume-temperature; Druck-Volumen-Temperatur
PW	peripherer Widerstand
PW_{asc}	maximale Anstiegsgeschwindigkeit der Herzhinterwand (PW = posterior wall)

PWC 170	physical working capacity; körperliche Leistungsfähigkeit am Fahrradergometer bei einer Herzfrequenz von 170	PyC	pyogenic culture; Kultur pyogener Keime
PWG	Pulswellengeschwindigkeit (= PWV)	PYG	peptone-yeast-glucose; Pepton-Hefe-Glukose-Nährlösung
PWM	pokeweed mitogen; Kermesbeeren-Mitogen	PYGM	peptone-yeast-glucose-maltose; Pepton-Hefe-Glukose-Maltose-Agar
PWP	pulmonary wedge pressure; pulmonaler Kapillarverschlußdruck (= PCP)	PYM	Psychosomatische Medizin
		Pyr.	Pyridin
PWS	Phosphorwolframsäure	PyrP	Pyridoxaminphosphat
PWT	Pulswellenlaufzeit	PZ	Pärchenzwillinge
PWV	pulse wave velocity; Pulswellengeschwindigkeit (= PWG)	PZ	Pankreozymin
		PZ	Passagezeit
PX	physical examination; körperliche Untersuchung	PZ	Polenske-Zahl
		PZA	Parazervikalanästhesie (= PCB)
Px	Pneumothorax		
PXE	Pseudoxanthoma elasticum	PZA	Pyrazinamidum
Py	Phosphopyridoxal	PZC	Perphenazidum
Py	Polyoma-Virus	PZI	Protamin-Zink-Insulin
Py	Pyrimidin-nukleosid	PZ-Protein	pregnancy zone protein; Schwangerschaftsprotein, Alpha-Protein
PYA	Psychoanalyse		

Q

Q	Q factor; Qualitätsfaktor	QARNNS	Queen Alexandra's Royal Naval Nursing Service; brit. Marine-Schwesterndienst
Q	quantity of electricity; Ladungsmenge, Strommenge		
Q	Quartile	QC	Quinaldinum caeruleum
Q	quinacrine; Mepacrinum	QCH	Queen Charlotte's Hospital
Q	Quotient	QCIM	Quarterly Cumulative Index Medicus; Nachschlagewerk über medizinische Fachliteratur
Q (phys)	Wärmemenge („quantity")		
q	Quadrat (z.B. qm = Quadratmeter = m^2)	q.d.	quaque die; täglich (Rezeptur)
QAC	quaternary ammonium compound; quartäre Ammoniumverbindung	q.e.d.	quod erat demonstrandum; was zu beweisen war
QAP	quinine, atebrin, plasmoquine; Malariabehandlung mit Chinin, Atebrin, Plasmochin	QEONS	Queen Elizabeth's Overseas Nursing Service; königlich-britischer Schwesterndienst in Übersee
QARANC	Queen Alexandra's Royal Army Nursing Corps; brit. Armee-Schwesterncorps	QF	Querfinger (= QuF)

Q-Fieber

Q-Fieber	Queensland-Fieber (auch: Query-Fieber = Fragezeichen-Fieber, da Ätiologie zunächst ungeklärt war)
q.h.	quaque hora; stündlich (Rezeptur)
q. 2 h., q. 3 h.	quaque secunda hora, quaque tertia hora; alle 2 Stunden, alle 3 Stunden etc. (Rezeptur)
QHA	Quelle-Haut-Abstand (= SSD)
Q.H.N.S.	Queen's Honorary Nursing Sister
Q.H.P.	Queen's Honorary Physician
Q.H.S.	Queen's Honorary Surgeon
q.i.d.	quater in die; viermal täglich (Rezeptur)
QIDN	Queen's Institute of District Nursing
QL (gebh)	Querlage (= QuL)
q.l.	quantum libet; beliebig viel (Rezeptur)
q.m.	quaque mane; jeden Morgen (Rezeptur)
QM-Färbung	quinacrine mustard; Mepacrin-Senf-Färbung (von Chromosomen)
q.n.	quaque nocte; jeden Abend, jede Nacht (Rezeptur)
QNS	quantity not sufficient; Menge nicht ausreichend
Q.N.S.	Queen's Nursing Sister (des QIDN)
QO_2	Sauerstoff-Quotient
q.o.d.	every other day; jeden 2. Tag (Rezeptur)

R

q.p.	quantum placet; beliebig viel (Rezeptur)
qqh	quaque hora; stündlich (= q.h.)
q.q.h.	quaque quarta hora; alle vier Stunden (Rezeptur)
q.r.	quantum rectum; die richtige Menge (Rezeptur)
QRZ	Quaddel-Resorptionszeit
QS	épreuve de Queckenstedt-Stookey; Queckenstedt-Phänomen
QS	Quecksilbersäule
q.s.	quantum satis; genügend viel (Rezeptur)
Q-Streifen	Querscheibe (= A-Streifen der Myofibrille)
QT	Quick-Test
qt	quart (angloamerikanisches Hohlmaß)
qual.anal.	qualitative analysis; qualitative Analyse
quant.anal.	quantitative analysis; quantitative Analyse
Quat	oberflächenaktive Verbindung vom Typ quartärer Ammoniumbasen
QuF	Querfinger (= QF)
QUI	Queen's Univerity of Ireland
QuL (gebh)	Querlage (= QL)
quot.op.sit	quoties opus sit; so oft wie nötig (Rezeptur)
q.v.	quantum vis; „so viel du willst"; beliebig viel (Rezeptur)

R

R (phys)	Gaskonstante
R (stat)	Korrelationskoeffizient
R (klin)	quotient réspiratoire; Atemquotient (= RQ)
R (chem)	radikal
R (stat)	range; Spannbreite
R (phys)	Rankine (Temperaturskala)
R (phys)	Réaumur (Temperaturskala)
R	Reiz
R (bakt)	Resistenzfaktor
R (phys)	Reynolds-Zahl (= Re)
R (chem)	Ribose
R (rad)	Röntgen
R (bakt)	rough; rauh

R *(chem)*	rubber; Kautschuk (in Abkürzungen von Polymeren)	Rad, rad	radiation absorbed dose (= rd), Einheit der Energiedosis
R *(gen)*	Rückkreuzungsgeneration		
R *(phys)*	Rydberg-Konstante	rad	Radiant (Einheit des Flächenwinkels)
R *(phys)*	spezifische Leuchtstärke		
R. *(pharm)*	Radix; Wurzel (= Rad.)	Rad. *(pharm)*	Radix; Wurzel (= R.)
R. *(anat)*	Ramus; Ast	rad.	radialis
R. *(bakt)*	Rickettsia	R.a.d. *(anat)*	Ramus atrialis dexter
R° *(gyn)*	Reinheitsgrad (der Scheide)	RADA *(gebh)*	right acromio-dorso-anterior; rechte dorsoanteriore Schulterlage
r *(chem)*	razemisch		
r *(gen)*	Resistenzallel (Gen der Blutgruppe 0)	RADAR	radio detecting and ranging; Strahlen in der Funkmeßtechnik
r *(pharm)*	Resistenzrate		
r- *(chem)*	rechtsdrehend	RADC	Royal Army Dental Corps
+R	Rinne positiv (Hörtest)	RADP *(gebh)*	right acromio-dorso-posterior; rechte dorsoposteriore Schulterlage
−R	Rinne negativ (Hörtest)		
RA	radioaktiv	RAFMS	Royal Air Force Medical Services
RA	réserve alcaline; Alkali-Reserve		
		RAGGS	rheumatoid agglutinating serum; Rheumatikerserum (s. a. RAS)
RA	residual air; Residualluft		
RA	rheumatoid arthritis; primärchronische Polyarthritis (= PCP)	RAI	radioactive iodine; radioaktives Jod
		RAIU	radioactive iodine uptake; Aufnahme von radioaktivem Jod
RA	right atrium; rechter Vorhof		
RAA	rhumatisme articulaire aigu; akuter Gelenkrheumatismus	RALF	Repräsentative Analyse Sexueller Lebensformen
RAAS	Renin-Angiotensin-Aldosteron-System	RAM	random accessory memory; veränderlicher Programm-Bestandteil (Begriff aus der Computer-Technologie; vgl. ROM)
RAC	right atrial contraction; Kontraktion des rechten Vorhofs		
rac-	Razemat	RAMC	Royal Army Medical Corps; brit. Heeressanitätskorps
RACGP	Royal Australian College of General Practitioners	RAMP *(kard)*	right atrial mean pressure; Mitteldruck im rechten Vorhof
RACO	Royal Australian College of Ophthalmologists	R-Antigen	Rauh-Antigen (= R-Form)
		RAO *(rad)*	right anterior oblique (projection); Aufnahme im 1. Schrägdurchmesser
RACOG	Royal Australian College of Obstetricians and Gynaecologists		
		RAO, RÄO	Reichsärzteordnung
RACP	Royal Australian College of Physicians	RAP	right atrial pressure; Druck im rechten Vorhof
RACS	Royal Australasian College of Surgeons	RAP *(mil)*	regimental aid post; Regimentsverbandsplatz

RAS	rapid atrial stimulation; hochfrequente Vorhofstimulation	RBF	renal blood flow; Nierendurchblutung
RAS	Renin-Angiotensin-System	RBFD	renal blood flow distribution; intrarenale Blutverteilung
RAS	retikuläres Aktivationssystem (= ARAS, ARS)	RBK-Aggregation	reversible Blutkörperchen-Aggregation
RAS	Retikuloendothel-aktivierendes Serum (= ACS, ARES, SARC)	RBNA	Royal British Nurses' Association
RAS	rheumatoid arthritis serum; Rheumatikerserum (s. a. RAGGS)	RBP	Retinol-bindendes Protein
		RBV	Röntgenbildverstärker
RAS	rien à signaler; ohne Befund (= NAD, o. B.)	RBW	relative biologische Wirksamkeit (von radioaktiven Stoffen) (= RBE)
R.a.s. *(anat)*	Ramus atrialis sinister	RBZ *(kard)*	Reizbildungszentrum
RAST *(immun)*	Radio-Allergo-Sorbent-Test	RC	red cell; Erythrozyt
RA-Test	rheumatoid arthritis test; Rheumafaktor-Test	RC	Red Cross; Rotes Kreuz
		RC	résistance capacité; Widerstandskapazität
RAV	Rous-assoziierte Viren		
RAVC	Royal Army Veterinary Corps	RC	Resistance x Compliance, Impedanz der Lungen, Zeitkonstante
R.a.v.d. *(anat)*	Ramus atrioventricularis dexter		
RAVO	right atrioventricular orifice; rechtes Atrioventrikular-Ostium	RC	respiratory center; Atemzentrum
		RC	retention catheter; Verweilkatheter
R.a.v.s. *(anat)*	Ramus atrioventricularis sinister	RC	reticulocyte count; Retikulozytenzählung
R_{aw}	airway resistance; Atemwiderstand	RC	rythme cardiaque; Herzrhythmus
RA-Zelle	Rheumatoid-Arthritis-Zelle, Rhagozyt	RC	root canal; Wurzelkanal
RB	résistance bronchique; Bronchialwiderstand	R_c	Rezeptoren im Zytoplasma
		R.c. *(anat)*	Ramus circumflexus
RB	Rippenbogen	RCA	red cell agglutination; Erythrozyten-Agglutination
RBBB	right bundle branch block; Rechtsschenkelblock	RCA	right coronary artery; rechte Koronararterie
RBC	red blood corpuscles; Erythrozyten	R.c.a. *(anat)*	Ramus coni arteriosi
RBC	red blood count; rotes Blutbild	RCAMC	Royal Canadian Army Medical Corps
RBD	relative biologische Dosis		
RBD	right border of dullness; rechte Dämpfungsgrenze (bei der Herzperkussion)	RCBF	regional cerebral blood flow; regionale Hirndurchblutung
		RCC	Radio-Chemical Center
RBE	relative biological effectiveness; relative biologische Wirksamkeit (= RBW)	RCD	relative cardiac dullness; relative Herzdämpfung

RCF	relative centrifugal force; relative Zentrifugalkraft	RCT (psych)	Rorschach Content Test; Rorschach-Formdeute-Test
RCG	radiocirculography; Isotopenzirkulographie	RCU	Respiratory Care Unit; pulmologische Intensivpflegestation
RCGP	Royal College of General Practitioners	R-C-Verstärker (phys)	Verstärker mit Kondensator (C) und Widerstandskopplung (R)
RCH	recto-colite hémorragique; hämorrhagische Proktokolitis	RCVS	Royal College of Veterinary Surgeons
RCM	red cell mass; Erythrozytenvolumen	RCX	right circumflex branch (of coronary artery); Ramus circumflexus arteriae coronariae dextrae
RCM	reinforced clostridial medium; Nährboden aus Hefe-Fleisch-Extrakt speziell zur Züchtung von Clostridien	RD	reaction of degeneration; Degenerationsreaktion
RCM	restrictive cardiomyopathy; restriktive Kardiomyopathie	RD	registered dietitian; approbierte Diätkraft
RCM	right costal margin; rechter Rippenbogenrand	RD (ophth)	retinal detachment; Netzhautablösung
RCM	Royal College of Midwives	RD (dent)	rubber dam; Rubberdam, Kofferdam
RCN	Royal College of Nursing		
RCOG	Royal College of Obstetricians and Gynaecologists	Rd (phys)	Rutherford
R_{cor}	Koronarreserve	rd	Radiant (= rad); Einheit des Flächenwinkels
RCP	Royal College of Physicians	rd	Rad (radiation absorbed dose); Einheit der Energiedosis
RCPSC	Royal College of Physicians and Surgeons of Canada		
RCR	Retrokardialraum; Holzknechtscher Herzhinterraum (= RKR)	R&D	Research and Development; Forschung und Entwicklung
		RDA	recommended daily allowance; empfohlene Tagesmenge
RCR	Royal College of Radiologists		
RCS	rabbit aorta contracting substance; die Kaninchenaorta kontrahierende Substanz	RDA	Republique Democratique Allemande; DDR
RCS	reticulum cell sarcoma; Retikulumzellensarkom, Retothelsarkom	RDA (gebh)	right dorso-anterior (position); rechte vordere Rückenlage
		RDE	receptor destroying enzyme; Neuraminidase
RCS	Royal College of Surgeons	RDH	Registered Dental Hygienist
RCSE	Royal College of Surgeons of Edinburgh	RDH	Ribitol-dehydrogenase
RCSI	Royal College of Surgeons of Ireland	RDP (gebh)	right dorso-posterior (position); rechte hintere Rückenlage
RCT	Race-Coombs-Test	RDS	respiratory distress syndrome; Atemnot-Syndrom (= ANS)
RCT	red colloidal test; Kolloidrot-Test	RDX	Trimethylen-trinitramin

RE	radium emanation; Radium-emanation (= Em, Rn)	REM	Rasterelektronenmikroskop
RE *(pharm)*	Ratteneinheit	Rem *(rad)*	rad equivalent mammal (oder man); Einheit der Äquivalentdosis
RE	rectal examination; rektale Untersuchung	rem.	remanentia; Rest (Rezeptur)
RE	Rentenempfänger	REMAB *(rad)*	radiation equivalent manikin absorption; Rem-Absorption am Modell (Phantom)
RE	resting energy; Ruhe-Energie		
RE	Retikuloendothel	REMCAL *(rad)*	radiation equivalent manikin calibration; Rem-Kalibrierung am Modell (Phantom)
RE	right eye; rechtes Auge (= OD)		
Re *(phys)*	Reynolds-Zahl (= R)	REM-Phase	rapid eye movement phase; Schlafstadium
R&E *(ophth)*	round and equal; rund und seitengleich (Pupillen)	R-Enzym	Amylopektin-1,6-glukosidase
REAK	relative Erythrozyten-Aggregationskapazität	REO-Viren	respiratory-enteric orphan viruses; RES-Viren
rec.	recens, recenter; frisch (Rezeptur)	REP	retrogrades Pyelogramm
rec.	recipe; nimm (Rezeptur)	rep	roentgen equivalent physical; physikalisches Röntgen-Äquivalent (Dosiseinheit für Korpuskularstrahlung, heute: Rad)
rect. *(pharm)*	rectificatus; gereinigt (= rekt.)		
rectss. *(pharm)*	rectificatissimus; hochgereinigt	rep.	repetatur; zu wiederholen (Rezeptur)
redig. in pulv.	redigatur in pulverem; in die Pulverform zurückbringen (Rezeptur)	RER	rough endoplasmatic reticulum; rauhes endoplasmatisches Retikulum
red. in pulv.	reductus in pulverem; in Pulver überführt (Rezeptur)	RES	retikulo-endotheliales System (= RHS)
Redox	Reduktion-Oxidation	RES-Viren	respiratory-enteric orphan viruses; REO-Viren
REF	renal erythropoietic factor; renaler Erythropoese-Faktor	RET	Raucher-Entwöhnungstherapie
REFA	Reichsausschuß für Arbeitszeitermittlung; heute: Verband für Arbeitsstudien REFA (Darmstadt)	REV	Retikuloendotheliose-Virus
		RF	radio frequency (therapy); Kurzwellentherapie
REFSE	russisch-europäische Frühjahr-Sommer-Enzephalitis (= FSME, RSSE)	RF	recognition factor; die Phagozytose-Fähigkeit der Makrophagen steigerndes Alphaglobulin
REG	Radiation Exposure Guide		
REG	Rheoenzephalogramm	RF	Reichsformeln
RehaAnglG	Gesetz über die Angleichung der Leistungen zur Rehabilitation	RF	relative Feuchtigkeit
		RF	relative flow (rate); relative Strömungsgeschwindigkeit
rekt. *(pharm)*	rectificatus; gereinigt (= rect.)	RF	releasing factor; „Freigabe"-Hormon
REL	rate of energy loss; Energieverlustrate		
		RF *(gen)*	Replikationsform

RF *(kard)*	Residualfraktion	RG	Reinheitsgrad (der Scheide) ($= R°$)
RF *(gen)*	Resistenzfaktor		
RF	respiratory failure; Ateminsuffizienz	RGC	retinal ganglion cell; Ganglienzelle des Stratum ganglionare retinae
RF	Rheumafaktor		
RF	rheumatisches Fieber	RGE	relative Gasexpansion
RF	Riboflavin	R.G.N.	Registered General Nurse; approbierte Allgemeinschwester
R_f	Retentionsfaktor (in der Chromatographie)		
		RGT-Regel	Reaktionsgeschwindigkeits-Temperatur-Regel (van't Hoff)
RFA	Republique Federale d'Allemagne; Bundesrepublik Deutschland		
		RH *(ophth)*	Hyperphorie rechts
RFA *(gebh)*	right fronto-anterior (position); rechte vordere Vorderhauptslage	RH	radiant heat; Strahlungswärme
		RH	reaktive Hyperämie
R-Faktor *(bakt)*	Resistenzfaktor	RH	relative humidity; relative Feuchtigkeit ($= RF$)
RFB	respiratorisches Biofeedback	RH	releasing hormone; „Freigabe-Hormon" ($= RF$)
RFC	rosette-forming cells; rosettenbildende Zellen	RH	right-handed; rechtshändig
		Rh	Rhesus (Blutgruppensystem)
RF-FSH	FSH-Releasing-Faktor	rH	der für das Redoxpotential charakteristische Wasserstoffdruck; Maß der Reduktionskraft (s. a. E_h)
RFI	renal failure index; Index der Niereninsuffizienz		
RFL *(gebh)*	right frontolateral; rechte frontolaterale Kindslage		
		Rh.	Rhipicephalus (Schildzecken-Art)
RF-LH	LH-Releasing-Faktor	RHA	Regional Health Authority
RFLS	rheumatoid factor-like substance; dem Rheumafaktor ähnliche Substanz	RHB	Regional Hospital Board
		RHC	right hypochondrium; Regio hypochondriaca dextra, rechter Oberbauch
RF-Methode	Reitmann-Frankel-Methode (für GOT, GPT)		
		RHCSA	Regional Hospitals Consultants' and Specialists' Association
RFN	Registered Fever Nurse		
R-Form *(bakt)*	Rauh-Form; Nährboden-Kolonie mit rauher Oberfläche		
		RHD	relative hepatic dullness; relative Leberdämpfung
RFP *(gebh)*	right fronto-posterior (position); rechte hintere Vorderhauptslage	RHD, RhDH	rheumatic heart disease; rheumatische Herzkrankheit
		RHF	right heart failure; Rechtsherzversagen
RFPS	Royal Faculty of Physicians and Surgeons (Glasgow)		
RFT *(gebh)*	right fronto-transverse (position); rechte quere Vorderhauptslage	Rh-Fieber	das durch Rhipicephalus übertragene Ostküsten- bzw. Ostafrika-Fieber
RFW	rasche Füllungswelle (des Apexkardiogramms)	Rh-Fieber	Rhodesien-Fieber (Schlafkrankheit)
RG	Rasselgeräusche	RhIG	$Rh_o(D)$-Immunglobulin

rH-Indikator	Redoxindikator	RIH	right inguinal hernia; Inguinalhernie rechts
Rhiz.	Rhizobium		
RHS	retikulo-histiozytäres System (= RES)	RIHSA	radio-iodinated human serum albumin; menschliches Radiojod-Serumalbumin (= RISA)
RHV	Rechtsherzversagen		
RHZ	Rehabilitationszentrum (= RZ)	RI-Insulin	Rare-immunogenum-Insulin
RHZ	Rhodanzahl	RIMR	Rockefeller Institute for Medical Research
RI	radiation intensity; Strahlungsintensität	RIN	Radioisotopen-Nephrographie (= ING)
RI	refractive index; Brechungskoeffizient	RIND	reversible ischämische neurologische Defizite
RI *(gen)*	replicative intermediate; replikatives Zwischenprodukt	rINN	recommended INN; empfohlener INN
RI	respiratory illness; Atemwegserkrankung	R.i.p.	Ramus interventricularis posterior (= RIVP)
RI *(psych)*	retroactive inhibition; retroaktive Hemmung	RIPH	Royal Institute of Public Health
RIA	Radioimmuno-Assay	RIPHH	Royal Institute of Public Health and Hygiene
RIA	reversible ischämische Attacke	RIRB	radio-iodinated rose bengale; Radiojod-Bengalrot
R.i.a.	Ramus interventricularis anterior (= LAD, RIVA)	RISA	Radio-Immuno-Sorbent-Assay (= RIST)
RIA-DA	radio-immunoassay double antibody; Doppelantikörper-Radioimmunoassay	RISA	Radiojod-Serumalbumin (= RIHSA)
RI-agents, -family, -viruses	respiratory illness agents; Adenoviren	RIST	Radio-Immuno-Sorbent-Test (= RISA)
		RIT	radio-iodinated triolein; Radiojod-Triolein
Rib	Ribose		
Ribu	Ribulose (= Ru)	RIVA	Ramus interventricularis anterior (= R.i.a., LAD)
RIC	Rechteck-Impuls-Charakteristik	RIVC	right inferior vena cava; rechte untere Hohlvene
RIC	Royal Institute of Chemistry		
RID	radiale Immundiffusion	RI-Viren	respiratory illness viruses (= RI-agents); Adenoviren
RIF	resistance inducing factor; Leukovirus	RIVP	Ramus interventricularis posterior (= R.i.p.)
RIF	Rifampicin (= RMP)		
RIF	right iliac fossa; rechte Darmbeingrube	RIVT	right idiopathic ventricular tachycardia; idiopathische Kammertachykardie rechts
RIFC	rat intrinsic factor concentrate; Intrinsic-Faktor-Konzentrat der Ratte	RK	Rotes Kreuz
		RKG	Radiokardiographie
RIG(H)	rabies immune globulin (human); Tollwut-Immunglobulin (humanes)	RKM	Röntgenkontrastmittel
		R-Kolonie	Rauh-Kolonie (= R-Form) in Bakterien-Nährböden

RKR	Retrokardialraum, Holzknechtscher Raum (= RCR)	RMBF	regional myocardial blood flow; regionale Myokarddurchblutung
RKY	Röntgen-Kymographie		
RL, Rl	rales; Rasselgeräusche (= RG)	RMCD-Test	Ratten-Mastzell-Degranulations-Test
RL	Reiz-Limen, Reizschwelle	RMD	retromanubrial dullness; Dämpfung hinter dem Manubrium des Sternums
RL	Ringer-Laktat-Lösung		
Rl	Röntgenliter	R.m.d.	Ramus marginalis dexter
R/L *(rad)*	frei in der Luft gemessene Röntgendosis	RME	Raphe-Median-Ebene
		Rm-Faktor	Romunde-Faktor, Antigen Rm
RLBCD	right lower border of cardiac dullness; rechte untere Grenze der Herzdämpfung	RMK	rhesus monkey kidney; Rhesusaffen-Niere
RLC	residual lung capacity; Residualkapazität der Lunge	RML	rechter Lungenmittellappen
		RML *(gebh)*	right mediolateral; mediolaterale Episiotomie rechts
RLD	related living donor; lebender Verwandter als Spender (z. B. für Nierentransplantat)	RMM	read mostly memory; vorwiegend aus dem Gedächtnis vorgetragen
RLD	ruptured lumbar disc; rupturierte lumbale Zwischenwirbelscheibe	RMN	Registered Mental Nurse; approbierte Krankenschwester für Psychiatrie (GB)
RLE	right lower extremity; rechtes Bein		
		R.M.O.	Regimental Medical Officer; Regimentsarzt
RLF	retrolentale Fibroplasie		
RLK	Rheinische Landesklinik	R.M.O.	Regional Medical Officer (GB)
RLL	right lower lobe; rechter Lungenunterlappen	RMP	Regional Medical Program
		RMP	Rifampicin
RLQ	right lower quadrant; rechter unterer Quadrant	RMP *(gebh)*	right mento-posterior (position); rechte hintere Kinnlage
RLS	Reizleitungssystem	RMP	Ruhemembranpotential
RL-Shunt	Rechts-Links-Shunt	RMPA	Royal Medico-Psychological Association
RM	radical mastectomy; radikale Ablatio mammae	RMS	Royal Microscopical Society (Oxford)
RM	range of movement; Bewegungsspielraum (= ROM)	RMSF	Rocky Mountains spotted fever; Felsengebirgsfleckfieber
RM	respiratory movement; Atembewegung	RMT	right mento-transverse (position); rechte quere Kinnlage
RM	Rückenmark		
R_m	relative Mobilität (Elektrophorese)	RMTC	rhesus monkey tissue culture; Rhesusaffen-Gewebskultur
		RMV	respiratory minute volume; Atemminutenvolumen (= AMV)
R.m.	Ramus marginalis		
		RMZ	Reichert-Meißl-Zahl
RMA *(gebh)*	right mento-anterior (position); rechte vordere Kinnlage	RN *(anat)*	red nucleus; Nucleus ruber

RN	Reststickstoff, Rest-N	ROA *(gebh)*	right occiput anterior (position); rechte vordere Hinterhauptslage, II. HHL
R.N.	Registered Nurse; approbierte Krankenschwester		
Rn	Radiumemanation (s. a. Em, RE)	ROCM	restriktive obliterierende Kardiomyopathie
R_N	Rezeptoren im Zellkern („nucleus")	Rö-	Röntgen-
		RöV	Röntgen-Verordnung
RNA	Registered Nurse Anesthetist; approbierte Anästhesie-Schwester	Ro-Gelenk *(dent)*	Rotationsgelenk
		ROL *(gebh)*	right occiput lateral (position); rechte Hinterhauptslage (Querstand)
RNA	ribonucleic acid; Ribonukleinsäure (= RNS)		
RNA *(bakt)*	rough, non-capsulated, avirulent; rauh, nicht bekapselt, avirulent	ROM	range of motion; Bewegungsspielraum
		ROM	read only memory; fester Programmbestandteil (Begriff aus der Computer-Technologie, vgl. RAM)
RNase	Ribonuklease		
R.n.a.v.	Ramus nodi atrioventricularis		
RND *(ophth)*	Radionukleotid-Dakryographie	ROP *(gebh)*	right occiput posterior (position); rechte hintere Hinterhauptslage, II. HiHHL
RNDr.	Rerum Naturalium Doctor; Dr. rer. nat.		
RNG	Radionephrographie (= ING)	ROS	review of systems; Systemübersicht
RNIB	Royal National Institute for the Blind	ROT	réflexes ostéo-tendineux; Sehnenreflexe
RNID	Royal National Institute for the Deaf	ROT	remedial occupational therapy; Beschäftigungstherapie (als Heilverfahren)
RNMD	Registered Nurse for Mentally Defectives; approbierte Krankenschwester für geistig Behinderte	ROT *(gebh)*	right occiput transverse (position); rechte Hinterhauptslage (Querstand)
		ROV	Respiratory-orphan-Virus
RNMS	Registered Nurse for Mentally Subnormal; approbierte Krankenschwester für Geistesschwache	RP	radial pulse; Radialispuls
		RP	refractory period; Refraktärphase
		RP	Reiter-Protein
RNP	Ribonukleophosphat	RP	résistance périphérique; peripherer Widerstand
RNP	Ribonukleoproteid		
RNS	Ribonukleinsäure (= RNA)	RP	retrogrades Pyelogramm
R.n.s.	Ramus nodi sinuatrialis	Rp.	recipe; nimm, Rezept
RNU	Ruhenüchternumsatz, Grundumsatz	R-1-P	Ribose-1-phosphat
		R-5-P	Ribose-5-phosphat
RO	routine order; Routine-Anordnung	RPA	Renal Physicians' Association (USA)
RO	rule out; auszuschließen	RPCF	Reiter protein complement fixation; Reiter-Protein-Komplementbindung(stest)
R/O *(rad)*	an der Oberfläche gemessene Röntgen-Dosis		

RPD (anat)	right posterior descending; Ramus interventricularis posterior (= R.i.p., RIVP)	rps	rotations (revolutions) per second; Umdrehungen pro Sekunde (= U/sec)
RPE	resonance paramagnétique électronique; Elektronenspinresonanz (= ESR)	RPT	Raphe-Papillen-Transversale
		RPT	Removed-Properdin-Trockenserum
RPE	retinal pigment epithelial cells; Pigmentepithelzellen der Netzhaut	R.P.T.	Registered Physical Therapist; approbierter Physiotherapeut
RPF	relaxed pelvic floor; entspannter Beckenboden	RQ	recovery quotient; Erholungsquotient
RPF	renal plasma flow; renaler Plasmadurchfluß	RQ	respiratorischer Quotient
		RR	Blutdruck nach Riva-Rocci
RPG	radiation protection guide; Leitfaden für den Strahlenschutz	RR	radiation response; Bestrahlungsreaktion
RPG	réflexe psycho-galvanique; psycho-galvanischer Reflex	RR	recovery room; Aufwachraum
R.Ph.	Registered Pharmacist; approbierter Apotheker	RR	respiratory rate; Atemfrequenz (= AF)
RP index	respiratory/pulse index; Atemfrequenz/Pulsfrequenz-Index	Rr. (anat)	Rami; Äste
RPL (rad)	Radiophotolumineszenz	R&R	rate and rhythm; Frequenz und Rhythmus (des Pulses)
R.p.l.d.	Ramus posterolateralis dexter	RRA	Radiorezeptor-Assay
R.p.l.s.	Ramus posterolateralis sinister	RRC	routine respiratory care; pulmologische Routinepflege
RPM	Retropulsiv-Petit-mal		
rpm	rotations (revolutions) per minute; Umdrehungen pro Minute (= U/min)	RRC	Royal Red Cross; Britisches Rotes Kreuz
		RRE (ophth)	regular, round and equal; regelmäßig, rund und seitengleich (Pupillen)
RPMI	Roswell Park Memorial Institute		
RPP	retropubische Prostatektomie	RRL	Registered Record Librarian
RPP (kard)	rate-pressure product; Produkt aus Herzfrequenz und Blutdruck (als Parameter bestimmter koronarer Belastungsprüfungen)	rRNA, rRNS	ribosomal ribonucleic acid; ribosomale Ribonukleinsäure
		RRP	relative Refraktärphase
		RRT	resazurin reduction time; Resazurin-Reduktionszeit
RPPR	red cell precursor production rate; Erythrozytenvorstufen-Produktionsrate	RRU	Röntgen-Reihenuntersuchung
		RS	Rauwolfia serpentina
RPR	Radiusperiostreflex (= BPR)	RS	recipient's serum; Empfängerserum
RPRC-Test	rapid plasma reagin card test; Plasma-Reagin-Kartentest	RS	reinforcing stimulus; verstärkender Reiz
RPR-Test	Rapid-Plasma-Reagin-Test	RS	Resorzinschwefel
RPS	renal pressor substance; renale Pressorsubstanz	RS	Reststickstoff (meist: RN oder Rest-N)

RS	Reye-Syndrom	RSPH	Royal Society for the Promotion of Health
RS	Ringer's solution; Ringerlösung	RSPK	„recurrent spontaneous psychokinesis"; wiederholte spontane Psychokinese (Begriff der Parapsychologie)
Rs	resolution of separation; Trennungsauflösung (Elektrophorese)		
r.s.	renovetur semel; einmal zu erneuern (Rezeptur)	RSR	regular sinus rhythm; regelmäßiger Sinusrhythmus
R/S	Verhältnis Reaktion/Stimulus	RSR	Retrosternalraum
RSA	rabbit serum albumin; Kaninchenserum-Albumin	RSS *(stat)*	relative Score-Summen
RSA	respiratory syncytial agents; RS-Viren	RSSE	russian spring summer encephalitis; russische Frühjahr-Sommer-Enzephalitis (= FSME, REFSE)
RSA *(gebh)*	right sacro-anterior (position); rechte vordere Steißlage	RST	radiosensitivity testing; Strahlenempfindlichkeitstestung
RSB *(kard)*	Rechtsschenkelblock		
RSB *(mil)*	regimental stretcher bearer; Regimentskrankenträger	RST	retikulospinaler Trakt
		RST *(gebh)*	right sacro-transverse (position); rechte quere Steißlage
RScA *(gebh)*	right scapulo-anterior (position); Querlage, bei der die rechte, vorn liegende Schulter führt	RSV	Rous-Sarkom-Virus
		RS-Viren	respiratorisch-synzytiale Viren (= RSA, CCA)
R.S.C.N.	Registered Sick Children Nurse; approbierte Kinderkrankenschwester	RT	radio therapy; Strahlentherapie
RScP *(gebh)*	right scapulo-posterior (position); Querlage, bei der die rechte, hinten liegende Schulter führt	RT	radium therapy; Radiumbehandlung
		RT	reaction time; Reaktionszeit
		RT	reading test; Leseprobe
R-S-Dissoziation	(rough-smooth) Rauh-Glatt-Dissoziation	RT	recirculation time; Rezirkulationszeit (= RZ)
RSIVP	rapid sequence intravenous pyelogram; i.v. Pyelographie mit rascher Aufnahmefolge	RT	recreational therapy; Erholungstherapie
RSL *(gebh)*	right sacro-lateral (position); rechte laterale Steißlage	RT	reduction time; Reduktionszeit
		RT	Reduktionsteilung
RSM	Royal Society of Medicine	RT *(gen)*	Resistenz-Transfer
RSNA	Radiological Society of North America	RT	respiratory therapy; Atemtherapie
RSO	Resident Surgical Officer	RT	room temperature; Zimmertemperatur
RSP	Reizschwellenpotential		
RSP *(gebh)*	right sacro-posterior (position); rechte hintere Steißlage	R_T	totale Resistance (der Lungen)
		R.T.	Radiologic Technician; Röntgen-Assistent(in)
R.s.p.	Ramus septalis posterior		
RSPCA	Royal Society for the Protection and Care of Animals	RTA	Reichs-Tuberkulose-Ausschuß

RTA		RVOT	
RTA	renale tubuläre Azidose	RV	Rattenvirus
RTA	road traffic accident; Straßenverkehrsunfall	RV	rechter Ventrikel
		RV	Residualvolumen
RTB	mit Radiojod markiertes Toluidinblau	RV	rubella vaccine; Röteln-Impfstoff
RTC	return to clinic; nächster Ambulanztermin	RVA	Reichsversicherungsanstalt
R_{Te}	totale exspiratorische Resistance	RVA	résistance des voies aériennes; Atemwegswiderstand
RTF *(gen)*	Resistenz-Transfer-Faktor	RVA	right ventricular apical (electrocardiogram); rechtsventrikuläres Apikogramm
RTH	Rettungshubschrauber		
R_{Ti}	totale inspiratorische Resistance	RVD *(kard)*	right ventricular diameter; Durchmesser des rechten Ventrikels
RTL *(rad)*	Radiothermolumineszenz		
RTOG	Radiation Therapy Oncology Group	R.v.d.	Ramus ventricularis dexter
		RVEDD	right ventricular end-diastolic diameter; rechtsventrikulärer enddiastolischer Durchmesser
RTR	Recreational Therapist Registered		
RTR	red blood cell turnover rate; Erythrozyten-Umsatzrate	RVEDL	right ventricular end-diastolic fiber length; rechtsventrikuläre enddiastolische Faserlänge
RTS	rechter Tawara-Schenkel		
RT_3U	triiodothyronin (T_3) resin uptake; freie T_3-Bindungskapazität	RVEDP	right ventricular end-diastolic pressure; enddiastolischer Druck im rechten Ventrikel
RTW	Rettungswagen	RVEF	right ventricular ejection fraction; rechtsventrikuläre Auswurffraktion
RU	rat unit; Ratteneinheit		
RU	Röntgen unit; Röntgen-Einheit		
Ru	Ribulose (= Ribu)	RVESL	right ventricular end-systolic fiber length; rechtsventrikuläre endsystolische Faserlänge
RUE	right upper extremity; rechter Arm		
RUI	Royal University of Ireland		
RUL	right upper lid; rechtes Augenoberlid	RVF	Rift-Valley-Fieber
		RVG	Reichsversorgungsgesetz
RUL	right upper lobe; rechter Lungenoberlappen	RVH	rechtsventrikuläre Hypertrophie
RUO	right ureteral orifice; rechtes Ureterostium	RVO	Reichsversicherungsordnung
		RVO	relaxed vaginal outlet; entspannter Scheidenausgang (s. a. RPF)
RUOQ	right upper outer quadrant; rechter oberer äußerer Quadrant		
Ru-5-P	Ribulose-5-phosphat	R.V.O.	Regional Veterinary Officer; Bezirksveterinär
Ru-1,5-P_2	Ribulose-1,5-diphosphat	RVOT *(kard)*	right ventricular output tract; Ausflußtrakt des rechten Ventrikels
RUQ	right upper quadrant; rechter oberer Quadrant		

RVP *(kard)*	right ventricular pressure; Druck im rechten Ventrikel	RWTH	Rheinisch-Westfälische Technische Hochschule (Aachen)
RVS	relative value scale; relative Bewertungsskala	Rx	angloamerikanisch für: Rezept (= Rp.)
RVS	reported visual sensation; angegebene Sehempfindung	RZ	Rehabilitationszentrum (= RHZ)
RW	réaction de Wassermann; Wassermann-Reaktion (= WaR)	RZ	Rekalzifizierungszeit
		RZ	Renshaw-Zelle
RW-Test	Rideal-Walker-Test	RZ	Rezirkulationszeit

S

S	Sättigungsgrad	SA	specific activity; spezifische Wirksamkeit
S *(anat)*	Sakralsegment		
S *(ophth)*	Sehschärfe	SA *(chem)*	soluble in alkaline solution; alkali-löslich
S *(phys)*	Siemens, Einheit für den elektr. Leitwert	SA	Sulfadiazin
S *(pharm)*	signa; bezeichne (Rezeptur) (= sig.)	SA	surface area; Oberflächenbezirk
S *(bakt)*	smooth; Glattform (von Nährboden-Kolonien)	SA *(pharm)*	sustained action; verzögerte Wirkung
S	sound; Herzton	sa *(kard)*	sinuaurikulär
S	Substrat	s.a.	secundum artem; kunstgerecht
S *(stat)*	Summe	SAA	Society for Applied Anthropology; Gesellschaft für Angewandte Anthropologie
S	Svedberg-Einheit		
s	scruple; Skrupel (altes Apothekermaß)		
s	Sedimentationskonstante	SAAT	Serum-aspartat-aminotransferase (= SGOT)
s	Sekunde (= sec)	SAB	Society of American Bacteriologists
s *(gen)*	Selektionskoeffizient		
s	sinister; links (= sin.)	SAB	Subarachnoidalblutung (= SAH)
s *(phys)*	sphärisch (= sph.)	SA-Block	sinuatrialer Block
s *(gen)*	stem line; Stammlinie	SABP	systolic arterial blood pressure; systolischer arterieller Blutdruck (= SAP)
s *(chem)*	symmetrisches Isomer		
S.	Seite		
S. *(anat)*	sutura; Naht	SABS	South African Bureau of Standards
s.	sive, seu; oder	SAC	sérum antiréticulaire-cytotoxique (= ACS, ARES, RAS, SARC)
SA	salicylic acid; Salizylsäure		
SA	Sarkom		
SA	Serumalbumin	SACH	Small Animal Care Hospital; Kleintierkrankenhaus

SACT	sinu-atrial conduction time; sinuatriale Überleitungszeit	SAM	systolic anterior movement; systolische Vorwärtsbewegung (der Mitralklappe)
SAD	Seitenarteriendruck		
SAD	sudden (coronary) artery death; plötzlicher Koronartod	SAMA	serum agar measuring aid; Serumagar-Meßhilfe
SAD	sugar, acetone, diacetic acid; Zucker-Azeton-Azetessigsäure(-Test)	SAMA	Student American Medical Association
		SAMI	serum agar measuring integrator; Serumagar-Meßintegrator
SAF	spinal anterior flexion; Vorwärtsbeugung des Rumpfes	SAMI	socially acceptable monitoring instrument; sozial akzeptable Überwachungsmethode
SAFA	soluble antigen fluorescent antibody (test); Fluoreszenzantikörpertest mit löslichem Antigen	SAMJ	South African Medical Journal (in Literaturzitaten nach World Medical Periodicals: S. Afr. med. J.)
SAFT-Batterie	Herzschrittmacher-Batterie der Societé des Accumulateurs Fixes et de Traction		
		SAMMI	South African Medical Military Institute (Pretoria)
SAFUR	Scottish Automated Follow-up Register Group	SAN	sinoatrial node; Sinuatrialknoten
SAGKB	Schweizerische Arbeitsgemeinschaft für Katathymes Bilderleben	SanAkBw	Akademie des Sanitäts- und Gesundheitswesens der Bundeswehr
S-α_2-Globulin	Slow-α_2-Globulin	S-Antigen	soluble antigen; lösliches Antigen
SAH	subarachnoid hemorrhage; Subarachnoidalblutung (= SAB)	SAP	systemic arterial pressure; systemischer Arteriendruck
SAIB	Sukrose-azetat-isobutyrat	SAP	systolic arterial pressure; systolischer arterieller Blutdruck (= SABP)
SAICAR	Sukzino-5-amino-4-imidazolkarboxamid-ribotid		
S-AK	bei Serumkrankheit vorkommender Antikörper; Heterohämagglutinin	SAQ	self-administered questionnaire; vom Patienten selbst auszufüllender Fragebogen
SAKK	Schweizerische Arbeitsgruppe für Klinische Krebsforschung	SAQRS	räumliche elektrische Herzachse im EKG
SAL	Serum-Antilymphozyten	SAR	search and rescue; Suche und Rettung
s.a.l.	secundum artis leges; nach den Regeln der Kunst	SAR (psych)	sexual attitude assessment; Bewertung des Sexualverhaltens
Salm.	Salmonella		
SALS	Störgeräusch-abhängige Lautstärke-Steuerung	SAR	Subarachnoidalraum
SALZ	sinuaurikuläre Leitungszeit (= SACT)	SAR (psych)	Subordinations-Autoritäts-Relation
SAM	sex arousal mechanism; sexueller Erregungs- oder Weckmechanismus	SAR	Sulfarsphenamin, Sulfarsenobenzol
		SAR	Synthetic Aperture Radar

SARC	sérum antiréticulaire-cytotoxique (= ACS, ARES, RAS, SAC)	SBE	shortness of breath on exertion; Belastungsdyspnoe
SAS	sterile aqueous suspension; sterile wäßrige Suspension	SBE	sporadic bovine encephalomyelitis; sporadische Rinder-Enzephalomyelitis
SAS	Subaortenstenose	SBE	subakute bakterielle Endokarditis
SASJZ	Schweizerische Arbeitsgemeinschaft für Schul- und Jugendzahnpflege	SBF	small bowel factor; Dünndarmfaktor
SASOG	South African Society of Obstetricians and Gynaecologists	SBG	Selenit-Brillantgrün
		SBH	Säure-Basen-Haushalt
SAT	räumliche T-Achse im Vektorkardiogramm	SBI	Sojabohnen-Inhibitor
SAT (psych)	school ability test; Schulbefähigungstest	SBMV	Southern-bean-mosaic-Virus
		SBNS	Society of British Neurological Surgeons
SAT	sine acido thymonucleinico; ohne Thymonukleinsäure, ohne DNS	SBOM	soy bean oil meal; Sojanahrung zur Diät
SAT	sodium ammonium thiosulfate; Natrium-ammoniumthiosulfat	SBP	steroidbindendes Plasmaprotein
sat.	saturatus; gesättigt	SBP	systolic blood pressure; systolischer Blutdruck
SAT-Chromosom	Chromosom mit einem Satelliten (auch: feulgennegativ = sine acido thymonucleinico)	SBPS	sinubronchopulmonales Syndrom
SATL	surgical Achilles tendon lengthening; operative Verlängerung der Achillessehne	SBR	Schafblutkörperchen-Agglutinationsreaktion
		SBR	strict bed rest; strenge Bettruhe
sat.sol.	saturated solution; gesättigte Lösung	SBR	Styrolbutadien-Gummi
SATT	sérum antitétanique; Tetanusserum	sbt	subtilis; fein
SAU	statistical analysis unit; statistische Analyse-Einheit	SB-Test (psych)	Stanford-Binet-Intelligenztest
		SBTI	Sojabohnen-Trypsin-Inhibitor
SB	saddle block; untere Spinalanästhesie	SBV (chem)	Säurebindungsvermögen
SB	shortness of breath; Atemnot	SC	sacrococcygeal; das Kreuz- und Steißbein betreffend
SB	Standardbikarbonat, Alkalireserve	SC	secretory component; sekretorische Komponente
SB	Standardstamm Bryan	SC	self-care; Selbstversorgung, Eigenpflege
SB	stillbirth; Totgeburt		
Sb (phys)	Stilb	SC	semilunar closure; Schluß der Semilunarklappen
S.B.	Scientiae Baccalaureus; Bachelor of Science	SC	service connected; durch den Wehrdienst bedingt
SBA (mil)	sick bay attendant; Krankenpfleger, Sanitäter auf Kriegsschiffen	SC	sex chromatin; Geschlechtschromatin

SC	short circuit; Kurzschluß	SCE	saturated calomel electrode; gesättigte Kalomelelektrode
SC	sickle cell; Sichelzelle		
SC	silicone coated; silikonbeschichtet	SCG	sodium cromoglycate; Natriumcromoglykat
SC	stimulus, conditioned; bedingter Reiz	SCG	Supraklavikulargrube
		SChE	Serumcholinesterase
SC	Subclavia	S-Chromosom	Chromosom mit subterminalem Zentromer
SC	sugar coated; Drageeform		
s.c.	subkutan	SchwbG	Schwerbehindertengesetz
SCA	sickle cell anemia; Sichelzellen-Anämie	SCI	Science Citation Index
SCA	sperm-coating antigen; Spermien-Antigen	SCI	Science of Creative Intelligence (transzendentale Meditation)
SCAT (psych)	school and college ability test; Schul- und Kolleg-Befähigungstest	SCID	severe combined immune deficiency; schwerer kombinierter Immundefekt
SCAT	sheep cell agglutination test; Schafblutkörperchen-Agglutinationstest (= SBR)	SCIPP	sacrococcygeal to inferior pubic point; Beckenausgangskonjugata, Distantia sacropubica
scat. (pharm)	scatula; Packung, Schachtel		
SCB	strictly confined to bed; unter strenger Bettruhe	ScLA (gebh)	scapulo-laeva anterior (positio); linke vordere Schulterlage
SCC	Services for Crippled Children	ScLP (gebh)	scapulo-laeva posterior (positio); linke hintere Schulterlage
SCC	severe common cold; schwere Erkältung	SCM	splenius cervicis muscle; M. splenius cervicis
SCC	short-circuit current; Kurzschlußstrom	S.C.M.	State Certified Midwife; approbierte Hebamme
SCC	squamous cell carcinoma; Plattenepithelkarzinom		
		Scop.	Scopolamin
SCCL	small cell carcinoma of the lung; kleinzelliges Lungenkarzinom	Scot. (ophth)	scotoma; Skotom
		SCR	Society for Clinical Research
SCD	sickle cell disease; Sichelzellanämie	scr	scruple; Apothekergewicht (= 20 grains)
SCD	subacute coronary disease; subakute koronare Herzkrankheit	SCRAP	Simple Complex Reaction-Time Apparatus
		SCS	Society of Clinical Surgery
SCD	sudden coronary death; plötzlicher Koronartod	SCT	sugar-coated tablet; Dragee
Sc.D.	Doctor of Science	SCTZ	5-(2-Chloräthyl)-4-methylthiazol, Clomethiazolum
ScDA (gebh)	scapulo-dextra anterior (positio); rechte vordere Schulterlage		
		SCU	special care unit; Spezialpflegestation
ScDP (gebh)	scapulo-dextra posterior (positio); rechte hintere Schulterlage	SCUBA	self-contained underwater breathing apparatus; Tauchgerät

SCUR	Society for Cutaneous Ultra-structure Research	SDS *(psych)*	self-rating depression scale; Selbstbestimmungsskala für die Einstufung von Depressionen
SD	Septumdefekt		
SD *(rad)*	skin dose; Hautdosis	SDS	sodium dodecyl sulphate; Natriumdodezylsulfat
SD	Sonderdruck		
SD	Sphinkterdehnung	SDS	Specific Diagnosis Service
SD	spontaneous delivery; Spontanentbindung	SDT *(gebh)*	sacro-dextra transversa (positio); rechte quere Beckenendlage
SD *(stat)*	standard deviation; Standardabweichung	SDW	spezifisch-dynamische Wirkung (= SDA)
SD	Streptodornase		
SD	sudden death; plötzlicher Tod	SDZ	Sulfadiazin
SD	Systolendauer	SE	saline enema; Kochsalzeinlauf
SD	systolischer Blutdruck	SE	sanitary engineering; Sanitärwesen
SDA *(gebh)*	sacro-dextra anterior (positio); rechte vordere Beckenendlage	SE *(immun)*	Schutzeinheit
SDA	specially denaturated alcohol; Spiritus denaturatus	SE *(anat)*	sphenoethmoidal (Naht)
SDA	specific dynamic action; spezifisch-dynamische Wirkung (= SDW)	SE	stage of exhaustion; Erschöpfungsstadium
		SE *(stat)*	standard error; Standardfehler
SDA	Sukzinat-dehydrogenase-Aktivität	SE	Sulfoäthyl
		SE	System-Erythematodes (= LED, SLE)
SD-Antigene	serologisch definierbare Antigene	SEA	spontane elektrische Aktivität
SDC	Sukzinyldicholin, Suxamethonium	SEAS	sympathisch-ergotrop-adrenergisches System
SDE	spezifisch-dynamischer Effekt (= SDA, SDW)	SEA-Test	Schaf-Erythrozyten-Agglutinationstest (= SBR, SCAT)
SDG *(mil)*	Sanitätsdienstgrad	SEBM	Society of Experimental Biology and Medicine
SDH	Schilddrüsenhormon		
SDH	L-Serin-dehydratase	SEC *(pharm)*	soft elastic capsules; weiche Kapseln
SDH	Sorbit-dehydrogenase (heute: Iditol-dehydrogenase)	sec	Sekunde(n)
		SED	Schutz-Einheitsdosis (Vitamin D)
SDH	Subduralhämatom		
SDH	Sukzinat-dehydrogenase	SED *(rad)*	skin erythema dose; Hauterythemdosis (= HED)
SDP *(gebh)*	sacro-dextra posterior (positio); rechte hintere Beckenendlage	SEE *(pharm)*	Scopolamin-Eukodal-Ephetonin; Scophedal
SDP	Seduheptulose-diphosphat	SEEG	Stereoelektroenzephalogramm
SDP	Sinnbilder für Datenflußpläne (in der EDV)	SEF	sodium excreting factor; natriumausscheidender Faktor, Aldosteron
SDS	School Dental Service; schulzahnärztlicher Dienst		

SEG

SEG	Sonoenzephalographie, Echoenzephalographie
Segm.	segmentkernige Leukozyten
segs	segmented neutrophils; segmentkernige Neutrophile
SEK	Sektion Experimentelle Krebsforschung (der Deutschen Krebsgesellschaft)
sek.	sekundär
SEM	scanning electron microscope; Elektronenmikroskop mit Abtastung, Elektronenrastermikroskop
SEM	standard error of the mean; mittlere Standardabweichung
SEM	systolic ejection murmur; systolisches Austreibungsgeräusch
SEN	State Enrolled Nurse
SENS	sensitivity test; Empfindlichkeitstest
SEP	saure Erythrozyten-Phosphatase
SEP	Société Européenne de Pneumologie
SEP	somatosensory evoked potential; somatosensorisch evoziertes Potential
SEPCR	Societas Europaea Physiologiae Clinicae Respiratoriae
SE-Polyoma-Virus	das von Stewart und Eddy nachgewiesene Polyoma-Virus
seq.luce	sequenti luce; am folgenden Tag (Rezeptur)
SER	smooth endoplasmic reticulum; glattes endoplasmatisches Retikulum
Ser	Serin
SES	socioeconomic status; soziale Schicht, wirtschaftlicher Status
SETD	Sulfaäthyl-thiadiazol, Sulfaethidolum
SETS	staphylogenes epidermolytisches Toxin-Syndrom

S-Form

SEV	surface epithelial volume; Volumen des Oberflächenepithels
SEVM	systolic endocardial velocity maximum; maximale systolische endokardiale Geschwindigkeit (Echokardiographie)
SEZ	Sulfäthoxy-pyridazin
SF	salt free; salzfrei
SF	scarlet fever; Scharlach
SF	Schadenfreiheit
SF	seminal fluid; Samenflüssigkeit
SF	Serumfibrinogen
SF	shipping fever; Form der Rhinopharyngobronchitis (s. a. SF4-Virus)
SF (kard)	shortening fraction; Verkürzungsfraktion
SF	sodium azide fecal; Natriumazid als Nährbodenzusatz bei Enterokokken-Nachweis
SF	spinal fluid; Liquor
SF	Streptococcus faecalis
SF	Sulfationsfaktor
SF	synovial fluid; Synovia
Sf	Svedberg-Flotationseinheit
s.f.	sub finem; am Ende (Rezeptur)
SFC	spinal fluid count; Zellzahl im Liquor
s.f.c.a.	sub finem coquendi adde; am Ende des Kochens hinzufügen (Rezeptur)
SFCI	Société Française de Chirurgie Infantile
SFEA	Société Française d'Experimentation Animale
SFL	Sexual Freedom League
SFI	Synovialflüssigkeit
SF-Lösung	Sendroy-Lösung (mit Saponid und Ferrizyanid)
SFO (anat)	Subfornikalorgan
S-Form (bakt)	Smooth-Form, Glattform (von Nährboden-Kolonien)

SFP *(kard)*	slow filling phase; langsame Füllungsphase (= LFP)	SGO	Surgeon General's Office; Dienststelle des Generalarztes (auch: US-Gesundheitsministerium, DHEW, HEW)
SFR	stroke with full recovery; Apoplexie mit völliger Rückbildung		
SF-Stamm	Eaton-Virus	SGOT	Serum-glutamat-oxalazetat-transaminase
SFT	Sabin-Feldman-Test	SGP	saures Glykoprotein
SFV	Semliki-forest-Virus	SGP	Schweizerische Gesellschaft für Phlebologie
SF4-Virus	Shipping-fever-Virus (= Parainfluenza-Virus Typ 3)		
SFW	shell fragment wound; Granatsplitterwunde	SGP	Society of General Physiologists
		SGPT	Serum-glutamat-pyruvat-transaminase
SFW	slow filling wave; langsame Füllungswelle (Apexkardiogramm)	SGR	Sachs-Georgi-Reaktion
SG *(kard)*	räumlicher („spatialer") Ventrikelgradient (in der Vektorkardiographie)	SGRNM	Schweizerische Gesellschaft für Radiologie und Nuklearmedizin
SG	Sozialgericht	SGTT	Steroid-Glukosetoleranz-Test
SG	specific gravity; spezifisches Gewicht	SGUB	Schweizerische Gesellschaft für Unfallmedizin und Berufskrankheiten
SG	Sphygmogramm	SGV	salivary gland virus; Speicheldrüsen-Virus
SG	Sulfaguanidin		
S-G	Sachs-Georgi(-Lentocholreaktion)	SGV	selektive gastrale Vagotomie
		SH *(kard)*	anatomische Herzachse
S.G.	Surgeon General; Generalarzt (auch: US-Gesundheitsminister)	SH	Serumhepatitis
		SH	social history; Sozialanamnese
SGA *(gebh)*	small-for-gestational age; Mangelentwicklung, „Mangelgeburt" (s. a. AGA, LGA)	SH	somatotropes Hormon (= STH)
SGB	Sozialgesetzbuch	SH *(vet)*	Staupe-Hepatitis
SGG	Schweizerische Gesellschaft für Gynäkologie	SH *(chem)*	Sulfhydryl
SGG	Sozialgerichtsgesetz	SH	surgical history; operative Anamnese
SGH	Schweizerische Gesellschaft für Hämatologie	S&H	speech and hearing; Sprechen und Hören
SGIM	Schweizerische Gesellschaft für Innere Medizin	SHA *(otorhin)*	sinusoidale harmonische Akzeleration
SGK	Schweizerische Gesellschaft für Kardiologie	SH-AG	Serumhepatitis-Antigen, Australia-Antigen
SGKCh	Schweizerische Gesellschaft für Klinische Chemie	SHBD	Serum-hydroxybutyrat-dehydrogenase
SGL	Salbengrundlage		
SGMG	Schweizerische Gesellschaft für Medizinische Genetik	SHBG	sexualhormonbindendes Globulin

SHDI	supraoptical hypophyseal diabetes insipidus; Diabetes insipidus neurohormonalis	SIA	Synalbumin-Insulin-Antagonismus
SHE	standard hydrogen electrode; Standardwasserstoffelektrode	SIADH	Syndrom der inappropriaten ADH-Sekretion
SHF	super high frequency (in der Elektrotherapie englische Bezeichnung für Zentimeterwelle = cmW)	SICOT	Société Internationale de Chirurgie, Orthopédie et Traumatologie
		s.i.d.	semel in die; einmal täglich (Rezeptur)
SHG-Diät	Sauerbruch-Herrmannsdorfer-Gerson-Diät (bei Tbc)	SIDS	sudden infant death syndrome; Syndrom des plötzlichen Kindestodes
SH-Grade	Soxhlet-Henkel-Grade		
SHHD	Scottish Home and Health Department	SIECUS	Sex Information and Education Council of the United States
Shig.	Shigella	SIg	sekretorisches Immunglobulin
SHL (vet)	Staupe-Hepatitis-Leptospirose	sig.	signa, signetur; zu kennzeichnen (Rezeptur)
SHMO	Senior Hospital Medical Officer; leitender Krankenhausarzt	SIgA	sekretorisch aktives Immunglobulin A
SHO	Senior Health Officer		
SHO	Senior House Officer	sig.n.pr.	signa nomine proprio; mit dem entsprechenden Namen versehen (Rezeptur)
SH-Ratten	Rattenstamm mit spontaner Hypertonie		
		SIL	Société Internationale de Limnologie
SHT	Schädel-Hirn-Trauma		
SH-Virus	Serumhepatitis-Virus; Hepatitisvirus B	SIL	speech interference level; Sprachstörpegel
S-Hyperkortizismus	Cushing-Syndrom I (S = sugar hormone = Glukokortikoid)	SILA	suppressible insulin-like activity; unterdrückbare insulinähnliche Aktivität
SI	sakroiliakal	SIM	Society of Industrial Microbiology
SI	saline infusion; Kochsalzinfusion		
		SIMG	Société Internationale des Médecins Generales
SI	saturation index; Sättigungsindex		
		SIMV	synchronized intermittent mandatory ventilation; synchrone intermittierende Beatmung (= ISIMV)
SI	Septum interventriculare		
SI	serum iron; Serumeisen		
SI	soluble insulin; lösliches Insulin	sin.	sinister; links
		SINH	Streptomycin-Isonikotinsäurehydrazid, Streptoniazid
SI	stroke index; Schlagindex		
SI	subendokardiale Ischämie	si non val.	si non valeat; falls es nicht ausreicht (Rezeptur)
SI (dent)	Summa incisivorum; Schneidezahnbreitensumme		
		SINR	Swiss Institute of Nuclear Research
SI	Système Internationale (d'Unités), SI-Einheiten		
Si^2	Sitzhöhenquadrat (= Siqua)	SIOP	Société Internationale d'Oncologie Pédiatrique

si op.sit	si opus sit; falls nötig (= s.op.s., s.o.s.)	S-Kolonie	Smooth-Kolonie; Nährboden-Kolonie mit glatter Oberfläche (= S-Form)
SIPE	Société Internationale de Psychopathologie de l'Expression	S-Kortikoide	Glukokortikoide (S = sugar, Zucker)
SIPRI	Stockholm International Peace Research Institute; Internationales Institut für Friedensforschung	skot	auf das dunkeladaptierte Auge bezogene Leuchtdichte (= sk)
		SL	sodium lactate; Natriumlaktat
Siqua	Sitzhöhenquadrat des Säuglings (= Si^2)	SL (gyn)	Sonderlänge des Uterus (= USL)
Sir.	sirupus; Sirup	SL	Spironolacton
SIRA	(British) Scientific Instrument Research Association	SL	Streptolysin
SIS	sterile injectable suspension; sterile Injektionssuspension	SL	Sympathikolytikum
		s.l.	secundum legem; vorschriftsmäßig
SISI	short increment sensitivity index; überschwellige Tonaudiometrie	s.l.	sublingual
SIT	Stanford-Intelligenztest (= SB-Test)	SLA (gebh)	sacro-laevo anterior (positio); linke vordere Beckenendlage
		SLD, SLDH	Serum-laktatdehydrogenase
SITEMS	Société Internationale de Traumatologie et de Médicine Sport d'Hiver	SLE	Shepherd-Linn-Einheit (Vitamin F, Fettsäure)
si vir. perm.	si vires permittant; wenn es die Kräfte erlauben	SLE	St. Louis-Enzephalitis
		SLE	systemic lupus erythematosus; Lupus erythematodes visceralis (= LED)
SIW	self-inflicted wound; selbst zugefügte Wunde		
SJP	small junction potentials; kleine Verbindungspotentiale	S-Linie (dent)	Steiner-Linie
SK	Sinusknoten	SLM	sound level meter; Schallpegelmesser
SK	Streptokinase		
Sk	Skotom (= scot.)	SLP (gebh)	sacro-laeva posterior (positio); linke hintere Beckenendlage
sk	auf das dunkeladaptierte Auge bezogene Leuchtdichte	SLP	Serumlabilitätsprobe
SKA	Sauerstoff-Kalorien-Äquivalent	SLR	Serumlabilitätsreaktion
SKA	Serumkrankheitsantigen	SLR	Streptococcus lactis R
SKAT	Sex Knowledge and Aptitude Test	SLRG	Schweizerische Lebensrettungsgesellschaft
SKE, SKEZ	Sinusknoten-Erholungszeit (= SNRT)	SLS	Streptolysin S
		SLT (gebh)	sacro-laeva transversa (positio); linke quere Beckenendlage
SK&F	Smith Kline & French (US-Pharmafirma)		
SKH	Schweizerisches Katastrophen-Hilfskorps (Bern)	SLT	single load test; einfacher Belastungstest
SKI	Sloan-Kettering Institute (New York)	SM	simple mastectomy; einfache Mastektomie

SM	Somatomedin	SMP, SMPS	saure Mukopolysaccharide
SM	Streptomycin	SMP	Sulfamethoxypyrazin
SM	sustained medication; Arzneimittel mit verzögerter Wirkstoffabgabe	SMR	standard mortality rate; Standard-Mortalitätsrate
		SMR	submuköse Resektion
SM	Sympathikomimetikum	SMS	Serien-Myokardszintigraphie (= MS)
SM	systolic murmur; systolisches Geräusch		
		SMSA	Standard Metropolitan Statistical Areas; auf bestimmte Ballungsräume begrenzte statistische Erfassungsbezirke in den USA
S.M.	Scientiae Magister, Master of Science		
SMA	sequential multiple analysis; multiple Sequenzanalyse		
SMA	smooth muscle antibody; Antikörper der glatten Muskulatur	SMSV	Schweizerischer Militär-Sanitätsverein
		SMV	Selbstmordversuch
SMAF	specific macrophage arming factor; spezifischer makrophagenausrüstender Faktor (Tumorimmunologie)	SMW	Schweizerische Medizinische Wochenschrift (Abkürzung nach WMP: Schweiz. med. Wschr.)
SMC	Scientific Manpower Commission		
		SMZ	Sulfamethoxazol
SMC	Sukzinylmonocholin	SN	Serumneutralisation
SMDC	sodium-N-methyl dithiocarbamate; Natrium-N-methyldithiokarbamat	SN	Staff Nurse
		SN	student nurse; Schwesternschülerin
SMDH	Serum-milchsäure-dehydrogenase (= SLD, SLDH)	SN	subnormal
S-M-Formenwechsel	Übergang von der Gattform („smooth") zur Schleimform („mucous") bei Nährboden-Kolonien	SN	Substantia nigra
		s.n.	secundum naturam; naturgemäß
SMI	Senior Medical Investigator	s.n.	suo nomine; unter seinem Namen (Rezeptur)
S.M.O.	Medical Officer of Schools; Schularzt	SNA	système nerveux autonome; autonomes Nervensystem (= ANS, VNS)
S.M.O. (mil)	Senior Medical Officer; leitender Sanitätsoffizier		
		SNAGG	serum normal agglutinant
SMOG	engl. Kunstwort aus „smoke" und „fog"; Luftverschmutzung über Großstädten	SNC	système nerveux central; Zentralnervensystem (= CNS, ZNS)
SMOH	Society of Medical Officers of Health	SND	single needle dialysis; Einnadel-Dialyse
S.M.O.H.	Senior Medical Officer of Health; leitender Gesundheitsbeamter	SNDO	Standard Nomenclature of Diseases and Operations
		SNE	subakute nekrotisierende Enzephalomyelopathie
SMON	subakute myelo-optische Neuropathie (Japan)		
SMOP	Sulfamethoxypyrazin (= SMP)	SNF	Skilled Nursing Facility; Spezialpflege-Einheit

SNFG	Société Nationale Française de Gastroentérologie	SOLAS	Scientific Organization of Laboratory Animal Societies
SNIPA	seronegative inflammatory polyarthritis; seronegative entzündliche Polyarthritis	solv.	solve; löse (Rezeptur)
		SOM	secretory otitis media; seröse Otitis media
SNM	Society of Nuclear Medicine	SOMOS	Society of Military Orthopaedic Surgeons
SNMT	Society of Nuclear Medicine Technologists	SON (psych)	Snijders-Oomen-nichtverbaler Intelligenztest
SNOP	Systematized Nomenclature of Pathology	SON	superior olivary nucleus; oberer Olivenkern
SNP	seronegative Polyneuropathie		
SNRT (kard)	sinus node recovery time; Sinusknoten-Erholungszeit (= SKE)	SOP	standard operative procedure; Standard-Operationsverfahren
		SOP	Subokzipitalpunktion
SNS	Society of Neurological Surgeons	SOPS	somnolent-ophthalmoplegisches Syndrom
SNS	sympathisches Nervensystem	s.op.s.	si opus sit; im Notfall
SNV	Schweizerische Normen-Vereinigung	SorbD	Sorbit-dehydrogenase
		SOR-Psychologie	stimulus organism response; Lehrmeinung in der Psychologie
SNV	système nerveux vegetatif; vegetatives Nervensystem (= ANS, VNS)		
		SOS	„save our souls"; internationaler Notruf
SO	Salpingo-Oophorektomie		
SO	sphenookzipital	s.o.s.	si opus sit; im Notfall
SO	supraopticus, supraoptisch	SOSAI	Springfield Outpatient Symptom and Adjustment Index
SOAP	subjective and objective assessment and plan; subjektive und objektive Beurteilung und Planung	SOTT	synthetic medium old tuberculin trichloroacetic acid precipitated
SOB	shortness of breath; Atemnot	SP	saure Phosphatase
SOBEVECO	Société Ophthalmologique Belge des Vers de Contact	SP	Schwangerschaftsproteine
		SP	Summationspotential
Soc.Sec.	Social Security; Sozialversicherung	SP	suprapubisch
SOD	Superoxid-dismutase	SP	systolic pressure; systolischer Druck
SODH	Sorbit-dehydrogenase	Sp.	species; Art (= Spec.)
SOG	Schweizerische Ophthalmologische Gesellschaft	Sp.	Siedepunkt
		S-7-P	Sedulose-7-phosphat
SOG	Società Ostetrica e Ginecologia (Italien)	S-1,7-P$_2$	Sedulose-1,7-diphosphat
SOH (dent)	Schmelzoberhäutchen	sp.	spinal (manchmal auch für: spinal fluid = CSF)
SOL	space-occupying lesion; raumfordernder Prozeß	SPA	Spondylitis ankylosans
Sol.	solutio; Lösung	SpÄB	Sportärztebund

SP$_{AO}$	systolischer Aortendruck	SPPS	stable plasma protein solution; stabile Plasmaproteinlösung
SPC	salicylamide, phenacetin, caffeine; Analgetikum aus Salizylamid, Phenazetin, Koffein	SPR	Society for Psychic Research
		SPS	Serumprolaktinspiegel
SPCA	serum prothrombin conversion accelerator; Prokonvertin, Faktor VII der Blutgerinnung	SPS	Sulfit-Polymyxin-Sulfadiazin-Agar
SPC-Zelle	sickleform particles containing cell; Zelle mit sichelförmigen Zytoplasma-Einschlüssen (bei M. Whipple)	spt.	spiritus; Weingeist (= Spir.)
		SPV	Schweinepest-Virus (= HCV)
		SPV	selektive proximale Vagotomie
SPE	sécretion pancréatique externe; exkretorische Pankreasfunktion	SPV-Reaktion	Sulfophosphorvanillin-Reaktion
		s.q.	sufficiens quantitas; in ausreichender Menge
SpE	Spurenelement		
Spec.	species; Art (= Sp.)	SR	sarkoplasmatisches Retikulum
S-Periode	Synthese-Periode der DNS (= S-Phase)	SR (gen)	Schwesterchromatiden-Reunion (s.a. SUd, SUp)
SPF	Spektrophotofluorometer	SR	Sekretionsrate
SPF	spezifisch pathogenfrei (Versuchstiere)	SR	Senior Registrar; etwa: Oberarzt (in britischen Krankenhäusern)
sp.fl.	spinal fluid; Liquor cerebrospinalis	SR	Senkungsreaktion (= BKS, BSG, BSR, ESR)
sp.gr.	specific gravity; spezifisches Gewicht	SR	sensitization response; Sensibilisierungsreaktion
sph.	spherical; sphärisch, kugelförmig	SR	sex ratio; Geschlechtsverhältnis
S-Phase	Synthese-Phase der DNS (= S-Periode)	SR	Sigmareaktion
SPI	stroke power index; Schlagkraftindex	SR (kard)	Sinusrhythmus
		SR	stage of resistance; Widerstandsstadium (beim AAS)
Spir.	spiritus; Weingeist		
SPKT	Syndrom des plötzlichen Kindestodes (= SIDS, SUD, SUDI)	SR	stomach rumble; Magenknurren
		SR (kard)	supraventrikuläre Rhythmusstörung
SPI	serum precipitable iodine; serumpräzipitierbares Jod		
SPL	sound pressure level; Schalldruck-Niveau	SR	systems review; Systemübersicht
		sr (phys)	Steradiant
SPL	Spironolacton	SRA	Science Research Association
spl.	simplex; einfach	SRA	Serum-Renin-Aktivität
SPP (psych)	Sexuality Preference Profile		
SPP	suprapubische Prostatektomie	SRA	splenorenale Anastomose (= SR-Shunt)
SpP (dent)	spina plane; Spinaebene	SRAP	somatosensorisches kortikales Reizantwort-Potential
spp.	species; Arten		

SR$_{aw}$	specific airway resistance; spezifischer Widerstand der Atemwege	SRS	Social and Rehabilitation Service (Abteilung des US-Gesundheitsministeriums)
SRBC	sheep red blood cells; Schaf-Erythrozyten	SRSA	slow reacting substance of anaphylaxis; langsam reagierende Substanz der Anaphylaxie
SRD	specific radiation dose; spezifische Strahlendosis		
SRE	système réticulo-endothelial; retikuloendotheliales System (= RES)	SR-Shunt	splenorenaler Shunt (= SRA)
		SRT	sedimentation rate test; Blutsenkungstest
SRF	Salmonellose-Resistenzfaktor	SRT	speech reception threshold; Sprachempfangsschwelle
SRF	Somatotropin-Releasing-Faktor (= STH-RF)	SR-Zähne	solvent resistant; lösungsmittelresistente künstliche Zähne
S-R-Formenwechsel (bakt)	Übergang von der S-Form (smooth = glatt) in die R-Form (rough = rauh)	SS	saline soak; Kochsalzumschlag
		SS	saliva sample; Speichelprobe
SRFW	Schweizerische Rettungsflugwacht	SS	saturated solution; gesättigte Lösung
SRH	système réticulo-histiocytaire; retikulohistiozytäres System	SS	Schwangerschaft
SRID	simple radial immunodiffusion; einfache radiale Immunodiffusion	SS	securité sociale; Sozialversicherung
		SS	serum sickness; Serumkrankheit
SRIF	somatotrophin release-inhibiting factor; Hemmfaktor der Somatotropin-Freisetzung, Somatostatin	SS	single-stranded; Einzelstrang(-DNS)
		SS	Sjögren-Syndrom
SRK	Schweizerisches Rotes Kreuz (= CRS)	SS	soapsuds; Seifenlauge
		SS	sparingly soluble; kaum löslich
SRM	Stereoröntgenometrie, Stereogrammetrie	SS (psych)	standard score; Standardwert
SRMC	Southern Regional Medical Consortium	SS	sterile solution; sterile Lösung
		ss.	semis; halb
SRN	State Registered Nurse; staatlich approbierte Krankenschwester	SSA	skin-sensitizing antibodies; hautsensibilisierende Antikörper
sRNA, sRNS	soluble RNA, RNS; lösliche Ribonukleinsäure	SSA	Smith surface antigen; Smith-Oberflächenantigen
S romanum	Colon sigmoideum	SSA	Social Security Act; Sozialsicherungsgesetz (USA, 1972)
SR-Psychologie	stimulus response (Reizantwort); Lehrmeinung in der Psychologie	SSA	Social Security Administration
		SS-Agar	Salmonella-Shigella-Agar
sRR	systolischer Blutdruck	SSB	Schweizerischer Samariterbund
SRS	slow reacting substance; langsam reagierende Substanz	SSB (derm)	skin surface biopsy; oberflächliche Hautbiopsie

SSC	Specialist Short Course; Auffrischungslehrgang für Fachärzte (GB)
SSCQT	Selective Service College Qualifying Test
SSCr (dent)	stainless steel crown; Edelstahlkrone
SSC-Test	sensitized sheep cell test; Hämagglutinationstest mit sensibilisierten Schaf-Erythrozyten
SSD	source-skin distance; Fokus-Haut-Abstand (= FHA)
SSD	Sulfisomidin
SSE	saline solution enema; Kochsalzlösung-Einlauf
SSE	soapsuds enema; Seifenlauge-Einlauf
SSEA	sensitized sheep erythrocyte agglutination (= SSC-Test)
SSER (neur)	somatosensorisch evozierte Reaktion
SSF	Society for the Study of Fertility
SSF	supersonic frequency; Ultraschallfrequenz
SSKI	saturated solution of potassium iodide; gesättigte Kaliumjodidlösung
SSL (gebh)	Scheitel-Steiß-Länge
SSLE	subakute sklerosierende Leukoenzephalitis
SSM	Superficial-spreading-Melanom
s.s.n.	signetur suo nomine; mit dem Namen (des Patienten) kennzeichnen (Rezeptur)
SSP	Salazosulfapyridin
SSP	Shwartzman-Sanarelli-Phänomen
ssp	subspecies; Unterart
SSPE	subakute sklerosierende Panenzephalitis
SSR	Sulfid-Silber-Reaktion
SSS (kard)	sick sinus (node) syndrome; Syndrom des „kranken Sinusknotens"
SSS	specific soluble substance; Pneumokokken-Kapselpolysaccharid
SSS	sterile saline soak; steriler Kochsalzlösung-Umschlag
sss	stratum super stratum; Schicht auf Schicht
SS-Syndrom	salivosudoripares Syndrom
s.st.	sensu strictiori; im engeren Sinn
S-Strahlen	Sekundärstrahlen
SSU	self-service unit; Selbstbedienungsstation
SSV, SSVO	Strahlenschutzverordnung (= StSchVO, StrSchV)
s.s.v. (pharm)	sub signo veneni; unter Giftbezeichnung (Rezeptur)
SSW	Schwangerschaftswoche
ST	sedimentation time; Blutsenkungszeit
ST	skin test; Hauttest
ST	slight trace; geringe Spur
ST (psych)	standardized test; Standardprüfung
ST	surface tension; Oberflächenspannung
ST	survival time; Überlebenszeit
St	Stat; Einheit der Radioaktivität
St	Stoke; Einheit der Viskosität
st. (pharm)	stet, stent; stehenzulassen
STA	serum thrombotic accelerator activity, activation product; Thrombose-Faktor
STADA	Standesorganisation Deutscher Apotheker
Staph.	Staphylokokken
STARS	Solar Thermal Aerostat Research Station
Stat.	Statistik
stat. (pharm)	statim; sofort (Rezeptur)
stat. (phys)	statisch, elektrostatisch
stb	stillborn; totgeboren

STD	sexually transmitted disease; durch Geschlechtsverkehr übertragene Krankheit	Str., Strept.	Streptokokken
STD	skin test dose; Hauttestdosis	S-T-R-Formenwechsel	bakteriologisch: Wechsel von der Glattform („smooth") zur Rauhform mit Auftreten eines T als Zwischen-Antigen
STD	standard test dose; Standard-Testdosis	StrSchV	Strahlenschutzverordnung (= SSV, SSVO, StSchVO)
STEN	staphylogene toxische epidermale Nekrolyse	STS	serologic test for syphilis; Serotest auf Syphilis
STG	g-Strophanthin		
StGB	Strafgesetzbuch	STS	Society of Thoracic Surgeons (USA)
STH	somatotropes Hormon, Wachstumshormon	STS	Space Transportation System
STH-RF	STH-Releasing-Faktor	StSchVO	Strahlenschutzverordnung (= SSV, SSVO, StrSchV)
STI	Serum-Trypsin-Inhibitor		
STI (kard)	systolic time interval; systolisches Zeitintervall	STT	sensitization test; Sensibilisierungstest
STIA	Scientific, Technological, and International Affairs	STU	skin test unit; Hauttest-Einheit
		S-Typus (psych)	zu Synästhesien neigende Persönlichkeit
STK	k-Strophanthin		
STL	swelling, tenderness, limitation; Schwellung, Druckempfindlichkeit, Bewegungseinschränkung	SU	Streßulkus
		SU	strontium unit („sunshine unit"); Strontium-Einheit
STME (kard)	symptom-tolerated maximum exercise; Untersuchung Koronarkranker unter maximaler, gerade noch beschwerdefrei tolerierter Belastung	SU-	Sulfanilyl-Rest
		SUA	serum uric acid; Serumharnsäure
		SUA-Probe	Säure-Umschlag-Alkali-Probe
STNR	symmetrisch-tonischer Nackenreflex	sub fin.coct.	sub finem coctionis; gegen Ende des Kochens (Rezeptur)
STP	serenity-tranquility-peace; Heiterkeit—Ruhe—Frieden (Wirkung von Halluzinogenen)	Subtrie	Fixiermittel aus Sublimat, Trichloressigsäure und Eisessig (Heidenhain)
		SUD	sudden unexpected death; plötzlicher unerwarteter Exitus
STP	spezifisches Tränenprotein		
STP	standard temperature and pressure; Standardtemperatur und -druck (Lungenphysiologie)	SUd	sister union distal; zytologischer Begriff der Chromatiden-Fusion
		SUDA-Bad	subaquales Darmbad
STP	Sternalpunktion	SUDH	Sukzinat-dehydrogenase
STPD	standard temperature pressure dry; Meßbedingungen in der Lungenphysiologie	SUDI	sudden unexpected death in infancy; plötzlicher unerwarteter Säuglingstod (vgl. SIDS, SPKT, SUD)
STPI	Science and Technology Policy Implementation		
StPO	Strafprozeßordnung	SUMC	Stanford University Medical College
STPT	Selbstthromboplastin-Prothrombinzeit		
		SU-NH-	Sulfanilamido-Rest

SUNY	State University of New York	SVR	systemic vascular resistance; systemischer Gefäßwiderstand
SUP	selektierte Ultraviolett-Phototherapie		
SUp	sister union proximal; zytologischer Begriff der Chromatiden-Fusion	s.v.r.	Spiritus vini rectificatus
		SVRT	supraventricular re-entry tachycardia; supraventrikuläre Re-entry-Tachykardie
sup.	superior; oberer		
SUpd	sister union proximal-distal; zytologischer Begriff der Chromatiden-Fusion	SVSS	Schweizerische Vereinigung für Straflosigkeit des Schwangerschaftsabbruchs
SUPHEPA	N-Sukzinyl-L-phenylalanin-p-nitroanilid	SVT	supraventrikuläre Tachykardie
		s.v.t.	Spiritus vini tenuis
Supp.	Suppositorien, Zäpfchen	SVW-Virus	Enzephalomyokarditis-Virus (= EMC-Virus)
SUR	serologische Universalreaktion		
SUS	Society of University Surgeons	SW	Sakralwirbel
		SW	Social Worker; Sozialarbeiter
SUS	suppressor sensitive; suppressorempfindlich	SW	stroke work; Schlagarbeit eines Ventrikels
Susa	Fixiermittel aus Sublimat, Salz (NaCl) und weiteren Substanzen (Heidenhain)	s/w	schwarz-weiß (z. B. Photographie)
SV	Sarkomvirus	Sw^a-Faktor	Swann-Faktor, Antigen Sw^a
SV	Satellitenvirus, Subvirus	SWD	short wave diathermy; Kurzwellen-Diathermie
SV	Schlagvolumen	s-Welle	systolische Welle im Venenpuls
SV	Simian-Virus		
SV	single vibrations; Einzelschwingungen	SWG	silkworm gut; Seidendarm (chirurgisches Nahtmaterial)
SV	Sinus venosus	SWI	stroke work index; Schlagarbeitsindex
SV	snake venom; Schlangengift		
s.v.	spiritus vini; Weingeist	S/W-Komplex	spike/wave complex; Spitze/Welle-Komplex (EEG)
S-Variante (bakt)	Smooth-Variante, Glattform (von Nährboden-Kolonien)	SWR	serum Wassermann reaction; Wassermann-Reaktion (= WaR) im Serum
SVAS	supravalvuläre Aortenstenose		
SVCS	superior vena cava syndrome; Vena-cava-superior-Syndrom	SWS	slow wave sleep; Tiefschlafstadium
SVDK	Schweizerischer Verband diplomierter Krankenschwestern und -pfleger	S/W-Variante	Spitze/Woge-Gruppe im EEG
		SXR	sex reversed factor; autosomal-dominanter Erbfaktor bei Mäusen
SVDP	Schweizerischer Verband diplomierter Psychiatrieschwestern und -pfleger		
		Syn.	Synonym
SVES	supraventrikuläre Extrasystole	Syr.	syrupus; Sirup
SVG	Soldatenversorgungsgesetz	syst.	systemisch
SVI	Schlagvolumenindex	syst.	systolisch

SZ	Säurezahl	S-Zellen	Zellen mit nur strukturellen Chromosomen- oder Chromatid-Aberrationen
Sz	seizure; Anfall		
S-Zahl	Svedberg-Einheit (= S)	SZH	Schweizerische Zentralstelle für Heilpädagogik (Luzern)
SZD *(rad)*	Streuzusatzdosis		

T

T *(phys)*	absolute Temperatur	TA	tension artérielle; Arterienspannung, -druck
T *(ophth)*	Augendruck („tension")		
T *(gen)*	telozentrisches Chromosom	TA	Tetracyclin-Antibiotika
T *(chem)*	Testosteron	TA	tolfenamic acid; Tolfenaminsäure
T *(pharm)*	Tetracyclin		
		TA	Toxin-Antitoxin
T *(anat)*	thorakal (s. a. Th)	TA	Transactional Analysis
T *(biochem)*	Thymin (= Thd)	TA	Transaldolase
T	thyroid; Schilddrüse	TA *(gen)*	transformierendes Agens (= TP)
T	topical; äußerlich		
T *(phys)*	Torr (Torricelli; Maßeinheit des Druckes)	TA *(kard)*	Trikuspidalareal
		TA	Trophoblast-Antigen
T	toxicity; Toxizität	TA	Tuberkulin A („alkalisch")
T *(gen)*	Translokation	T₃A	Trijodthyronin-essigsäure
T *(immun)*	Transplantation	T+A	Tonsillektomie und Adenotomie
T	transverse; quer		
T	Tropin	TAA	Thioazetamid
T	Tumor	TAB	therapeutic abortion; Schwangerschaftsabbruch
T	Typ		
t *(anat)*	temporal	TAB	Typhus-Paratyphus A- und B-Impfstoff
t *(biochem)*	transfer (z. B. tRNS)		
t *(phys)*	Tonne	Tab.	Tabelle
t *(phys)*	Zeit („tempus", „time")	TABC	Typhus-Paratyphus A-, B- und C-Impfstoff
T.	Taenia		
T. *(anat)*	Tuberculum	TABDT	Kombinationsimpfstoff gegen Typhus, Paratyphus A und B, Diphtherie und Tetanus
T½, t½	Halbwertszeit (= HWZ)	Tabl.	Tablette(n)
T₃	Trijodthyronin (= TIT)	TABO	Technischer Ausschuß für Brillenoptik
T₄	Tetrajodthyronin, Thyroxin (= Thx)		
		tabs	tablets; Tabletten
TA	Teaching Assistant; Lehrassistent	TABT	Kombinationsimpfstoff gegen Typhus, Paratyphus A und B und Tetanus
TA	temperature axillary; Axillartemperatur		
		TAC *(anat)*	Truncus arteriosus communis

TACE *(pharm)*	Tri-p-anisyl-chloräthylen, Trianisöstrol, Chlorotrianisenum (synthetisches Östrogen)	TAPVC	total anomalous pulmonary venous connection; totale Fehlverbindung der Lungenvenen
TAD	Theophyllin-äthylendiamin	TAR	tension artérielle rétinienne; Netzhautarteriendruck
TÄTD	Tetraäthyl-thiuram-disulfid (= TETD)	T-Areal *(immun)*	thymusabhängiges Areal
TAF	target aim function; Zielscheibentest	T-Arthrodese *(orth)*	Arthrodese des Talokalkanealgelenks
TAF	thrombozytenagglutinierender Faktor	T'ase	fälschlich für: T'sase
TAF	Toxin-Antitoxin-Flocken(-Impfstoff)	TAST	Test-Antigen-Sorbent-Test
		TAT	Tetanus-Antitoxin
TAF	Tuberkulin, albumosefrei	TAT *(psych)*	thematic apperception test; Apperzeptionstest
TAF	Tumor-Angiogenese-Faktor		
TAF	Tumor-Antigen-Faktor	TAT	Toxin-Antitoxin
T-Agglutinin	Thomsen-Agglutinin	TAT	Tyrosin-aminotransferase
TAH	totale abdominale Hysterektomie	TATD	Octotiaminum
		TA-Test	Thyreo-Autopräzipitin-Test
T½$_{akt}$	physikalische Halbwertszeit	TAVB	total atrioventricular block; totaler AV-Block, AV-Block III. Grades
TAL	Triamcinolon		
tal.	talis, tales; solcher, solche (Rezeptur)		
		TB	Thymolblau
TAM	Toxin-Antitoxin-Mischung	TB	Toluidinblau
TAMCHA	trans-AMCHA, p-Aminomethyl-zyklohexan-karbonsäure, Tranexamsäure (= AMCHA)	TB	total base; Gesamtbase
		TB	tracheobronchial, Tracheobronchitis
TAME	p-Toluolsulfonyl-L-arginin-methylester	TB	Tuberkelbazillus (= TbB)
		Tb	Tuberkulose (= Tbc, Tbk)
TAMIS	Telemetric Automated Microbial Identification System	Tb 1	Thiosemikarbazon
		TBA	tertiäres Butylazetat
TAN	total ammonia nitrogen; gesamter Ammoniak-Stickstoff	TBA	thiobarbituric acid; Thiobarbitursäure
TANS	Territorial Army Nursing Service	TBA	thyroxinbindendes Albumin
T-Antigen *(immun)*	Transplantationsantigen	TbB	Tuberkelbazillus (= TB)
T-Antigen	Tumorantigen	Tbc	Tuberkulose (= Tb, Tbk)
TAO	Thrombangitis obliterans	TBE	tick borne encephalitis; durch Zeckenbiß übertragene Enzephalitis (ARBO-Viren der Gruppe B)
TAO	Triazetyl-oleandomycin		
TAP	Thiamphenicol		
TAPE	Pentaerythrityl-tetraazetat	TBE	Tuberkulin-Bazillen-Emulsion
TAPHA	4-Thiaheptan-1,7-dioyl-bis-isopropyl-hydrazin	TBG	testosteronbindendes Globulin
		TBG	thyroxinbindendes Globulin

TBGF	Äthyl-3,5,6-tri-O-benzyl-D-gluko-furamosid, Tribenosidum	TC	Tetracyclinum (= T)
TBGP	total blood granulocyte pool; Gesamtmenge der Granulozyten im Blut	TC	thermal conductivity; Wärmeleitfähigkeit, Wärmeleitzahl
		TC	Thiocarbanilidum
TBI	Thyroxinbindungsindex	TC	thoracic cage; Brustkorb
TBI (dent)	tooth brushing instruction; Zahnpflege-Anweisung	TC	thyrocalcitonin; Thyreokalzitonin
TBK	Thyroxinbindungskapazität	TC	tissue culture; Gewebskultur (= GK)
Tbk	Tuberkulose (= Tb, Tbc)	TC	total capacity; Totalkapazität der Lunge (= TK)
Tbl.	Tabletten		
TBLC (gebh)	term birth living child; zeitgerechte Geburt eines lebenden Kindes	TC	total cholesterol; Gesamtcholesterin
		TC	travail cardiaque; Herzarbeit
TBM	tuberkulöse Meningitis		
TBP	testosteronbindendes Protein	TC	Tuberkulin C („contagious")
TBP	Thio-bis(4,6-dichlorphenol), Bithionolum	TC	Tumor cerebri
		T+C	type and crossmatch; Blutgruppenbestimmung und Kreuzprobe
TBP	thyroxinbindendes Plasmaprotein		
TBP	Tributylphosphat	TCA	tricalcium aluminate; Trikalziumaluminat
TBPA	thyroxinbindendes Präalbumin	TCA	tricarboxylic acid (cycle); Trikarbonsäure-Zyklus, Zitronensäure-Zyklus
TBR	Trockenblutreaktion auf Syphilis (Chediak)		
TBS (pharm)	Tetraphenyl-benzolsulfonat	TCA	Trichlorazetat (= TCE)
TBS	Tetrapropylen-benzolsulfonat	TCA	tricyclic antidepressants; trizyklische Antidepressiva
TBS	Tribromsalizylanilid		
tbsp	tablespoon; Eßlöffel (Rezeptur)	TCAP	trimethyl-cetyl-ammonium pentachlorphenate; Trimethylzetylammoniumpentachlorphenat (Fungizid)
TBSV	Tomato-bushy-stunt-Virus		
TBT (lab)	template bleeding time; Bestimmung der Blutungszeit nach Borchgrevink und Waaler	TCBS	thiosulphate citrate bile salts; Thiosulfatzitrat-Gallensalze (Agar)
TBT	Tolbutamid	TCC	thromboplastic cell component; zelluläre Thromboplastinkomponente
TBTO	tributyl tin-oxide; Tributylzinnoxid		
TBV	total blood volume; Gesamtblutvolumen	TCC	total cardiac cost; Gesamtpulssumme
TBW	total body water; Gesamtkörperwasser	TCC	Triclocarbanum; Trichlorkarbanilid
TBW	total body weight; Gesamtkörpergewicht	TCCA-Virus	Transitional-cell-cancer-associated-Virus
TC	temps de coagulation; Blutgerinnungszeit	TCD	tissue culture dose; Gewebskulturdosis (z. B. TCD_{50})

TCDD			T-Ebene
TCDD	2,3,7,8-Tetrachlor-dibenzo-p-dioxin	TD	Torsionsdystonie
TCDNB	Tetrachlor-dinitrobenzol	TD	total disability; vollständige Invalidität
TCE	Tetrachlor-diphenyläthan (= DDD)	TD	transverse diameter; Querdurchmesser (des Herzens)
TCE	Trichloressigsäure (= TCA)	TD	Typhus-Dysenterie
TCESOM	trichlorethylene-extracted soybean-oil meal; Trichloräthylen-extrahierte Sojanahrung	t.d.	ter die; dreimal täglich (Rezeptur)
TCFM	Trichlorfluormethan	TDA	Tetrachlor-diphenyläthan (= DDD, TCE, TDE)
TCID	tissue culture infectious dose; Infektionsdosis für eine Gewebskultur	T.D.D.	Tuberculous Diseases Diploma
TCL	Triamcinolon	TDE	Tetrachlor-diphenyläthan (= DDD, TCE, TDA)
TCM	Tetracyclinum-Mustard	TDI	Toluol-diisozyanat
TCM	tissue culture medium; Nährflüssigkeit für Gewebskulturen	TDN	total digestible nutrients; verdauliche Gesamtnährstoffmenge
TCM	Toyocamycinum	TDP	Thymidin-5′-diphosphat
TCN	Ticrynafen (= TS)	TDS	Thiamin-disulfid
TCNB	Tetrachlor-nitrobenzol	t.d.s.	ter die sumendum; dreimal täglich einzunehmen
TCNP	Tetrazyanopropen, Natriumsalz	TDZ	thymus-dependent zone; thymusabhängige Zone (des Lymphknotens)
TCP	Trichlorphenol		
TCP	Trikresylphosphat (= TKP)	TE	Tauben-Einheit
TCT	thrombin coagulation time; Thrombingerinnungszeit	TE	Tetanus
TCT	Thyreokalzitonin	TE	Tonsillektomie
Tct.	Tinctura; Tinktur (= Tr.)	TE	Totalexstirpation (z.B. des Uterus)
TCTNB	Tetrachlor-trinitrobenzol	TE	tracheo-esophageal; tracheoösophageal
TCu	Kupfer-T (Intrauterinpessar)		
TCV	thoracic cage volume; Thoraxvolumen	TE	Trübungseinheit
		TE	Tuberkulin-Einheit
TD (pharm)	Tagesdosis	TEA	Tetraäthylammonium
TD	Tetanus- und Diphtherie-Toxoid	TEA	Thrombendarteriektomie
TD	therapy discontinued; Therapie beendet	TEA	Triäthanolamin
		TEAB	Tetraäthyl-ammoniumbromid
TD (anat)	thoracic duct; Ductus thoracicus	TEAC	Tetraäthyl-ammoniumchlorid
TD	thymus dependent (cells); thymusabhängige Zellen, T-Lymphozyten	TEB	tissue equivalent bone; gewebeäquivalenter (künstlicher) Knochen
TD (rad)	Tiefendosis	T-Ebene (gyn)	Terminalebene

TEBK	totale Eisenbindungskapazität (= TIBC)
TEC	Trauma and Emergency Center; Wundversorgungs- und Notfallzentrum
TED *(rad)*	threshold erythema dose; Erythemschwellendosis
TED	thrombo-embolic disease; thromboembolische Erkrankung
TEDD *(kard)*	total end-diastolic diameter; enddiastolischer Gesamtdurchmesser
TEDP	Tetraäthyl-dithio-pyrophosphat
TEE	L-Tyrosin-äthylester
Teel.	Teelöffel
TEF	Tracheoösophagealfistel
TEF	Triäthylen-phosphoramid (= TEPA)
T½$_{eff}$	effektive Halbwertszeit
TEG	Thrombelastogramm
TEG	Triäthylenglykol
TEL	tetra-ethyl lead; Bleitetraäthyl
TEM	Transmissions-Elektronenmikroskop
TEM	Triäthylen-melamin, Tretamin (Zytostatikum)
TEMA	Trace Metabolism in Man and Animals
Temp.	Temperatur
temp.dext.	tempori dextro; auf die rechte Schläfe
temp.sinist.	tempori sinistro; auf die linke Schläfe
TEN	total excretion of nitrogen; Stickstoff-Gesamtausscheidung
TEN	toxische epidermale Nekrolyse
TENS	transcutaneous electrical nerve stimulation; transkutane elektrische Nervenstimulation
TEP	Tetraäthyl-pyrophosphat (= TEPF, TEPP
TEP	Total-Endoprothese
TEPA	Triäthylen-phosphoramid (= TEF)
TEPF, TEPP	Tetraäthyl-pyrophosphat (= TEP)
TER	thermal enhancement ratio; Summationseffekt von Wärme und Bestrahlung
ter.	terendo; durch Reiben (Rezeptur)
tert.	tertiär
TES	Trichloressigsäure (= TCA, TCE)
TESD	total end-systolic diameter; endsystolischer Gesamtdurchmesser
TET	Teacher of Electrotherapy
TET	Triäthylen-melamin, Tretamin (= TEM)
TETD	Tetraäthyl-thiuram-disulfid, Disulfiramum (= TÄTD)
TETRAC	Tetrajod-thyroninazetat
TEV	Talipes equinovarus
TEV	total epithelial volume; Epithelgesamtvolumen
TF	taktiler Fremitus
TF	Thymusfaktor
TF	Trägerfrequenz
TF	Transferfaktor
TF	Tuberkulin-Filtrat
TF	tuning fork; Stimmgabel
TFA	total fatty acids; Gesamtfettsäuren
TFN	total fecal nitrogen; Gesamtstickstoff im Stuhl
TFNS	Territorial Force Nursing Service
TFPZ	Trifluoperazin
TFR	total fertility rate; Gesamtrate der Fertilität
TFS	testikuläres Feminisierungs-Syndrom
Tf-Serumgruppen	Transferrin-Gruppen
TFT	Tetracyclin-Fluoreszenz-Test

TG

TG	Thyreoglobulin
TG	Triglyzeride
6-TG	6-Thioguanin
TGA	Tagesgesamtaktivität (z. B. eines Hormons)
TGA	total gonadotrophin activity; Gonadotropin-Gesamtaktivität
TGA	Transposition der großen Arterien
TGC *(kard)*	time gain compensation; Zeit-Verstärkungsausgleich, Tiefenausgleich
TGE	transmissible gastro-enteritis (virus); übertragbares Gastroenteritis-Virus
TGMH	teneur globulaire moyenne en hémoglobine; Färbekoeffizient (= Hb_E, MCH)
TGO	transaminase glutamique-oxalacetique; GOT, SGOT
TGP	transaminase glutamique-pyruvique; GPT, SGPT
TGT	Thromboplastin-Generations-Test
TGV	thorakales Gasvolumen
TGY	tryptone glucose yeast; Trypton-Glukose-Hefe-Agar
TH	Äthionamid
TH	Tablettenhilfsstoff
TH	Technische Hochschule
TH	Tetrahydrokortisol
TH	thyroid hormone; Schilddrüsenhormon
Th	Thorakalsegment (= D)
Th.	Therapie (= Ther.)
THA	Tetrahydroaldosteron
THA	Tetrahydroaminoakridin
THAM	Tris-hydroxymethyl-aminomethan, Trometamolum, „Tris-Puffer"
THb	total hemoglobin; Gesamthämoglobin
THC	Tetrahydrocannabinol
THD	Tageshöchstdosis

Thy

THD	total harmonic distortion; Gesamtverzerrung
Thd	Thymidin
THE	Tetrahydro E, Tetrahydrokortisol
ThEm	Thoriumemanation, Thoron (= Tn)
Ther.	Therapie (= Th.)
ther.ex.	therapeutic exercise; Heilgymnastik
THF	Tetrahydrofolsäure, Coenzym F
THF	Tetrahydro F, Tetrahydrokortisol
THF	Tetrahydrofuran
THF	Thymus-Humoralfaktor
THFA	tetrahydrofolic acid; Tetrahydrofolsäure (= THF)
THFA	Tetrahydrofurfurylalkohol
THG	Tuberkulosehilfe-Gesetz
THHP	Tetrahydrohomofolsäure, Tetrahydrohomopteroinsäure
THK	Thiosemikarbazon
THM	Thienamycin
THM	total heme mass; Häm-Gesamtmenge
THM-Wellen	Traube-Hering-Meyer-Wellen
Thor.	Thorax
THP	thrombohämorrhagisches Phänomen
THPA	tetrahydropteric acid; Tetrahydropteroinsäure
ThPP	Thiamin-pyrophosphat (= TPP)
THQ *(gebh)*	Thoraxquerdurchmesser (im Ultraschall)
Thr	Threonin
THRF	Thyreotropin-Releasing-Faktor
THT	Teacher of Hydrotherapy
THTH	thyreotropes Hormon (= TSH)
Thx	Thyroxin
Thy	Thymin (= T)

TI	Schutzindex	TJ	triceps jerk; Trizepsreflex
TI	therapeutischer Index	Tj^a	Jay-Faktor, Antigen Tj^a
TI	thymus independent (cells); thymusunabhängige Zellen	TK	Thiokinase
		TK	Totalkapazität (= TC, TLC)
TI	Trikuspidalinsuffizienz	TK	Transketolase
TIA	transient ischemic attack; vorübergehender Ischämie-Anfall	T_K	kritische Temperatur
TIB *(ophth)*	Turville-Infinity-Balance	T-Kanüle	Trachealkanüle
TIBC	total iron binding capacity; totale Eisenbindungskapazität (= TEBK)	TKD	Tokodynamometer
		T-Keime	Thomsen-Keime
		TKG	Tokodynamograph
TIC	trypsin inhibitory capacity; Trypsin-Hemmkapazität	TKP	Trikresylphosphat (= TCP)
TICC *(gyn)*	time interval from the cessation of contraception to conception; Zeitraum zwischen Kontrazeptionsbeendigung und Empfängnis	TKT	Thallium-Kristallviolett-Toxin (Blutagar)
		TL	total lipids; Gesamtlipide
		TL	transmission loss; Übertragungsverlust, Schalldämpfung
TID	time-interval difference; Zeit-Intervall-Differenz	TL	Tubenligatur
t.i.d.	ter in die; dreimal täglich (Rezeptur)	TLA	transluminale Angioplastik (Ballondilatation der Koronargefäße), s. a. PTA
TIE	Trypsin-Inhibitor-Einheit		
TIF	tumorinduzierender Faktor	TL-Antigene	Thymus-Leukämie-Antigene
TIG	Tetanus-Immunglobulin	TLC	„tender loving care"; Scherzwort für besonders sorgsame und liebevolle Patientenbetreuung
TIM	Triosephosphat-isomerase		
t.i.n.	ter in nocte; dreimal pro Nacht		
Tinct.	tinctura, Tinktur	TLC	thin layer chromatography; Dünnschichtchromatographie
TIP	terminal interphalangeal; distales Interphalangealgelenk		
		TLC	total lung capacity; Totalkapazität der Lunge (= TC, TK)
TIP *(gen)*	translation inhibitory protein; translationshemmendes Protein	TLD	(Radio-)Thermolumineszenz-Dosimetrie
TIP	tumor inhibitory principle; das Wachstum transplantierter Tumoren hemmendes Prinzip (Meerschweinchen)	TLD	thoracic lymph duct; Ductus thoracicus
		TLE	thin-layer electrophoresis; Dünnschicht-Elektrophorese
TIPP	Tetraisopropyl-pyrophosphat		
TIRR	Texas Institute of Rehabilitation and Research	$T\frac{1}{2}$live	biologische Halbwertszeit
		TLK	totale Lungenkapazität (= TC, TLC, TK)
TIS	Tumor in situ (= Carcinoma in situ)		
		TLR	tonische Labyrinthreflexe
TIT	Treponema-pallidum-Immobilisierungstest (Nelson)	TLS *(psych)*	testing the limits for sex; Prüfung der Sexualgrenzen
TIT, TITH	Trijodthyronin (= T_3)		

TLV	threshold limit value; Schwellengrenzwert, maximale Arbeitsplatzkonzentration (= MAK)		TMMG	Teacher of Massage and Medical Gymnastics
			TMP	Thymidin-5′-monophosphat
TLV	total lung volume; Gesamtvolumen der Lungen		TMP	trans-membrane potential; Membranpotential der erregbaren Zelle
T-Lymphozyten	thymusabhängige Lymphozyten		TMP	Trimethoprim
TM	Tempo Medical (internationale Fachzeitschrift)		TMP	Trimethylphosphat
			TM_{PAH}	maximale tubuläre Ausscheidungskapazität für PAH
TM	trade-mark; Warenzeichen (= WZ)		TMPDS	Thiaminmonophosphat-disulfid
TM	Transportmechanismus			
TM	transport messenger; Transportträger		TMP/SMZ	Trimethoprim-Sulfamethoxazol (Sulfonamidkombination)
TM (psych)	transzendentale Meditation		TMS	Test für medizinische Studiengänge
TM	tympanic membrane; Trommelfell		TMS	Trimethylsilan
Tm	Transportmaximum		TM-Scan	time-motion scan; Ultraschallverfahren
Tm	Tumor			
T-M	Thayer-Martin-Medium		TMTD	Tetramethyl-thiuram-disulfid, Thiramum
TMA	Tetramethylammonium		TMÜ	Tier-Mensch-Übergangsfeld
TMA	Trimethoxyphenylaminopropan (Halluzinogen)		TMV	Tabak-Mosaik-Virus
TMAI	Tetramethylammoniumjodid		T-Mykoplasmen	kleine („tiny") Mykoplasmen-Kolonien
T-Marker (gen)	Temperatur-Marker			
			Tn (ophth)	normaler intraokularer Druck („tension")
TMAS (psych)	Taylor manifest anxiety scale; Selbsteinstufung des Schweregrades von Angst		Tn	Thoron (= ThEm)
			TNA	Tetrahydronaphthylamin
T_{max}	maximale Spannung (des Herzmuskels)		TNA	Trinitroanilin
			TNB	Trinitrobenzol
TMCS	Trimethylchlorsilan		TNF	Tumor-Nekrose-Faktor
TMD	Tagesmaximaldosis (= MTD)		TNM	Tetranitromethan
TME	Teacher of Medical Electricity			
TM_G	maximale tubuläre Rückresorptionsrate für Glukose		TNM-System	pathologisches System der Tumorklassifikation (T = Tumor; N = „nodes", Lymphknoten; M = Metastasen)
TMJ-Artikulator (dent)	Temporomandibular-joint-Gerät			
			TNP	2,4,6-Trinitrophenol, Pikrinsäure
TML	test de migration des leucocytes; Leukozytenmigrationstest (= LMT)		TNR	tonic neck reflex; tonischer Halsreflex
			TNT	Trinitrotoluol
TML	tetramethyl lead; Tetramethylblei		TNV	Tabak-Nekrose-Viren

TNW			TPE-Gruppe

TNW *(ophth)*	Tränen-Nasen-Wege, tränenableitende Wege	Torr	Torricelli; Maßeinheit des Drucks (= T)
TO	Original- oder Alttuberkulin (= OT)	TOS	tape operating system; Bandbetriebssystem (in der Datenverarbeitung)
TO	target organ; Zielorgan		
TO	telephone order; telefonische Anweisung	Tosyl-	p-Toluolsulfonyl-
		TP	temperature and pressure; Temperatur und Druck
TO	temperature oral; orale Temperatur	TP	terminal phalanx; Endphalanx
TO	Tinctura opii	TP	Testosteronpropionat
TO	tracheoösophageal (= TE, TOE)	TP	threshold potential; Schwellenpotential
TO	Tryptophan-oxygenase	TP	Thymusprotein
TO	turnover; Umsatz	TP	total protein; Gesamteiweiß
TOA	Tarifordnung für Angestellte	TP *(gen)*	transformierendes Prinzip
TOA	Tuberkulin-Original-Alt	TP	Treponema pallidum
TOCP	Triorthokresylphosphat (= TCP, TKP, TOP)	TP	Triosephosphat
		TP	Triphosphat
TOE	tracheoösophageal (= TE, TO)	TP	true positive; echt positiv
		TP	Tuberkulin-Präzipitation
ToE	Tonsillektomie (meist: TE)	TPA	Tanninsäure-Polyphosphormolybdänsäure-Amidsäure (Färbeverfahren)
TÖT	Trikuspidalöffnungston		
TOF	tetralogy of Fallot; Fallot-Tetralogie	TPA	tissue polypeptide antigen; Gewebspolypeptid-Antigen
TOF	Trioktylphosphat		
TOIT *(psych)*	Tien organic integrity test; theoretischer Wahrnehmungstest (= OIT)	TPA-Test	Tissue-Polypeptid-Antigen-Test
		TPA-Test	Treponema-pallidum-Agglutinationstest
TOP	Tagesordnungspunkt		
TOP	Triorthokresylphosphat (= TCP, TKP, TOCP)	TPB	Tetrapropylen-benzol
		TPB	Tryptonphosphatbouillon
TOPS	Take Off Pounds Sensibly; US-Forschungsprogramm zur Gewichtsreduzierung bei Fettsucht	TPBS	Tetrapropylen-benzolsulfonat (= TBS)
		TPC	thromboplastic plasma component; Faktor VIII der Blutgerinnung
TOPV	trivalente orale Polio-Vakzine		
TORCH	toxoplasmosis, other agents, rubella, cytomegaly, herpes; Gruppe von Infektionserregern während der Gravidität, die mit fetalen Fehlbildungen einhergehen können	TPCF	treponema pallidum complement fixation; Treponema-pallidum-Komplementbindung
		TPD	Thiamin-propyldisulfid, Prosultiaminum
		TPE	totale parenterale Ernährung
TORP	total ossicular replacement prosthesis; Totalprothese der Gehörknöchelchen	TPE-Gruppe	Typhus-Paratyphus-Enteritis-Gruppe (Salmonellen)

TPER			**TRI**

TPER	Typhus-Paratyphus-Enteritis-Ruhr (Salmonellen)
TPEY	tellurite polymyxin egg yolk; Tellurit-Polymyxin-Eidotter-Agar
TPF	Thymuspermeabilitätsfaktor
TPG	Tryptophanpepton-Glukose-Agar
TPH	Tetrazol-Probe im Harn
T-Phagen	geschwänzte („tailed") Koliphagen
TPHA-Test	Treponema-pallidum-Hämagglutinationstest
TPIA	Treponema-pallidum-Immunadhärenz
TPI-Test	Treponema-pallidum-Immobilisationstest (Nelson) (= TIT)
TPL	total phospholipid; Gesamtphospholipid-Wert
TP-Linie *(rad)*	auf der seitlichen Schädelaufnahme Linie zwischen dem Tuberculum sellae und der Protuberantia occipitalis interna
tpm	tours par minute; Umdrehungen pro Minute (= U/min)
TPMB	Treponema-pallidum-Methylenblau(-Färbung)
TPN	total parenteral nutrition; totale parenterale Ernährung (= TPE)
TPN	Triphosphorpyridin-nukleotid (= NADP)
TPNH	reduzierte Form von TPN
TPP	Thiaminpyrophosphat (= ThPP)
TPR *(klin)*	temperature, pulse, respiration; Temperatur, Puls, Atmung
TPR *(physiol)*	total peripheral resistance; peripherer Gesamtwiderstand
TPR	Tryptophanperchlorsäure-Reaktion
TPS-Test	Treponema-pallidum-Schwundtest
TPT	Tetraphenyltetrazol
TPT	total protein tuberculin; Gesamtprotein-Tuberkulin
TPTZ	2,4,6-Tripyridil-s-triazin
TPZ	Thioproperazin
TPZ	Thromboplastinzeit (Quick)
TR	Teaching and Research; Lehre und Forschung
TR	Temperatur rektal
TR	therapeutic radiology; Strahlentherapie
TR *(physiol)*	Totraum
TR	Tuberkulin R („Rückstand")
TR	tubuläre Rückresorption
TR	turbidity reducing; trübungsmindernd (s. a. TR-Einheit, TRU)
Tr.	Tinctura; Tinktur (= Tct.)
Tr. *(anat)*	Tractus
Tr.	Tremor
Tr. *(pharm)*	Trituratio; Verreibung (= Trit.)
Tr.	Tropfen
tr.	trace; Spur
TRAP	Triäthanolamin-Puffer
TRBF	total renal blood flow; Gesamtdurchblutung der Niere
TRCHI	tanned red cells hemagglutination inhibition; Hemmung der Hämagglutination tanninbehandelter Erythrozyten
TRC-Test	tanned red cells; Test mit sensibilisierten tanninbehandelten Erythrozyten
T-Reflex	Sehnenreflex („tendo")
TR-Einheit	turbidity reducing; Maß für die Enzym-Aktivität von Hyaluronidase
T-Rezeptor	Thomsen-Rezeptor
TRF	Thyreotropin-Releasing-Faktor
TRF	tubuläre Rejektionsfraktion
TRH	Thyreotropin-Releasing-Hormon
TRI *(psych)*	total response index; Gesamtreaktionsindex

Tri				**TSI**
Tri	Trichloräthylen		TRU	turbidity reducing unit; TR-Einheit (Maß für die Enzym-Aktivität von Hyaluronidase)
T₃-RIA	Radioimmunoassay von Trijodthyronin			
T₄-RIA	Radioimmunoassay von Thyroxin		Try	Tryptophan (= Trp)
			TS	temperature sensitive; temperaturempfindlich
TRIAC	Trijod-thyroazetat			
TRIB	Triclobisonii chloridum		TS	test solution; Testlösung
TRIC	trachoma inclusion conjunctivitis; Trachom und Einschlußkörperchen-Konjunktivitis		TS	thoracic surgery; Thoraxchirurgie
			TS	Tienilsäure; Ticrynafen (= TCN)
tric (gen)	trizentrisches Chromosom		TS	total solids; Feststoff-Gesamtmenge
TRINS	totally reversible ischemic neurologic symptoms; vollständig reversible neurologische Ischämie-Symptome (vgl. SFR)		TS	toxische Substanz
			TS	transsexuell
			TS	Trikuspidalstenose
Tripas	Trichrom-PAS-Färbung		TS	triple strength; dreifache Stärke
Tripiform	Fixiermittel aus Trichloressigsäure, Pikrinsäure und Formol (Stieve)		TS	tubular sound; Röhrenton, Trachealton
Tris	Tris-Puffer, THAM		TSA	thymusspezifisches Antigen
TRIT	Trijodthyronin, T₃		TSA	toluene sulphonic acid; Toluolsulfonsäure
Trit. (pharm)	Trituratio; Verreibung (= Tr.)		TSA	tumorspezifisches Antigen
TRK	technische Richtkonzentration		T'sase	Tryptophan-synthetase
TrMKR	Trockenblut-MKR II		TSC	Thiosemikarbazon (= THK)
TRN (anat)	tegmental reticular nuclei; Nuclei reticulares tegmenti		TSCA	tumorspezifisches zelluläres Antigen
tRNA, tRNS	Träger-, Transfer-Ribonukleinsäure		TSD (rad)	target skin distance; Target-Haut-Abstand
Troch. (anat)	Trochanter		TSD	Tay-Sachs disease; Morbus Tay-Sachs
Troch. (pharm)	Trochisci; Pastillen		T-Set	Tracheotomie-Set
TRP	total refractory period; Gesamtrefraktärphase		TSG	Thrombozytensenkungsgeschwindigkeit
TRP	tubuläre Rückresorption des Phosphats		TSG	Transsexuellengesetz
			TSH	thyroid stimulating hormone; Thyreotropin
Trp	Tryptophan (= Try)			
TrPl	treatment plan; Behandlungsplan		TSH-RF	TSH-Releasing-Faktor
			TSH-RIA	Thyreotropin-Radioimmunoassay
TRSV	tobacco ringspot virus; Tabak-Ringflecken-Virus		TSI	triple sugar iron (agar); Dreizucker-Eisen-Agar nach Kligler (Laktose, Glukose, Saccharose)
TRT	Trennung−Reaktion−Trennung (in der Chromatographie)			

TSN	Tryptonsulfit-Neomycin-Agar	TTH	thyreotropes Hormon, Thyreotropin (= TSH)
TSP	total serum protein; Serum-Gesamtprotein	TTI	tension time index; Spannungs-Zeit-Index
tsp	teaspoon; Teelöffel		
TSR	Trizepssehnenreflex	TTP	thrombotische thrombozytopenische Purpura
TSRV	total systemic vascular resistance; Gefäß-Gesamtwiderstand	TTP	Thymidin-5'-triphosphat
		TTPA	Triäthylen-thiophosphoramid, Thiotepum, Thio-TEPA
TSS	Toxinschocksyndrom		
TSSU	theatre sterile supply unit; Zentralsterilisation für den Operationstrakt	TTR	Thymoltrübungsreaktion
		T-Transformation	Thomsen-Phänomen
TSTA	tumorspezifisches Transplantationsantigen	TTS	Tarsal-Tunnel-Syndrom
		TTS (otorhin)	temporary threshold shift; zeitweilige Hörschwellenverschiebung
T-Stämme	kleine („tiny") Mykoplasmen-Kolonien		
T-Stoff	Xylylbromid, Fliedergas (Kampfstoff)	TTS	Transdermales Therapeutisches System
TSU	triple sugar urea; Dreizucker-Harnstoff-Agar	TTX	Tetrodotoxin
		TTY	teletypewriter; Fernschreiber
TT	Tetanus-Toxoid	T-Typ	spasmophile („tetanoide") Konstitutionsform
TT (bakt)	Tetrathionat(-Bouillon)		
TT	thrombin time; Thrombinzeit	TU	Technische Universität
TT	Thymin-dimer	TU	toxic unit; toxische Einheit
TT	Thymoltrübung	TU	transmission unit; Übertragungseinheit
TT	Toleranztest		
TT	transit time; Transitzeit	TU	tuberculin unit; Tuberkulin-Einheit
TT	tuberculin tested; tuberkulingeprüft (Milch)	TU	turbidity unit; Trübungseinheit
TTA	transtracheale Aspiration	TUD	total urethral discharge; gesamter Harnröhrenausfluß
TTC	Tetracyclin (= TC)	TÜV	Technischer Überwachungsverein
TTC	2,3,5-Triphenyl-tetrazoliumchlorid		
		TUM	Technische Universität München
TTD	Tetraäthyl-thiuram-disulfid, Disulfiramum (= TÄTD, TETD)	TUR	transurethrale Resektion (der Prostata)
TTD	thoracic transverse diameter; Thorax-Querdurchmesser		
TTD	transient tic disorder; vorübergehende Tic-Störung	TV	tachycardie ventriculaire; Kammertachykardie
ttd, t.t.d.	three times a day; dreimal täglich (= t.i.d.)	TV	Television, Fernsehen
		TV	tetrazolium violet; Tetrazolpurpur
T-Test	Thomsen-Phänomen		
TTFD	Thiamin-tetrahydrofurfuryldisulfid	TV	tidal volume; Atemvolumen
		TV	Tierversuch

TV	total volume; Gesamtvolumen
TV	Transvestit
TV	Trichomonas vaginalis
TV	trunkuläre Vagotomie
TV	Tuberkulin-Volutin
TVC	triple voiding cystogram; Dreiphasen-Miktionszystogramm
TVE	Trübungsverminderungseinheit (= TR-Einheit, TRU)
TVF	tactile vocal fremitus; taktiler Stimmfremitus
TVF	thoriumvulnerabler Faktor
TVH	total vaginal hysterectomy; vaginale totale Hysterektomie
T-Virus	Taubenpocken-Virus
TVL *(rad)*	tenth value layer; Zehntelwertschicht
TVP	textured vegetable protein; Sojamehl-Produkt
TVT	tiefe Venenthrombose
TVU	total volume urine; 24-Stunden-Harn
TW	total body water; Gesamtkörperwasser (= TBW)
TW	travelling wave; Wanderwelle
TWA *(stat)*	time weighted average; zeitgewichtetes Mittel
TWE	tap water enema; Leitungswasser-Einlauf
TX	Thromboxan
Tx	angloamerikanisches Kürzel für: Therapie
TXB$_2$	Thromboxan B$_2$
Ty	type; Typ
tymp.	tympanitisch
TYMV	Turnip-Yellow-Mosaik-Virus; RNS-Pflanzenvirus
typ.	typisch
Tyr	Tyrosin
TZ	Thrombozyten
TZ	tuberculin zymoplastiche; Trockenrest der alkohollöslichen Anteile von Tuberkelbazillen
T-Zellen	thymusabhängige Lymphozyten

U

U	elektrische Spannung
U *(gyn)*	Umwandlungszone
U	unit; Einheit
U	Urazil
U	Urea
U	Uridin
u	unified mass; Masseeinheit
U̇	Harnstoff
Ū	Harnsäure
U/3	upper third; oberes Drittel
UA	uric acid; Harnsäure
UA	Urinanalyse
UA	uterine aspiration; Endometriumaspiration
UAB	University of Alabama in Birmingham (USA)
UAE	unilateral absence of excretion; einseitig fehlende Ausscheidung
u.a.f.	ut aliquid fiat; damit etwas geschieht
UAK	Universitätsaugenklinik
UAN	uric acid nitrogen; Harnsäure-Stickstoff
UAP	urinary alkaline phosphatase; alkalische Phosphatase im Urin
UB	Universitätsbibliothek
UBA	undenatured bacterial antigen; nichtdenaturiertes bakterielles Antigen
UBB	ultimobranchial body; ultimobranchialer Körper (Embryologie)

UBF	uterine blood flow; Uterusdurchblutung	UDC	underdeveloped countries; Entwicklungsländer
Ubg	Urobilinogen	UDC	Universal Decimal Classification
UBI	ultraviolet blood irradiation; UV-Bestrahlung des Blutes	UDC	usual diseases of childhood; die üblichen Kinderkrankheiten (= UCHD)
UBIP	ubiquitous immunopoetic polypeptide; ubiquitäres immunopoetisches Polypeptid	UDCA	ursodeoxycholic acid; Ursodesoxycholsäure
Ubn	Urobilin	UDP	Uridin-5′-diphosphat
UBU	Ultraschall-Basisuntersuchung	UDPAG	Uridin-5′-diphosphat-azetylglukosamin
UC	urinary catheter; Blasenkatheter	UDPG	Uridin-diphosphat-glukose
u.c.	usus cognitus; bekannter Gebrauch (= u.n.)	UDPGA, UDPGS	Uridin-diphosphat-glukuronsäure
UCB	Union Chimique Belgique	UDPGT	Uridin-diphosphat-glukuronyltransferase
UCCMA	Union des Caisses Centrales de la Mutualité Agricole (Paris)	UDPXy	Uridin-diphosphat-xylose
UCD	usual childhood diseases; die üblichen Kinderkrankheiten	UE	upper extremity; obere Extremität
UCG	Ultraschall-Kardiographie (= UKG, USKG)	U-Ebene (gyn)	untere Schoßfugenrandebene
UCG	Urin-Choriongonadotropin	UEG	Ultraschall-Echoenzephalographie
UCHD	usual childhood diseases; die üblichen Kinderkrankheiten	UEM	unité électromagnétique; elektromagnetische Ladungseinheit (= EME, emE, EML, emL)
UCL	urea clearance; Harnstoff-Clearance	UEMO	Union Européenne de Médecins Omnipraticiens
UCLA	University of California, Los Angeles	UEMS	Union Européenne des Médecins Spécialistes
UCLAF	Usines Chimiques des Laboratoires Françaises	UES	upper esophageal sphincter; oberer Ösophagussphinkter
UCR	unconditioned response; unbedingte Reizantwort	UET	Urin-Exkretionstest, Schilling-Test
UCS	unconditional stimulus; unbedingter Reiz	UF	Harnstoff-Formaldehyd
UCS	Urokansäure	UF	Ultrafiltrationsrate
Ucs	unconscious; bewußtlos	UF	Unterfeld (der Lunge)
UCSD	University of California in San Diego	UFA	unesterified fatty acids; unveresterte Fettsäuren
UCSF	University of California in San Francisco	UFC	urine free cortisol; freies Kortisol im Urin
UCT	Ultraschall-Computertomographie	UFK	Universitätsfrauenklinik
UD	ulnare Deviation	UFS	unveresterte Fettsäuren (= NFS, UFA)
UD	urethral discharge; Harnröhrenausfluß		

UG	urogenital	UK	United Kingdom; Großbritannien
UGDP	University Group Diabetes Program	UK	Unterkiefer
U'gen	Urobilinogen (= Ubg)	UK	Ureterkatheter
UGF	unidentified growth factor; unbekannter Wachstumsfaktor	UKAEA	United Kingdom Atomic Energy Authority
UGI	upper gastro-intestinal; oberer Gastrointestinaltrakt	UKE	Universitätskliniken Eppendorf (Hamburg)
UGT	Urogenitaltuberkulose	UKG	Ultraschall-Kardiographie (= UCG, USKG)
UH	upper half; obere Hälfte		
UHF	ultra high frequency; Ultrahochfrequenz (in der Elektrotherapie englische Bezeichnung für Dezimeterwelle = dmW)	UKK	Universitätskinderklinik
		UKW	Ultrakurzwellen (= VHF)
		UL	Unterlappen (der Lunge)
		U/l	unit(s) per liter; Einheit(en) pro Liter
UHK	Universitätshautklinik		
UHL	universal hypertrichosis lanuginosa; Hypertrichosis lanuginosa generalisata	ULA	Union Leitender Angestellter (auch: VLA)
		ULDH	urinary lactic acid dehydrogenase; Laktatdehydrogenase im Urin
UHT-Verfahren	Ultra-High-Temperature-Prozeß, Uperisation		
UHV	Ultrahochvakuum	ULF	ultra low frequency; ultraniederfrequent (Ballistokardiographie)
UI	unité internationale; internationale Einheit (= IE, IU)		
		ULLE	upper lid left eye; linkes Augenoberlid
UIBC	unsaturated iron binding capacity; ungesättigte Eisenbindungskapazität		
		ULQ	upper left quadrant; oberer linker Quadrant
UICC	Unio Internationalis Contra Cancrum	ULRE	upper lid right eye; rechtes Augenoberlid
UICPA	Union Internationale de Chimie Pure et Appliquée (= IUPAC)	ULT	ultra high temperature; ultrahohe Temperatur (Pasteurisierung)
UIE	International Union for Electric Heat		
		UM	unmarried; ledig
UIMC	Internationale Vereinigung von medizinischen Diensten der Eisenbahn	UMC	upper middle class; eher scherzhaft gemeintes angloamerikan. Kürzel für „gehobene Mittelklasse"
UIP	Union Internationale de Physique Pure et Appliquée (= IUPAP)		
		UMEL	Union pour une Médicine Européenne Libérale; Organisation für freies Arzttum in Europa
UIPM	Union Internationale de la Presse Médicale		
UIT	Union Internationale des Télécommunications	UMEM	Union Mondiale des Ecrivains Médecins; Weltunion der Schriftstellerärzte
UIV	urographie intraveineuse; intravenöses Urogramm (= IVP, IVU)	U/min	Umdrehungen pro Minute (= rpm, tpm, UpM)

UMML	Union Médicale de la Méditerranée Latine	UO	urinary output; Harnausscheidung
UMN	upper motor neuron; oberes motorisches Neuron	UOS	unterer Ösophagus-Sphinkter
		UP	Polyurethan
UMP	Uridin-monophosphat	UP	ungesättigte Polyester
UMS	Urine Monitoring System	U/P	Verhältnis der Urin- und Plasmakonzentration eines Stoffes
UN	United Nations; Vereinte Nationen (= UNO)		
		UPCV	ulcère de la petite courbure ventriculaire; Ulkus der kleinen Magenkurvatur
UN	urea nitrogen; Harnstoffstickstoff		
u.n.	uso noto; für bekannten Gebrauch	UPG	Uroporphyrinogen
		UpM	Umdrehungen pro Minute (= rpm, tpm)
UNA	Urin-Noradrenalin		
UnBefG	Gesetz über die unentgeltliche Beförderung von Schwerbeschädigten und Behinderten	UPP	University of Pennsylvania, Philadelphia
		UpS	Umdrehungen pro Sekunde (= rps, tps)
UNC	University of North Carolina (USA)		
		UQ	ubiquinones; Ubichinone
UNCOS	United Nations Committee on Outer Space	UQ	upper quadrant; oberer Quadrant
UNCSTD	United Nations Committee on Science, Technology and Development	UQH_2	Ubihydrochinon
		UR	Ultrarot, Infrarot (= IR)
UNDP	United Nations Development Program	UR	unconditioned response; unbedingte Reizantwort (= UCR)
UNDRO	United Nations Disaster Relief Office (Genf)	UR	upper respiratory; oberer Atemwegsbereich
UNEC	urinary non-esterified cholesterol; nichtverestertes Cholesterin im Harn	URAS	Ultrarot-Absorptionsschreiber (= UR-Spektrometer)
		URD	unspecific respiratory disease; unspezifische Atemwegserkrankung
UNESCO	United Nations Educational, Scientific and Cultural Organization		
		Urd	Uridin
Ung., Ungt.	unguentum; Salbe	URF	unité de Reitmann-Frankel; Reitmann-Frankel-Einheit (bei SGOT und SGPT)
UNICEF	United Nations International Children's Emergency Fund		
Univ.	Universität	URF	uterine relaxing factor; Relaxin
UNK	Universitätsnervenklinik	UrhRG	Urheberrechtsgesetz
UNM	University of New Mexico (Albuquerque)	URI	upper respiratory infection; Infektion der oberen Atemwege (= URTI)
UNRRA	United Nations Relief and Rehabilitation Administration		
		URQ	upper right quadrant; oberer rechter Quadrant
UNSCEAR	United Nations Scientific Committee on the Effects of Atomic Radiation		
		UR-Spektrometer	Ultrarot-Absorptionsschreiber (= URAS)

URT	upper respiratory tract; obere Atemwege		USPHS	United States Public Health Service
URTI	upper respiratory tract infection; Infektion der oberen Atemwege		USPS	United States Publication Service
US	Ultraschall		USR-Test	Unheated-Serum-Reagin-Test (Syphilis-Seroreaktion)
US	unconditioned stimulus; unbedingter Reiz		USSBE	Union des Sociétés Suisses de Biologie Expérimentale (= USGEB)
USAF	United States Air Force			
USAH	United States Army Hospital		USVB	United States Veterans Bureau
USAMEDS	United States Army Medical Service		USVH	United States Veterans Hospital
USAN	United States Adopted Names		USZ	Untersuchungszeit
USASI	Unites States of America Standards Institute (heute: ANSI)		UT *(phys)*	universal time; Weltzeit
			UT	urinary tract; Harnwege
USBS	United States Bureau of Standards		UTB	Uni-Taschenbücher
USC	University of Southern California		UTBG	unbound TBG; freies thyroxinbindendes Globulin
USCG	United States Coast Guard		ut dict.	ut dictum; wie angegeben (Rezeptur)
U-Schall	Ultraschall (= US)			
USD	United States Dispensatory		utend.	utendus; zu verwenden (Rezeptur)
USDHEW	United States Department of Health, Education and Welfare; US-Gesundheitsministerium		UTI	urinary tract infection; Harnwegsinfektion
			UTP	Uridin-triphosphat
USF	unité Svedberg de flotation; Svedberg-Flotationseinheit		UTPIM	U-Boots- und Taucherphysiologisches Institut der Marine
USGEB	Union der Schweizerischen Gesellschaften für Experimentelle Biologie (= USSBE)		UU	Urin-Urobilinogen
			UV	Ultraviolett
			UV	unité Vernes; Vernes-Einheit
US-HAB	Homöopathisches Arzneibuch der USA		UV	Uppsala-Virus
USHL	United States Hygienic Laboratory		UVB	Ultraviolett-Bestrahlung
			UVDI-Test	ultra-violet dermatitis inhibition test; UV-Dermatitis-Hemmtest
USI-Box	Unfall-Schock-Infarkt-Notfallbox		UVEB	unifocal ventricular ectopic beat; unifokale ventrikuläre Extrasystole
USKG	Ultraschall-Kardiographie (= UCG, UKG)			
USL	uterine Sondenlänge (= SL)		UVFS	unveresterte Fettsäuren (= UFA, UFS, NEFA)
USMC	United States Marine Corps			
USMH	United States Marine Hospital		UVNG	Unfallversicherungsneuregelungsgesetz
USN	United States Navy			
USP	United States Pharmacopeia		UVR	ultraviolet radiation; Ultraviolett-Strahlung

UVS-Reaktion	Ultraviolett-Schiff-Reaktion	UWZ *(gyn)*	Umwandlungszone (= U, UZ)
UV-Strahlen	ultraviolette Strahlen	UZ	Ultrazentrifuge
		UZ	Umformungszeit
UVV	Unfallverhütungsvorschrift	UZ *(gyn)*	Umwandlungszone (= U, UWZ)
UWG	Gesetz gegen den unlauteren Wettbewerb	UZ	Urinzucker
UW-Massage	Unterwassermassage	U-Zellen	Zellen mit unspezifischen Abnormitäten

V

V	Atemvolumen, Totraum	VAB	zytostatische Kombinationstherapie mit Vinblastin, Actinomycin und Bleomycin
V	valeur; Wert		
V	Variabilitätskoeffizient	VAC	Vernacular name based on Adansonian Classification (von Viren)
V	velocity; Geschwindigkeit		
V	Ventilation, Beatmung		
V	Vertex; Scheitel	VACTRL	vertebral, anal, cardiac, tracheoesophageal and limb-reduction defects; Mißbildungssyndrom
V	Virulenz		
V	Virus		
V	Visus	VACURG	Veterans Administration Cooperative Research Group
V	voice; Stimme		
V	Volt	VAD *(mil)*	Voluntary Aid Detachments; freiwillige Pflegegruppen
V	Volumen	VAF	Verband für Arbeitsmedizinische Fortbildung
V.	Vena; Vene		
V.	Vibrio	VAG	Vertebralisangiographie
v	ventrikulär	vag.	vaginal
v	vide; sieh	VAH	Veterans Administration Hospital
VA *(gyn)*	Vakuum-Aspiration (des Endometriums)	VAH	virilizing adrenal hyperplasia; virilisierende Nebennieren-Hyperplasie
VA	vasoregulatorische Asthenie		
VA	Ventilation, alveoläre	Val	Valin
VA	Vesikuläratmen	val	Grammäquivalent
VA	Veterans Administration (USA)	VALG	Veterans Administration Lung Cancer Study Group
VA	visual acuity; Sehschärfe		
VA	Voltampère	VAMC	Veterans Administration Medical Center
v.a. *(pharm)*	Vitrum album, Vitrum allatum	VAMP	zytostatische Kombinationstherapie mit Vincristin, Amethopterin, 6-Merkaptopurin und Prednison
V2A	Versuchsreihe 2 mit austenitischem Gefüge (Edelstahl)		
VAA	Verband ambulant tätiger Anästhesisten		
		V-Antigen	Virus-Antigen

Var.	Variante	VCN	Vancomycin-Colistinmethansulfonatnatrium-Nystatin(-Medium)
var.	varietas; Spielart		
VAT	ventricular activation time; Kammeraktivierungszeit	VCR	Vincristin
VATER-Syndrom	Syndrom mit Vertebraldefekten, Analatresie, Tracheoösophagealfistel (mit esophageal atresia = Ösophagusatresie), renaler und Radiusdysplasie	VCS	vasoconstrictor substance; vasokonstriktorische Substanz
		VCU	voiding cysto-urogram; Ausscheidungszystourogramm
VB	Blutvolumen	VD	vapor density; Dampfdichte (= DD)
VB	Valenzbindung		
VBE	Verband Bildung und Erziehung	VD	vegetative Dystonie
		VD	venereal disease; Geschlechtskrankheit
VBG	Einzel-Unfallverhütungsvorschrift der Berufsgenossenschaften	VD	ventricule droit; rechter Ventrikel
VBS	veronal-buffered saline; veronalgepufferte Kochsalzlösung, Michaelis-Puffer	VD	Virusdiarrhoe
		VD	Volldigitalisierung
		VD	volume de distribution; Verteilungsvolumen
VC	acuity of color vision; Farbtüchtigkeit		
		V_D	anatomischer Totraum
VC	Vena cava; Hohlvene	v.d.	ventrodorsal (= a.p.)
VC	Vertimycin	VDA	visual discriminatory acuity; visuelle Unterscheidungsschärfe
VC	Veterinary Corps		
VC	Vinylchlorid		
VC	vital capacity; Vitalkapazität (= VK)	VDC	vasodilator center; Vasodilatatorenzentrum
VCC	vasoconstrictor center; Vasokonstriktorenzentrum	VDD	Verband Deutscher Diätassistenten (Düsseldorf)
v.c.ep.	vitrum cum epistamis vitreo; Stöpselglasflasche	VDD	Verband Deutscher Drogisten
		VDE	Verband Deutscher Elektroingenieure
VCF (kard)	velocity of circumferential fiber shortening; Geschwindigkeit der endokardialen Faserverkürzung	VDEL	Venereal Disease Experimental Laboratory
		VDEM	vasodepressor material; vasodepressorische Substanz (= VDM)
VCF_{max}	maximale endokardiale Faserverkürzungsgeschwindigkeit		
VCG	vector cardiogram; Vektorkardiogramm (= VKG)	VDG	venereal disease gonorrhea; Geschlechtskrankheit Gonorrhoe
VCI	volatile corrosion inhibitor; flüchtiger Korrosionshemmer	VDG	Vereinigung Deutscher Gewässerschutz
VC-Krankheit	Vinylchlorid-Krankheit	VDH	valvular disease of the heart; Herzklappenerkrankung
VCL	veine centro-lobulaire; Zentralvenenläppchen	VDI	Verband Deutscher Ingenieure

VDM	vasodepressor material; vasodepressorische Substanz (= VDEM)	VERP *(kard)*	ventricular excitation repolarization phase; Kammererregungsrepolarisierungsphase
VDP-Schema	zytostatische Kombinationstherapie mit Vincristin, Daunomycin und Prednison	VES	vegetativ-endokrines Syndrom
		VES	velocity erythrocyte sedimentation; Schnellsenkung (der BSG)
VDRL	Venereal Disease Research Laboratory	VES	ventrikuläre Extrasystole
VDRT	Venereal Disease Reference Test	vet.	veterinär
		v.et.	vide etiam; siehe auch, s. a.
VDS	vasodilator substance; vasodilatatorische Substanz	VF	field of vision; Sehfeld
VDS	venereal disease syphilis; Geschlechtskrankheit Syphilis	VF	ventricular fibrillation; Kammerflimmern
		VF	Versuchsreihe 2 mit Ferrit-Gefüge (Edelstahl)
VDS-Test	Test mit diffundierender Vakzine nach Salvioli	VF	vocal fremitus; Stimmfremitus
VDU	visual display unit; Computer-Bildschirm	VF	voice frequency: Sprachfrequenz, Tonfrequenz
VE	vaginal examination; Vaginaluntersuchung	VFB *(psych)*	Verhaltensfragebogen
VE *(gebh)*	Vakuum-Extraktion	VF-Bouillon	Viande-foie-Bouillon; mit Fleisch und Leber zubereiteter Nährboden
VE	vesikuläres Exanthem		
VE	visual efficiency; Sehvermögen	VFK	Verband zur Förderung ärztlicher Kooperationsformen (Wiesbaden)
VE	Voegtlin-Einheit	VFL	visual field length; Gesichtsfeldlänge
VE	volume expiré; Ausatmungsvolumen		
VEB	ventricular ectopic beat; ventrikuläre Extrasystole (= VES)	V-Form	Virus-Form (von Nährboden-Kolonien)
		VFP	ventricular fluid pressure; Druck der Ventrikelflüssigkeit
VEB	Volkseigener Betrieb (DDR)	VG	valeur globulaire; Färbeindex (= FI)
VED *(kard)*	ventricular ectopic depolarization; ektopische Kammerdepolarisierung		
		VG	ventricular gallop; Kammergalopp
VEE-Virus	Venezuelan-equine-encephalomyelitis-Virus	VG	ventricule gauche; linker Ventrikel
V-Elemente *(psych)*	Vigilanz-Elemente (= W-Elemente)	VG	Ventrikulographie
VEM	vaso-excitator material; vasoexzitatorische Substanz	VGG	Verwaltungsgerichtsgesetz
		VGH	very good health; bei bester Gesundheit
VEMS	volume expiratoire maximumseconde; maximales Atemsekundenvolumen	VGM	volume globulaire moyen; mittleres Erythrozytenvolumen
ventr.	ventralis	VGRS	Verdun Geriatric Rating Scale
VEP	visuell evozierte Potentiale	VGT	volume gazeux thoracique; thorakales Gasvolumen
VER	visuell evozierte Reaktion		

VGT	volume globulaire total; Erythrozyten-Gesamtvolumen	VIP	vasoinhibitory peptide; gefäßhemmendes Peptid
VH	Veterans Hospital (= VAH)	VIP	Verschreibungsindex für Pharmazeutika
VH	Virushepatitis		
VHD	valvular heart disease; Herzklappenerkrankung (= VDH)	VIP	very important person; wichtige Persönlichkeit
VHF	very high frequency (in der Elektrotherapie englische Bezeichnung für Ultrakurzwelle = UKW)	VIP-Färbung	vaginal identification of pathogens; Objektträger-Schnellmethode zur Identifizierung von Trichomonas vaginalis, Candida albicans und Haemophilus vaginalis
VHKSt	vegetative Herz- und Kreislaufstörungen		
		visc.	visceralis
VHL *(gebh)*	Vorderhauptslage	ViSV	Viper-Sarkom-Virus (Russell)
VHR *(rad)*	Vorderherzraum	Vit.	Vitamin
VH-Zelle	Vorderhorn-Zelle	Vit.ov.	vitellum ovi; Eidotter
VI	vaginal irrigation; Vaginalspülung, Scheidendusche	VJ-Agar	Vogel-Johnson-Selektivagar
		VK	Varianzkoeffizient
VI	variable intervals; variable Intervalle	VK *(kard)*	Venenkapazität
VI	Virgo intacta	VK	Vitalkapazität (= VC)
VI	volume indicator; Aussteuerungsmesser	VKG	Vektorkardiogramm (= VCG)
		VL *(ophth)*	vision left; Sehkraft links
VI	volume inspiré; Einatmungsvolumen	VL *(gebh)*	vorzeitige (Plazenta-)Lösung
		VLA	Verband der Leitenden Angestellten (auch: ULA)
VI	Volumenindex		
VI *(kard)*	Vorzeitigkeitsindex	VLB	Vincaleukoblastin
VIA	virus inactivating agent; virusinaktivierende Substanz	VLDL	very low density lipoproteins; Lipoproteine sehr geringer Dichte
VIA	vorübergehende ischämische Attacke (= TIA)	VLF	very low frequency (in der Elektrotherapie englische Bezeichnung für Längstwelle = LstW)
Vi-Antigen	Virulenz-Antigen		
VIC	vaso-inhibitory center; vasoinhibitorisches Zentrum		
vid.	vide; siehe	VLK	Ventilationsleistungskoeffizient
VIG	Vaccinia-Immunglobulin	VLR	Vinleurosin
VIK	Verein für internationale Krankentransporte (Stuttgart)	VM	maximale Ventilation
		VM	vasomotorisch
VIMS	volume inspiratoire maximumseconde; maximales inspiratorisches Sekundenvolumen	VM	Versuchsreihe 2 mit Martensit-Gefüge (Edelstahl)
		VM	vestibular membrane; Membrana vestibularis Reissneri
VIN	Vincamin		
VIP	vasoaktives intestinales Polypeptid; aus dem Dünndarm isoliertes Gewebshormon	VM	Viomycin
		VM, Vm	Voltmeter

VMA	vanillyl mandelic acid; Vanillinmandelsäure (= VMS)	VOS	visus oculi sinistri; Sehschärfe links
V_{max}	maximale Geschwindigkeit	v.o.s.	vitello ovi solutus; gelöst in Eidotter
VMC	vasomotor center; Vasomotorenzentrum	VP	Plasmavolumen
V.M.D.	Doctor of Veterinary Medicine	VP	Porphyria variegata
VMH	ventromedial hypothalamic; Nucleus ventromedialis hypothalami	VP	vapor pressure; Dampfdruck
		VP	venous pressure; Venendruck
VMM	ventilation maximale minute; maximales Atemminutenvolumen, Atemgrenzwert	VP	Versuchsperson
		VP (otorhin)	Vestibularisprüfung
		VP	Voges-Proskauer(-Test)
VMR	vasomotorische Rhinitis	VPA	Volumenpulsamplitude
VMS	Vanillinmandelsäure; 5-Hydroxy-3-methoxy-mandelsäure (= VMA)	VPB	ventricular premature beat; ventrikuläre Extrasystole (= VEB, VES, VPC)
VN	Virusneutralisation	VPC	ventricular premature contraction; ventrikuläre Extrasystole (= VEB, VES, VPB)
V.N.	Visiting Nurse		
V.N.	Vocational Nurse	VPC	volume packed cells; Volumen cellulae pactae, Hämatokrit
v.n. (pharm)	Vitreum nigrum		
VNA	Visiting Nurses' Association	VPK	Venenpulskurve
VNS	vegetatives Nervensystem	VPM	ventilation pulmonaire maximum; maximale Lungenventilation
VO	varices oesophagiennes; Ösophagusvarizen		
VO	veine ombilicale; Nabelvene	VPP (vet)	viral porcine pneumonia; virale Ferkelpneumonie
VO	verbal order; mündliche Anweisung	VPR	Voges-Proskauer-Reaktion
VO	Verordnung	VQ	Ventilationsquotient
VO_2	Sauerstoffverbrauch	VQE	Visa Qualifying Examination (USA)
VOD	veno-occlusive disease; Lebervenenverschlußkrankheit, Stuart-Bras-Syndrom, Budd-Chiari-Syndrom		
		VR	variable ratio; wechselndes Verhältnis
		VR	venous return; venöser Rückstrom
VOD	Vereinigung für Operative Dermatologie		
		VR	ventilation rate; Beatmungsfrequenz
VOD	visus oculi dextri; Sehschärfe rechts		
		VR (ophth)	vision right; Sehkraft rechts
Vol.	Volumen	VR	vocal resonance; Stimmresonanz
Vol.%	Volumprozent		
VON	Victorian Order of Nurses (Kanada)	VR	volume résiduel; Residualvolumen
VOR	very high frequency omnirange; UKW-Drehfunkfeuer (s. a. DVOR)	VRA	Vocational Rehabilitation Administration

VRE	volume de reserve expiratoire; exspiratorisches Reservevolumen (= ERV)	VT	Vakuum-Tuberkulin
		VT	Vasotonin
VRI	virus respiratory infection; virusbedingte Atemwegserkrankung	VT	ventrikuläre Tachykardie
		VT *(gebh)*	vorangehender (Kindes-)Teil
VRI	volume de reserve inspiratoire; inspiratorisches Reservevolumen (= IRV)	V_T	Gesamt-Totraum
		V&T	volume and tension; Größe und Spannung (des Pulses)
VRL	Virus Reference Laboratory	VTA	veterinärmedizinisch-technische(r) Angestellte(r)
VS	vaccination scar; Impfnarbe		
VS	Vanillinsäure	V_{TA}	alveolärer Totraum
VS	Venaesectio	VTAM	Virtual Telecommunication Access Method (Datenübertragung)
VS *(anat)*	Ventrikelseptum		
VS	vesicular sound; Vesikuläratmen (= VA)		
		V-Test	Voluter-Test (Röntgen-Identifikation von Leichen)
VS	vesicular stomatitis; Stomatitis vesiculosa	VTG	volume thoracic gas; intrathorakale Gasmenge
VS	vital signs; Vitalzeichen, Lebenszeichen	VTH *(gyn)*	vaginale totale Hysterektomie
VS	volumetric solution; volumetrische Lösung	V_{Tmax}	maximales Atemvolumen (= VC, VK)
Vs	Voltsekunde	VU	very urgent; sehr dringend
V.S.	Veterinary Surgeon	VUR	vesikoureteraler Reflux
vs	vibration seconds; Vibrationssekunden (Maßeinheit für Schallwellen)	VTOL	vertical take-off and landing; Senkrecht-Start und -Landung
vs.	versus; gegen	VTSRS	Verdun Target Symptom Rating Scale
VSAM	Virtual Storage Access Method (Datenspeicherung)	VV	vice versa; umgekehrt
VsB	Venaesectio brachii; Aderlaß	VV	Vulva und Vagina; vulvovaginal
VSD	Ventrikelseptumdefekt		
VSD	Vorhofseptumdefekt (meist: ASD)	Vv.	Venae
		v/v	Volumprozent (= Vol.%)
VS(G)	vitesse de sédimentation (globulaire); Blutkörperchensenkungsgeschwindigkeit (= BSG, BKS, BSR, ESR)	VVB	Verschreibungsverordnung für Betäubungsmittel
		VW	Verbandwechsel
		VW	vessel wall; Gefäßwand
VSM	Vena saphena magna	VWD, vWD	von Willebrand disease; Morbus von Willebrand
VSP	Vena saphena parva		
VSS	vital signs stable; Lebenszeichen stabil	V-Welle	Teil des Jugularvenenpulses
VSSGBI	Vascular Surgical Society of Great Britain and Ireland	VWI	Vorderwandinfarkt
		vWJS	von Willebrand-Jürgens-Syndrom
VSV	vesicular stomatitis virus; Stomatitis-vesiculosa-Virus	VWSI	Vorderwandseptuminfarkt

VX				WDD
Vx	Vertex; Scheitel		VZIG	Varizellen-Zoster-Immunglobulin
VZ	Verdünnungszeit			
VZ	Verseifungszahl		VZV	Varizellen-Zoster-Virus

W

W	Wasser		WB	weight-bearing; gewichttragend (z. B. Knochen, Gelenke)
W *(phys)*	Watt			
W	Wehnelt (Einheit der Härte von Rö-Strahlen)		WB	whole blood; Vollblut
			Wb *(phys)*	Weber (Einheit des magnet. Flusses bzw. der magnet. Polstärke)
W	weight; Gewicht (= wt)			
W	width; Breite		WBC	white blood cells; Leukozyten
w.	weiblich		WBC	white blood count; weißes Blutbild
WAA	Wiederaufbereitungsanlagen			
Wabolu	Bundesanstalt für Wasser-, Boden- und Lufthygiene		WBE	Weißbroteinheit
			WBE	whole body extract; Ganzkörperextrakt
WAC	Women's Army Corps			
WACS	West African College of Surgeons		Wb-Faktor	Webb-Faktor; Antigen Wb
			WBPTT	whole blood partial thromboplastin time; partielle Thromboplastin-Zeit (= PTT) im Vollblut
WAIS *(psych)*	Wechsler Adult Intelligence Scale; Intelligenztest für Erwachsene			
			WBR	whole body radiation; Ganzkörperbestrahlung
WAK	wearable artificial kidney; tragbare „künstliche Niere", tragbares Dialyse-Gerät			
			WBRS *(psych)*	Word Behavior Rating Scale
WAPS	World Association of (Anatomic and Clinical) Pathology Societies		WBS	whole body scan; Ganzkörper-Szintigraphie
			WBS	Wirbelsäule (= WS)
WaR	Wassermann-Reaktion		WC	wheel chair; Rollstuhl
w.a.r.	without additional reagents; ohne zusätzliche Reagenzien		WC	whooping cough; Keuchhusten
			WCET	World Council of Enterostomal Therapists
WARR	Wissenschaftliche Arbeitsgemeinschaft für Raketentechnik und Raumfahrt			
			WD	Waller-Degeneration
			WD	well developed; gut entwickelt
WAS	waschaktive Substanzen		WD	wet dressing; feuchter Umschlag
WASP	World Association of Societies of Pathology and Clinical Pathology (s. a. WAPS)			
			WD	wrist disarticulation; Amputation im Handwurzelgelenk
WAZ	Werksarzt-Zentrum			
WB	Warmblut		WDB	Wechseldruckbeatmung (= PNPR)
WB	water bottle; Wasserflasche			
WB *(psych)*	Wechsler-Bellevue scale; Wechsler-Bellevue-Intelligenz-Skala		WDB	Wehrdienstbeschädigung
			WDD	diastolische Arbeit des Herzens

WDHA-Syndrom	Wäßrige Diarrhoe-Hypokaliämie-Anazidität (Achlorhydrie)-Syndrom; Verner-Morrison-Syndrom	WFR	Weil-Felix-Reaktion
		WFS	Waterhouse-Friderichsen-Syndrom
WDHH-Syndrom	Wäßrige Diarrhoe-Hypokaliämie-Achlorhydrie-Hyperglykämie-Syndrom; Verner-Morrison-Syndrom	WFSA	World Federation of Societies of Anaesthesiology
		WFUMB	World Federation of Ultrasonics in Medicine and Biology
WDN	Schlagarbeit des linken Ventrikels	Wg.	Weingeist
		WGL	wheat germ lipase; Weizenkeimlipase
WDWN	well developed − well nourished; in gutem Entwicklungs- und Ernährungszustand	WGLR	Wissenschaftliche Gesellschaft für Luft- und Raumfahrt
WE	Wärme-Einheit (Kalorie)	WGO	Weltgesundheitsorganisation (= WHO)
WE	Waksman-Einheit		
WE	Wohlgemuth-Einheit (Diastase)	WH	Wachstumshormon
		Wh	Wattstunde
WE	Wroblewski-Einheit (Transaminasen)	WHA	World Health Assembly (höchstes Direktivorgan der WHO)
WEE	western equine encephalomyelitis; westliche Pferde-Enzephalitis	WHAP	Women's Health and Abortion Project
WEF	War Emergency Formula	WHG	Wasserhaushaltsgesetz
WEH	Wasser-Elektrolyt-Haushalt	WHML	Wellcome Historical Medical Library
W-Elemente (psych)	Wachseins-Elemente (= V-Elemente)	WHO	World Health Organisation; Weltgesundheitsorganisation
WEP-Färbung	Färbung mit Wasserblau-Eosin-Phloxin	WHRC	World Health Research Center
WER	wheal erythema reaction; Quaddel-Erythem-Reaktion	WHVP	wedged hepatic vein pressure; geblockter Lebervenendruck
WEUP-Syndrom	wilful exposure to unwanted pregnancy; ambivalente Einstellung mancher Frauen, die zwar keine Schwangerschaft wünschen, aber auch eine Kontrazeption ablehnen	WIA (mil)	wounded in action; im Kampf verwundet
		WIdO	Wirtschaftswissenschaftliches Institut der Ortskrankenkassen
		Wipla (dent)	„wie Platin" (Edelstahl)
WF	Warmfront	WISC (psych)	Wechsler Intelligence Scale for Children; Intelligenztest für Kinder
WF	white female; weiße Frau		
WFH	World Federation of Hemophilia	WIT (psych)	Wilde-Intelligenztest
		WK	Wirbelkörper
WFMH	World Federation for Mental Health	wk	week; Woche
		WKB	Weltmann-Koagulationsband
WFOT	World Federation of Occupational Therapists	WK disease	Wilson-Kimmelstiel-Krankheit
WFPA	World Federation for the Protection of Animals; Welttierschutz-Verband	WKK-Reaktion	Witebsky-Klingenstein-Kuhn-Reaktion

WKW	Wiener Klinische Wochenschrift (Abkürzung nach WMP: Wien. klin. Wschr.)	WO	written order; schriftliche Anordnung
WKY	Wistar-Kyoto-Ratten (Versuchstiere für pharmakologische Untersuchungen)	W/O	Wasser-in-Öl(-Emulsion)
		w/o	without; ohne
WL	waiting list; Warteliste	WONCA	World Organization of National Colleges, Academies, and Academic Associations of General Practitioners
WL	wave length; Wellenlänge		
W-Lampe	Wolframfadenlampe	WOR	Wissenschaftlicher Oberrat
WLM	Women's Liberation Movement	WP	wet pack; feuchte Packung
		WP	working point
WLSP	World List of Scientific Periodicals	WPA	World Psychiatric Association
		WPB	whirlpool bath; Wellenbad
WL test	water load test; Wasserbelastungsversuch	WPBS	Wittenborn-Psychiatrie-Bewertungsskala (= WPRS)
WM	Ward Manager; Stationsleiter (im Krankenhaus)	WPRS	Wittenborn Psychiatric Rating Scale (= WPBS)
WM	white male; weißer Mann	WPW-Syndrom	Wolff-Parkinson-White-Syndrom
WM	wissenschaftlicher Mitarbeiter (im Pharma-Außendienst), Pharma-Referent	WR	Wassermann-Reaktion
		WR	whole response; Totalreaktion
WMA	Wehrmedizinalamt	WRAT	Wide Range Achievement Test
WMA	World Medical Association; Weltärztebund	WRC	washed red cells; gewaschene Erythrozyten
WMD	white muscle disease; „weißes Fleisch" (Muskeldystrophie bei Vitamin-E-Mangel)	WRC	water retention coefficient; Flüssigkeitsretentionskoeffizient
WMP	World Medical Periodicals (Verzeichnis aller medizinischen Fachzeitschriften)	Wr-Faktor	Wright-Faktor, Antigen Wr
WMR	World Medical Relief	WRK	Westdeutsche Rektorenkonferenz
WMS (psych)	Wechsler Memory Scale		
WMSC	Women's Medical Specialists Corps	WS	Wassersäule (als Druckangabe)
WMW	Wiener Medizinische Wochenschrift (Abkürzung nach WMP: Wien. med. Wschr.)	WS	water soluble; wasserlöslich
		WS	Wirbelsäule
		wt	weight; Gewicht
WMX	whirlpool, massage, exercise; (Therapie mittels) Sprudelbad, Massage, Gymnastik	W-Typ	gegen Warmwetterfronten besonders empfindlicher Konstitutionstyp
WN	well nourished; gut ernährt	W/V	weight per volume; Gramm-Vol.%
WNL	within normal limits; innerhalb normaler Grenzen		
WN-Virus	West-Nil-Virus (serolog. Untergruppe der ARBO-Viren)	WVAO	Wissenschaftliche Vereinigung für Augenoptik und Optometrie (Mainz)

WW		WWK	Witwen- und Waisen-Kasse
WW	Wechselwirkungen	WxB *(dent)*	wax bite; Wachsbiß, Checkbiß
WW	„weight watcher"; Selbsthilfegruppen für Übergewichtige	WZ	Warenzeichen
WWCP *(mil)*	walking wounded collecting post; Verwundetensammelstelle (für Leichtverletzte)	WZ	Wasserzahl
		WZT *(psych)*	Wartegg-Zeichentest

X

X	Xanthin (= Xan)	XLD-Agar	Xylose-Lysin-Desoxycholat-Agar
X	Xanthosin (Xao)	XMP	Xanthin-monophosphat
X	Xenopsylla	XOD	Xanthin-oxidase
XA	xanthurenic acid; Xanthurensäure	XR	Xeroradiographie
XA mixture	Xylol-Alkohol-Gemisch (zur Insektenvertilgung)	x-rays	X-Strahlen, Röntgenstrahlen
		XT	exotropia; Exotropie, Strabismus divergens
XAN	Xanthinolnikotinat	XTH	xanthomatose tendineuse hypercholesterolemique; hypercholesterinämische Sehnen-Xanthomatose
Xan	Xanthin		
Xao	Xanthosin		
X-Bazillen	Shigella flexneri Typ X	XU	excretion urogram; Ausscheidungsurogramm
XDH	Xanthin-dehydrogenase		
XE *(rad)*	X-Einheit (Kienböck-Einheit, Siegbahn-Einheit)	XTP	Xanthosin-triphosphat
		Xul	Xylulose
XES	x-ray energy spectrometer; Röntgenenergie-Spektrometer	Xu-5-P	Xylulose-5-phosphat
		Xyl	Xylose

Y

Y.	Yersinia	YE	yellow enzyme; gelbes Enzym, Flavinenzym
YADH	yeast alcohol dehydrogenase; Hefe-Alkoholdehydrogenase	YF	yellow fever; Gelbfieber
		yr, yrs	year, years; Jahr, Jahre
Y-Bazillen	Shigella flexneri Typ Y	YS	yellow spot; gelber Fleck (der Netzhaut)
yd	yard (angloamerikanisches Längenmaß)		
		Y-Zange	Young-Zange

Z

Z	Impedanz	Z	Zersetzungspunkt
Z *(phys)*	Kernladungszahl, Ordnungszahl (= OZ, At.No.)	Z	Zuckung
		Z. *(anat)*	zona; Zone

Z, Z^I, Z^{II}	zunehmende Zuckungsgrade
ZAC	Zink-dimethyl-dithio-karbamat-zyklohexamin
ZAED	Zentralstelle für Atomenergie-Dokumentation
ZAK	Zentraleuropäischer Anästhesie-Kongreß
zAMP	zyklisches Adenosinmonophosphat
ZAP	zymosan-activated plasma complement; zymosanaktiviertes Plasma-Komplement
ZAV	Zentralstelle für Arbeitsvermittlung
ZB, z.B.	zur Beobachtung
z.B.	zum Beispiel (= e.g., p.e., p.ex.)
ZBV	zentrales Blutvolumen
ZBV	zur besonderen Verwendung
ZDV	Zentrale Dienstvorschrift der Bundeswehr (einschließlich der sanitätsdienstlichen Bestimmungen)
ZE	Zecken-Enzephalitis
ZEEP	zero end-expiratory pressure; endexspiratorischer Druckwert 0
Zero-G	Null-g; Schwerelosigkeit im Weltraum (= 0-g)
ZESAK	Zentrale Sammelstelle für ungewöhnliche Krankheiten (Frankfurt/M)
ZE-Syndrom	Zollinger-Ellison-Syndrom
ZF	Zwischenferment
ZFA	Zeitschrift für Allgemeinmedizin
ZFG	Zentrum für Frauenheilkunde und Geburtshilfe
ZfS	Zentralstelle für Sicherheit von Medizingeräten (Düsseldorf)
ZFW	Zeitschrift für Flugwissenschaften und Weltraumforschung
ZHR-Syndrom	zerebro-hepato-renales Syndrom

ZI	Zentralinstitut für die kassenärztliche Versorgung (Köln)
ZI	Zona incerta
ZIG	Zoster-Immunglobulin
ZIMK	Zentrum für Innere Medizin im Klinikum (der Universität Ulm)
zIMP	zyklisches Inosin-5'-monophosphat
ZMA	Zentralkongreß für Medizinische Assistenzberufe
ZMF	zahntechnisch-medizinische Fachkraft
ZNAV	zentraler Netzhautarterienverschluß (= CRAO)
ZNS	Zentralnervensystem (= CNS, SNC)
ZO-Ärzte	Zulassungsordnung für Ärzte
ZOE	Zinkoxid-Eugenol
ZPE	zytopathogener Effekt
ZPG	zero population growth; Nullwachstum der Bevölkerung
ZPI	Zink-Protamin-Insulin
ZPLF	zystische Pankreas- und Lungenfibrose
ZPO	Zinkperoxid
ZPO	Zivilprozeßordnung
ZPW	zentrale Pulswellenzeit
ZS	Zykloserin
Z-Scheibe	Zwischenscheibe
ZSG	Zentralinstitut für Seelische Gesundheit (Mannheim)
Z-Streifen (anat)	Zwischenstreifen, Mesophragma
ZTA	zytologisch-technische(r) Assistent(in)
Z-Test (psych)	Zulliger-Test
ZUK	Zuckerumwandlungskomplex
ZUMA	Zentrum für Umfragen, Methoden und Analysen (Mannheim)
ZVD	zentraler Venendruck (= CVP)
ZVK	zentraler Venenkatheter

ZVS			**Zz**
ZVS	Zentralstelle zur Vergabe von Studienplätzen (Dortmund)	**ZZ**	zweieiige Zwillinge
ZW	Zwischenwelle	**Zz**	zingiber; Ingwer

Anhang:

Abkürzungen medizinisch-naturwissenschaftlicher Zeitschriftentitel

Bei den bibliographischen Angaben in der Fachliteratur begegnet man immer wieder Unsicherheiten über die Schreibweise von Journaltitel-Abkürzungen. Sie variieren von Verlag zu Verlag oft ganz erheblich, je nach Auffassung der jeweils verantwortlichen Autoren und Redakteure, und wirken dadurch mitunter verwirrend.

Man hat deshalb schon vor längerer Zeit versucht, eine international einheitliche Schreibweise durchzusetzen, so etwa die *World List of Scientific Periodicals (WLSP)* und die *International Standards Organization (ISO)*. Ein ausgezeichnetes, einst in London erschienenes Nachschlagewerk, *World Medical Periodicals (WMP)*, das praktisch alle bis dahin bekannten Zeitschriftentitel der Welt samt deren Abkürzungen enthielt, ist leider seit vielen Jahren vergriffen und soll nicht wieder aufgelegt werden. Wir haben uns daher entschlossen, dem vorliegenden Abkürzungslexikon eine Auswahl von Zeitschriftentiteln anzufügen.

Für die von den o. g. Gremien vorgeschlagene Schreibweise kann man sich an eine einfache Faustregel halten: Substantive werden grundsätzlich mit großen, Adjektive mit kleinen Anfangsbuchstaben geschrieben, nicht dagegen Nationalitätsbezeichnungen (z. B. J. Amer. med. Ass.; Ausnahme: lateinische Journaltitel). Hinter abgekürzten Wörtern steht ein Punkt (z. B. med.), nicht dagegen hinter zusammengezogenen Wörtern (z. B. Jt = Joint, Hlth = Health). Bisweilen wird hinter den Journaltitel der Erscheinungsort gesetzt [z. B. Nature (Paris), Nature (London)], um Verwechslungen mit gleich oder ähnlich lautenden Titeln zu vermeiden. Personennamen (z. B. Virchow, Johns Hopkins) werden in der Regel nicht abgekürzt, ebensowenig Zeitschriftentitel, die nur aus einem Wort bestehen (z. B. Chirurg, Lancet, Therapiewoche). Letztere wurden deshalb in der nachfolgenden Zeitschriftenliste nicht berücksichtigt.

Angesichts der schier unübersichtlich gewordenen Fülle von Fachzeitschriften wurden hier nur die wesentlichen oder in Literaturzitaten häufiger anzutreffenden Titel aufgeführt. Daß englischsprachige Zeitschriften überwiegen, ist nicht verwunderlich, da die englische Sprache in der Wissenschaft heute eindeutig dominiert und diese Fachblätter in weiten Teilen der Welt gelesen und verstanden werden.

Abdom. Surg.	Abdominal Surgery
Acta allerg. (Kbh.)	Acta allergologica (Kopenhagen)
Acta card. (Brux.)	Acta cardiologica (Brüssel)
Acta chem. scand.	Acta chemica scandinavica
Acta chir. scand.	Acta chirurgica scandinavica
Acta cytol.	Acta cytologica
Acta endocr. (Kbh.)	Acta endocrinologica (Kopenhagen)
Acta gastroent. belg.	Acta gastroenterologica belgica
Acta haemat. (Basel)	Acta haematologica (Basel)
Acta histochem.	Acta histochemica
Acta med. scand.	Acta medica scandinavica
Acta neurol. scand.	Acta neurologica scandinavica
Acta obstet. gynec. scand.	Acta obstetricia et gynaecologica scandinavica
Acta ophthal.	Acta ophthalmologica
Acta orthop. scand.	Acta orthopaedica scandinavica
Acta otolaryng. (Stockh.)	Acta otolaryngologica (Stockholm)
Acta otorhin. belg.	Acta otorhinolaryngologica belgica
Acta paediat. scand.	Acta paediatrica scandinavica

Acta paediat. (Upps.)	Acta paediatrica (Uppsala)
Acta path. microbiol. scand.	Acta pathologica et microbiologica scandinavica
Acta pharmacol. toxicol.	Acta pharmacologica et toxicologica
Acta physiol. scand.	Acta physiologica scandinavica
Acta psychiat. scand.	Acta psychiatrica et neurologica scandinavica
Acta radiol. (Stockh.)	Acta radiologica (Stockholm)
Acta rheumat. scand.	Acta rheumatologica scandinavica
Adv. Biosci.	Advances in Biosciences
Adv. Plann. Parenth.	Advances in Planned Parenthood
Ärztl. Prax.	Ärztliche Praxis
Albrecht v. Graefes Arch. Ophthal.	Albrecht von Graefes Archiv für Ophthalmologie
All. Asthma	Allergie und Asthma
Amer. Fam. Phys.	American Family Physician
Amer. Fam. Pract.	American Family Practice
Amer. Heart J.	American Heart Journal
Amer. J. Anat.	American Journal of Anatomy
Amer. J. Cardiol.	American Journal of Cardiology
Amer. J. clin. Nutr.	American Journal of Clinical Nutrition
Amer. J. clin. Path.	American Journal of Clinical Pathology
Amer. J. dig. Dis.	American Journal of Digestive Diseases
Amer. J. Dis. Child.	American Journal of Diseases of Children
Amer. J. Epidem.	American Journal of Epidemiology
Amer. J. Gastroent.	American Journal of Gastroenterology
Amer. J. hum. Genet.	American Journal of Human Genetics
Amer. J. Hyg.	American Journal of Hygiene
Amer. J. Med.	American Journal of Medicine
Amer. J. med. Sci.	American Journal of Medical Sciences
Amer. J. med. Technol.	American Journal of Medical Technology
Amer. J. ment. Def.	American Journal of Mental Deficiency
Amer. J. Obstet. Gynec.	American Journal of Obstetrics and Gynecology
Amer. J. Ophthal.	American Journal of Ophthalmology
Amer. J. Path.	American Journal of Pathology
Amer. J. Physiol.	American Journal of Physiology
Amer. J. Psychiat.	American Journal of Psychiatry
Amer. J. publ. Hlth	American Journal of Public Health
Amer. J. Radiol.	American Journal of Radiology
Amer. J. Roentgenol.	American Journal of Roentgenology
Amer. J. Surg.	American Journal of Surgery
Amer. J. trop. Med. Hyg.	American Journal of Tropical Medicine and Hygiene
Amer. J. vet. Med.	American Journal of Veterinary Medicine
Amer. Rev. Biochem.	American Review of Biochemistry
Amer. Rev. respir. Dis.	American Review of Respiratory Diseases
Amer. Surg.	American Surgeon
Anat. Rec.	Anatomical Record
Ann. All.	Annals of Allergy
Ann. chir. gynaec. fenn.	Annales chirurgiae et gynaecologiae fennicae
Ann. clin. Lab. Sci.	Annals of Clinical and Laboratory Science
Ann. clin. Res.	Annals of Clinical Research
Ann. Derm. Vener. (Paris)	Annales de Dermatologie et Venereologie (Paris)
Ann. hum. Genet.	Annals of Human Genetics
Ann. Inst. Pasteur	Annales de l'Institut Pasteur
Ann. intern. Med.	Annals of Internal Medicine
Ann. med. intern. fenn.	Annales medicinae internae fennicae
Ann. N.Y. Acad. Sci.	Annals of the New York Academy of Sciences
Ann. Ophth. Otol. Laryng.	Annals of Ophthalmology, Otology and Laryngology
Ann. ORL	Annals of Otorhinolaryngology
Ann. Rev. Biochem.	Annual Review of Biochemistry

Ann. Rev. Genet.	Annual Review of Genetics
Ann. Rev. Med.	Annual Review of Medicine
Ann. Rev. Pharmacol. Toxicol.	Annual Review of Pharmacology and Toxicology
Ann. Rev. Physiol.	Annual Review of Physiology
Ann. rheumat. Dis.	Annals of Rheumatic Diseases
Ann. Surg.	Annals of Surgery
Antibiot. Chemother.	Antibiotics and Chemotherapy
Arch. All. appl. Immunol.	Archives of Allergy and Applied Immunology
Arch. Biochem. Biophys.	Archives of Biochemistry and Biophysics
Arch. Derm. (Chicago)	Archives of Dermatology (Chicago)
Arch. Dis. Childh.	Archives of Diseases in Childhood
Arch. gen. Psychiat.	Archives of General Psychiatry
Arch. ges. Virusforsch.	Archiv für die gesamte Virusforschung
Arch. Gynäk.	Archiv für Gynäkologie
Arch. Hyg. (Berlin)	Archiv für Hygiene (Berlin)
Arch. industr. Hlth	Archives of Industrial Health
Arch. intern. Med.	Archives of Internal Medicine
Arch. intern. Pharmacodyn. Ther.	Archives of Internal Pharmacodynamics and Therapy
Arch. klin. Chir.	Archiv für Klinische Chirurgie
Arch. klin. exp. Derm.	Archiv für Klinische und Experimentelle Dermatologie
Arch. Neurol.	Archives of Neurology
Arch. Orthop. Unfallchir.	Archiv für Orthopädie und Unfallchirurgie
Arch. Otolaryng.	Archives of Otolaryngology
Arch. Path.	Archives of Pathology
Arch. Pediat.	Archives of Pediatrics
Arch. Physiol.	Archives of Physiology
Arch. phys. Med. Rehab.	Archives of Physical Medicine and Rehabilitation
Arch. Psychiat. Nervenkr.	Archiv für Psychiatrie und Nervenkrankheiten
Arch. sex. Behav.	Archives of Sexual Behaviour
Arch. Surg.	Archives of Surgery
Arthr. Rheum.	Arthritis and Rheumatism
Aust. dent. J.	Australian Dental Journal
Aust. J. Derm.	Australasian Journal of Dermatology
Aust. J. exp. Biol. med. Sci.	Australian Journal of Experimental Biology and Medical Science
Aust. N.Z. J. Obstet. Gynaec.	Australian and New Zealand Journal of Obstetrics and Gynaecology
Aust. N.Z. J. Psychiat.	Australian and New Zealand Journal of Psychiatry
Aust. paediat. J.	Australian Paediatric Journal
Aust. Radiol.	Australasian Radiology
Bact. Rev.	Bacteriological Reviews
Beitr. path. Anat. allg. Path.	Beiträge zur Pathologischen Anatomie und Allgemeinen Pathologie
Biochem. Genet.	Biochemical Genetics
Biochem. J.	Biochemical Journal
Biochem. Z.	Biochemische Zeitschrift
Biochim. biophys. Acta	Biochimica et biophysica Acta
Brit. dent. J.	British Dental Journal
Brit. Heart J.	British Heart Journal
Brit. J. Cancer	British Journal of Cancer
Brit. J. exp. Path.	British Journal of Experimental Pathology
Brit. J. Haemat.	British Journal of Haematology
Brit. J. Hosp. Med.	British Journal of Hospital Medicine
Brit. J. industr. Med.	British Journal of Industrial Medicine
Brit. J. Nutr.	British Journal of Nutrition
Brit. J. Ophthal.	British Journal of Ophthalmology
Brit. J. Pharmacol.	British Journal of Pharmacology

Brit. J. Psychiat.	British Journal of Psychiatry
Brit. J. Radiol.	British Journal of Radiology
Brit. J. Surg.	British Journal of Surgery
Brit. med. Bull.	British Medical Bulletin
Brit. med. J.	British Medical Journal
Bull. Hist. Med.	Bulletin of the History of Medicine
Bull. Hyg.	Bulletin of Hygiene
Bull. Johns Hopkins Hosp.	Bulletin of the Johns Hopkins Hospital
Bull. N.Y. Acad. Med.	Bulletin of the New York Academy of Medicine
Bull. Soc. méd. Paris	Bulletins et Mémoires de la Societé de Medicine de Paris
Bull. Wld Hlth Org.	Bulletin of the World Health Organization
Canad. J. Biochem.	Canadian Journal of Biochemistry and Physiology
Canad. J. Physiol. Pharmacol.	Canadian Journal of Physiology and Pharmacology
Canad. J. Surg.	Canadian Journal of Surgery
Canad. med. Ass. J.	Canadian Medical Association Journal
Canad. psychiat. Ass. J.	Canadian Psychiatric Association Journal
Cancer Res.	Cancer Research
Cardiol. prat.	Cardiologia pratica
Cardiovasc. Res.	Cardiovascular Research
Cell Tiss. Kinet.	Cell and Tissue Kinetics
Chem. Abstr.	Chemical Abstracts
Chin. med. J.	Chinese Medical Journal
Circ. Res.	Circulation Research
Clin. All.	Clinical Allergy
Clin. chim. Acta	Clinica chimica acta
Clin. Endocr.	Clinical Endocrinology
Clin. exp. Immunol.	Clinical and Experimental Immunology
Clin. Gastroent.	Clinics in Gastroenterology
Clin. Genet.	Clinical Genetics
Clin. genet. Res.	Clinical Genetic Research
Clin. Haemat.	Clinics in Haematology
Clin. Obstet. Gynec.	Clinical Obstetrics and Gynecology
Clin. Orthop.	Clinical Orthopedics
Clin. Pediat.	Clinical Pediatrics
Clin. Perinat.	Clinics in Perinatology
Clin. Pharmacokin.	Clinical Pharmacokinetics
Clin. Res.	Clinical Research
Clin. Sci. molec. Med.	Clinical Science and Molecular Medicine
Contemp. Obstet. Gynec.	Contemporary Obstetrics and Gynecology
C. R. Acad. Sci.	Comptes Rendus de l'Académie des Sciences
C. R. Soc. Biol.	Comptes Rendus de la Societé de Biologie
Curr. med. Res. Opin.	Current Medical Research and Opinion
Curr. Probl. Obstet. Gynec.	Current Problems in Obstetrics and Gynecology
Dent. Practit. dent. Rec.	Dental Practitioner and Dental Record
Dermat. Mschr.	Dermatologische Monatsschrift
Develop. Biol.	Developmental Biology
Dis. Chest	Diseases of the Chest
Dtsch. Ärztebl.	Deutsches Ärzteblatt
Dtsch. Apoth.Z.	Deutsche Apotheker-Zeitung
Dtsch. Arch. klin. Med.	Deutsches Archiv für Klinische Medizin
Dtsch. Gesundheitsw.	Deutsches Gesundheitswesen
Dtsch. med. Wschr.	Deutsche Medizinische Wochenschrift
Dtsch. Z. Chir.	Deutsche Zeitschrift für Chirurgie
Dtsch. Z. Verd. Stoffwechselkr.	Deutsche Zeitschrift für Verdauungs- und Stoffwechselkrankheiten
Erg. Chir. Orthop.	Ergebnisse der Chirurgie und Orthopädie

Erg. inn. Med. Kinderh.	Ergebnisse der Inneren Medizin und Kinderheilkunde
Eur. Heart J.	European Heart Journal
Eur. J. clin. Pharmacol.	European Journal of Clinical Pharmacology
Eur. J. Obstet. Gynaec.	European Journal of Obstetrics and Gynaecology
Excerpta med. (Amst.)	Excerpta medica (Amsterdam)
Exp. Cell Res.	Experimental Cell Research
Exp. Eye Res.	Experimental Eye Research
Exp. Med. Surg.	Experimental Medicine and Surgery
Exp. molec. Path.	Experimental and Molecular Pathology
Fed. Proc.	Federation Proceedings
Fertil. Steril.	Fertility and Sterility
Fol. all. immunol. clin.	Folia allergologica et immunologica clinica
Fol. cardiol.	Folia cardiologica
Fol. endocr. japon.	Folia endocrinologica japonica
Fortschr. Med.	Fortschritte der Medizin
Fortschr. Röntgenstr.	Fortschritte auf dem Gebiet der Röntgenstrahlen
Fortschr. Tuberk. Forsch.	Fortschritte der Tuberkulose-Forschung
Gastrointest. Endosc.	Gastrointestinal Endoscopy
Geburtsh. u. Frauenheilk.	Geburtshilfe und Frauenheilkunde
Giorn. clin. Med.	Giornale di Clinica Medicina
Giorn. Geront.	Giornale di Gerontologia
Guy's Hosp. Rep.	Guy's Hospital Reports
Gynäk. Prax.	Gynäkologische Praxis
Gynec. Oncol.	Gynecological Oncology
Gynec. prat.	Gynécologie pratique
Heart Bull.	Heart Bulletin
Helv. med. Acta	Helvetica medica acta
Helv. physiol. Acta	Helvetica physiologica acta
Hoppe-Seylers Z. physiol. Chem.	Hoppe-Seylers Zeitschrift für Physiologische Chemie
Hosp. Pract.	Hospital Practice
Hum. Genet.	Human Genetics
Hum. Hered.	Human Heredity
Indian Heart J.	Indian Heart Journal
Indian J. med. Res.	Indian Journal of Medical Research
Indian med. Gaz.	Indian Medical Gazette
Infect. Immunol.	Infection and Immunology
Inform. Arzt	Der Informierte Arzt
Intern. Prax.	Internistische Praxis
Int. Arch. All.	International Archives of Allergy
Int. J. Cancer	International Journal of Cancer
Int. J. Urol. Nephr. (Budap.)	International Journal of Urology and Nephrology (Budapest)
Int. J. Vit. Nutr. Res.	International Journal of Vitamin and Nutrition Research
Int. Rev. Conn. Tiss. Res.	International Review of Connective Tissue Research
Invest. Radiol.	Investigative Radiology
Invest. Urol.	Investigative Urology
Irish J. med. Sci.	Irish Journal of Medical Science
Isr. J. med. Sci.	Israel Journal of Medical Sciences
Jap. Circ. J.	Japanese Circulation Journal
Jap. Heart J.	Japanese Heart Journal
Jap. J. Med.	Japanese Journal of Medicine
J. acoust. Soc. Amer.	Journal of the Acoustic Society of America
J. All. clin. Immunol.	Journal of Allergy and Clinical Immunology
J. Amer. Acad. Derm.	Journal of the American Academy of Dermatology
J. Amer. chem. Soc.	Journal of the American Chemical Society
J. Amer. dent. Ass.	Journal of the American Dental Association
J. Amer. geriat. Soc.	Journal of the American Geriatric Society

J. Amer. med. Ass.	Journal of the American Medical Association
J. Amer. psychoanal. Soc.	Journal of the American Psychoanalytical Society
J. Anat. (Lond.)	Journal of Anatomy (London)
J. appl. Physiol.	Journal of Applied Physiology
J. Ass. Phys. India	Journal of the Association of Physicians of India
J. Atheroscl. Res.	Journal of Atherosclerosis Research
J. Bact.	Journal of Bacteriology
J. Biol. Chem.	Journal of Biology and Chemistry
J. biophys. biochem. Cytol.	Journal of Biophysical and Biochemical Cytology
J. biosoc. Sci.	Journal of Biosociological Sciences
J. Bone Jt Surg.	Journal of Bone and Joint Surgery
J. cardiovasc. Pharmacol.	Journal of Cardiovascular Pharmacology
J. Cell Biol.	Journal of Cell Biology
J. cell. comp. Physiol.	Journal of Cellular and Comparative Physiology
J. chem. Soc.	Journal of the Chemical Society
J. chron. Dis.	Journal of Chronic Diseases
J. clin. Endocr. Metab.	Journal of Clinical Endocrinology and Metabolism
J. clin. Invest.	Journal of Clinical Investigation
J. clin. Microbiol.	Journal of Clinical Microbiology
J. clin. Path.	Journal of Clinical Pathology
J. clin. Pharmacol.	Journal of Clinical Pharmacology
J. clin. Ultras.	Journal of Clinical Ultrasound
J. consult. clin. Psychol.	Journal of Consulting and Clinical Psychology
J. cutan. Path.	Journal of Cutaneous Pathology
J. dent. Res.	Journal of Dental Research
J. Endocr.	Journal of Endocrinology
J. exp. Med.	Journal of Experimental Medicine
J. Fam. Pract.	Journal of Family Practice
J. gen. Microbiol.	Journal of General Microbiology
J. gen. Physiol.	Journal of General Physiology
J. Geront.	Journal of Gerontology
J. Hist. Med. all. Sci.	Journal of the History of Medicine and Allied Sciences
J. Histochem. Cytochem.	Journal of Histochemistry and Cytochemistry
J. Hyg. (Cambr.)	Journal of Hygiene (Cambridge)
J. Immunol.	Journal of Immunology
J. Indian med. Ass.	Journal of the Indian Medical Association
J. infect. Dis.	Journal of Infectious Diseases
J. int. Coll. Surg.	Journal of the International College of Surgeons
J. intern. Med. Res.	Journal of Internal Medicine Research
J. invest. Derm.	Journal of Investigative Dermatology
J. Irish med. Ass.	Journal of the Irish Medical Association
J. Lab. clin. Med.	Journal of Laboratory and Clinical Medicine
J. Lip. Res.	Journal of Lipid Research
J. med. Genet.	Journal of Medical Genetics
J. méd. Lyon	Journal Médical de Lyon
J. med. Sci.	Journal of Medical Sciences
J. Mt Sinai Hosp. (N.Y.)	Journal of the Mount Sinai Hospital (New York)
J. natl Cancer Inst.	Journal of the National Cancer Institute
J. nerv. ment. Dis.	Journal of Nervous and Mental Diseases
J. Neurol. Neurosurg. Psychiat.	Journal of Neurology, Neurosurgery and Psychiatry
J. Neurophysiol.	Journal of Neurophysiology
J. Neurosurg.	Journal of Neurosurgery
J. Nutr.	Journal of Nutrition
J. Obstet. Gynaec. Brit. Cmwlth	Journal of Obstetrics and Gynaecology of the British Commonwealth
J. Obstet. Gynaec. India	Journal of Obstetrics and Gynaecology of India
J. Parasit.	Journal of Parasitology

J. Path. Bact.	Journal of Pathology and Bacteriology
J. Pediat.	Journal of Pediatrics
J. pediat. Surg.	Journal of Pediatric Surgery
J. Pharmacol. exp. Ther.	Journal of Pharmacology and Experimental Therapy
J. Pharm. Pharmacol.	Journal of Pharmacy and Pharmacology
J. Physiol. (Lond.)	Journal of Physiology (London)
J. psychosom. Res.	Journal of Psychosomatic Research
J. Reprod. Fertil.	Journal of Reproduction and Fertility
J. reprod. Med.	Journal of Reproductive Medicine
J. Rheumat.	Journal of Rheumatology
J. roy. Coll. Surg. Ed.	Journal of the Royal College of Surgeons of Edinburgh
J. roy. micr. Soc.	Journal of the Royal Microscopical Society
J. sex. Res.	Journal of Sexual Research
J. small Anim. Pract.	Journal of Small Animal Practice
J. Steroid Biochem.	Journal of Steroid Biochemistry
J. surg. Res.	Journal of Surgical Research
J. theoret. Biol.	Journal of Theoretical Biology
J. thorac. cardiovasc. Surg.	Journal of Thoracic and Cardiovascular Surgery
J. trop. Med. Hyg.	Journal of Tropical Medicine and Hygiene
J. Urol.	Journal of Urology
Klin. Wschr.	Klinische Wochenschrift
Lab. Invest.	Laboratory Investigation
Langenbecks Arch. klin. Chir.	Langenbecks Archiv für Klinische Chirurgie
Life Sci.	Life Sciences
Mayo Clin. Proc.	Mayo Clinic Proceedings
Med. Clin. N. Amer.	Medical Clinics of North America
Med. J. Aust.	Medical Journal of Australia
Med. Klin.	Medizinische Klinik
Med. Press	Medical Press
Med. Rec. Ann.	Medical Record and Annals
Med. Welt	Medizinische Welt
Meth. biochem. Anal.	Methods of Biochemical Analysis
Meth. Cancer Res.	Methods of Cancer Research
Milit. Med.	Military Medicine
Min. cardioang.	Minerva cardioangiologica
Min. ginec.	Minerva ginecologica
Min. med. (Torino)	Minerva medica (Turin)
Minn. Med.	Minnesota Medicine
Mod. Conc. cardiovasc. Dis.	Modern Concepts of Cardiovascular Diseases
Mod. Geriat.	Modern Geriatrics
Mod. Med.	Modern Medicine
Morb. Mort. wkly Rep.	Morbidity and Mortality Weekly Report
Mschr. Kinderheilk.	Monatsschrift für Kinderheilkunde
Münch. med. Wschr.	Münchener Medizinische Wochenschrift
Naturwiss. Rdsch.	Naturwissenschaftliche Rundschau
Naunyn-Schmiedebergs Arch. exp. Path. Pharmakol.	Naunyn-Schmiedebergs Archiv für Experimentelle Pathologie und Pharmakologie
Ned. T. Geneesk.	Nederlandsch Tijdschrift van Geneeskunde
Neue Z. ärztl. Fortb.	Neue Zeitschrift für Ärztliche Fortbildung
New Engl. J. Med.	New England Journal of Medicine
Nouv. Presse méd.	Nouvelle Presse Médicale
Nouv. Rev. Franç. Hémat.	Nouvelle Revue Française d'Hématologie
Nutr. Abstr. Rev.	Nutrition Abstracts and Reviews
Obstet. Gynec.	Obstetrics and Gynecology
Obstet. gynec. Surv.	Obstetrical and Gynecological Survey
Otolaryng. Head Neck Surg.	Otolaryngology, Head and Neck Surgery
Pädiat. Pädol.	Pädiatrie und Pädologie

Pädiat. Prax.	Pädiatrische Praxis
Pediat. Ann.	Pediatric Annals
Pediat. Clin. N. Amer.	Pediatric Clinics of North America
Pediat. Res.	Pediatric Research
Penn. med. J.	Pennsylvania Medical Journal
Pflügers Arch. ges. Physiol.	Pflügers Archiv für die Gesamte Physiologie
Pharmacol. Rev.	Pharmacological Reviews
Pharm. J.	Pharmaceutical Journal
Physiol. Rev.	Physiological Reviews
Postgrad. Med.	Postgraduate Medicine
Postgrad. med. J.	Postgraduate Medical Journal
Pract. Gastroent.	Practical Gastroenterology
Prensa med. Arg.	Prensa Medica Argentina
Prensa med. Mex.	Prensa Medica Mexicana
Presse méd. (Paris)	Presse Médicale (Paris)
Proc. Staff Meet. Mayo Clin.	Proceedings of the Staff Meetings of the Mayo Clinic
Proc. Natl Acad. Sci. (USA)	Proceedings of the National Academy of Sciences (USA)
Proc. roy. Soc. Med.	Proceedings of the Royal Society of Medicine
Proc. Soc. exp. Biol. (N.Y.)	Proceedings of the Society for Experimental Biology and Medicine (New York)
Progr. All.	Progress in Allergy
Progr. cardiovasc. Dis.	Progress in Cardiovascular Diseases
Progr. Hemost. Thromb.	Progress in Hemostasis and Thrombosis
Progr. med. Genet.	Progress in Medical Genetics
Psychol. Bull.	Psychological Bulletin
Psychol. Rev.	Psychological Reviews
Psychosom. Med.	Psychosomatic Medicine
Psychother. med. Psychol.	Psychotherapy and Medical Psychology
Publ. Hlth Rep. (Wash.)	Public Health Reports (Washington)
Quart. J. exp. Physiol.	Quarterly Journal of Experimental Physiology
Quart. J. Med.	Quarterly Journal of Medicine
Rec. Progr. Horm. Res.	Recent Progress in Hormone Research
Rev. Arg. cardiol.	Revista Argentina Cardiologica
Rev. méd. Franç.	Revue Médicale Française
S. Afr. J. Surg.	South African Journal of Surgery
S. Afr. med. J.	South African Medical Journal
Scand. J. Gastroent.	Scandinavian Journal of Gastroenterology
Scand. J. Urol. Nephrol.	Scandinavian Journal of Urology and Nephrology
Schweiz. med. Wschr.	Schweizerische Medizinische Wochenschrift
Schweiz. Rdsch. Med. (Praxis)	Schweizerische Rundschau für Medizin (Praxis)
Schweiz. Z. Gynäk. Geburtsh.	Schweizerische Zeitschrift für Gynäkologie und Geburtshilfe
Schweiz. Z. Tuberk.	Schweizerische Zeitschrift für Tuberkulose
Sci. Amer.	Scientific American
Sci. Basis Med.	Scientific Basis of Medicine
Scot. med. J.	Scottish Medical Journal
Sem. Hôp. Paris	Semaine des Hôpitaux de Paris
Ser. haematol.	Series haematologica
South. med. J.	Southern Medical Journal
Stanford med. Bull.	Stanford Medical Bulletin
Surg. Clin. N. Amer.	Surgical Clinics of North America
Surg. Gynec. Obstet.	Surgery, Gynecology and Obstetrics
Tex. Rep. Biol. Med.	Texas Report of Biology and Medicine
Ther. d. Gegenw.	Therapie der Gegenwart
Ther. Umsch.	Therapeutische Umschau
Thromb. Diath. haemorrh.	Thrombosis et diathesis haemorrhagica

Trans. Amer. Coll. Cardiol.	Transactions of the American College of Cardiology
Transpl. Bull.	Transplantation Bulletin
Trans. Soc. Path. Jap.	Transactions of the Society of Pathology of Japan
Trop. Dis. Bull.	Tropical Diseases Bulletin
Ugeskr. Laeg.	Ugeskrift for Laeger
Urol. Clin. N. Amer.	Urological Clinics of North America
Urol. Surv.	Urological Survey
Verh. Dtsch. Ges. inn. Med.	Verhandlungen der Deutschen Gesellschaft für Innere Medizin
Verh. Dtsch. Ges. Path.	Verhandlungen der Deutschen Gesellschaft für Pathologie
Vet. Med.	Veterinary Medicine
Vet. Rec.	Veterinary Record
Virchows Arch. path. Anat.	Virchows Archiv für Pathologische Anatomie
West. J. Surg. Obstet. Gynec.	Western Journal of Surgery, Obstetrics and Gynecology
Wien. klin. Wschr.	Wiener Klinische Wochenschrift
Wien. med. Wschr.	Wiener Medizinische Wochenschrift
Wien. Z. inn. Med.	Wiener Zeitschrift für Innere Medizin
Wld Med.	World Medicine
Yale J. Biol. Med.	Yale Journal of Biology and Medicine
Z. Allg. Med.	Zeitschrift für Allgemeinmedizin
Z. Alternsforsch.	Zeitschrift für Alternsforschung
Zbl. Bakt.	Zentralblatt für Bakteriologie
Zbl. Chir.	Zentralblatt für Chirurgie
Zbl. Gynäk.	Zentralblatt für Gynäkologie
Zbl. inn. Med.	Zentralblatt für Innere Medizin
Zbl. Neurochir.	Zentralblatt für Neurochirurgie
Zbl. Vet. Med.	Zentralblatt für Veterinärmedizin
Z. Chem.	Zeitschrift für Chemie
Z. Gastroent.	Zeitschrift für Gastroenterologie
Z. Geburtsh. Gynäk.	Zeitschrift für Geburtshilfe und Gynäkologie
Z. Geburtsh. Perinat.	Zeitschrift für Geburtshilfe und Perinatologie
Z. ges. exp. Med.	Zeitschrift für die gesamte experimentelle Medizin
Z. Hautkrankh.	Zeitschrift für Hautkrankheiten
Z. Hyg. Infekt.-Kr.	Zeitschrift für Hygiene und Infektionskrankheiten
Z. Immun.-Allergie-Forsch.	Zeitschrift für Immunitäts- und Allergieforschung
Z. inn. Med.	Zeitschrift für Innere Medizin
Z. Kardiol.	Zeitschrift für Kardiologie
Z. klin. Chem.	Zeitschrift für Klinische Chemie und Biochemie
Z. klin. Med.	Zeitschrift für Klinische Medizin
Z. Krebsforsch.	Zeitschrift für Krebsforschung
Z. Kreislaufforsch.	Zeitschrift für Kreislaufforschung
Z. Naturforsch.	Zeitschrift für Naturforschung
Z. Orthop.	Zeitschrift für Orthopädie
Z. Rheumaforsch.	Zeitschrift für Rheumaforschung
Z. Urol.	Zeitschrift für Urologie